急诊科
精彩案例解析
（感染篇）

特聘顾问	翁心华
顾 问	于学忠 赵晓东
名誉主编	童朝阳 林兆奋 潘曙明
主 编	陈明泉 施东伟
副主编	马林浩 于 洋 唐伦先
学术秘书	杨敏婕 马森林 王 超

復旦大學 出版社

主编简介

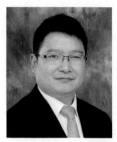

陈明泉，医学博士，主任医师，博士生导师。复旦大学附属华山医院急诊科主任、创伤中心副主任。兼任中国医师协会急诊医师分会委员，上海市医学会急诊医学专科分会委员兼感染学组组长，上海市医师协会急诊科医师分会委员，上海市医学会感染病专科分会委员，中华医学会感染病学分会肝病学组委员，上海市中西医结合学会委员，上海市医学会医学病毒专科分会青年委员，九三学社上海市委科普工作委员会副主任，九三学社复旦大学上海医学院分委会副主委、华山医院支社主委。

长期从事感染病与肝病学、急诊与重症医学的医、教、研工作，至今主持参与了 19 项国家级、省部级以及局级科研课题的研究，在国内外专业期刊发表 110 余篇学术论文，以第一作者或通讯作者身份发表 SCI 收录论文 37 篇。

曾多次赴香港中文大学威尔斯亲王医院、哈佛医学院麻省总院访问学习，2015 年曾赴非洲塞拉利昂抗击埃博拉疫情，被授予"中国援非抗击埃博拉先进个人"称号，2020 年被评为九三学社社中央抗击新冠疫情先进个人。

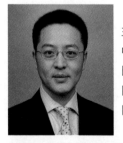

施东伟，医学博士。复旦大学附属中山医院急诊科主任医师、急诊医学教研室副主任、急诊基地教学主任，中山医院 AHA 培训中心主任。兼任上海市医学会急诊医学专科分会委员兼感染学组副组长，中华医学会急诊医学分会临床研究学组委员，中国中西医结合学会急救医学专业委员会委员，中国卒中学会急救医学分会委员。

从事急诊临床工作近 30 年，擅长内科急危重症及感染性疾病的诊治。参编急诊医学相关教材 10 余部，发表论文 20 余篇。曾获复旦大学附属中山医院首届"十佳医师"称号。2001 年曾赴美国托马斯杰斐逊大学（Thomas Jefferson University）附属医院急诊科访问学习。

编 委 会

（按姓氏拼音排序）

包晓玮　上海市东方医院

卞佳兰　复旦大学附属华山医院

陈　斌　复旦大学附属中山医院

陈东旭　复旦大学附属中山医院

陈明泉　复旦大学附属华山医院

陈文安　复旦大学附属中山医院

戴国兴　上海市同济医院

丁海林　复旦大学附属中山医院

杜施霖　复旦大学附属中山医院

冯　伟　上海长征医院

高佳敏　复旦大学附属华山医院

顾俭勇　复旦大学附属中山医院

顾树程　复旦大学附属华山医院

黄越英　复旦大学附属华山医院

蒋辉华　上海市第十人民医院

柯红林　复旦大学附属华山医院

刘显东　上海市东方医院

马林浩　上海长征医院

马森林　复旦大学附属华山医院

彭　沪　上海市第十人民医院

山　缨　复旦大学附属华山医院

邵凌云　复旦大学附属华山医院

施东伟　复旦大学附属中山医院

宋振举　复旦大学附属中山医院

孙　思　复旦大学附属中山医院

唐伦先　上海市东方医院

童朝阳　复旦大学附属中山医院

王　超　复旦大学附属华山医院

王桂祯　上海市第十人民医院

王　虑　上海长征医院

王三强　复旦大学附属中山医院

王思佳　复旦大学附属中山医院

魏建铭　上海市同济医院

吴先正　上海市同济医院

徐斐翔　复旦大学附属中山医院

徐思远　复旦大学附属华山医院

薛明明　复旦大学附属中山医院

杨敏婕　复旦大学附属华山医院

杨　倩　上海市东方医院

杨　涛　复旦大学附属华山医院

姚晨玲　复旦大学附属中山医院

叶宥文　同济大学附属杨浦医院

于　洋　上海交通大学医学院附属新华医院

俞　芸　上海交通大学医学院附属新华医院

张博宇　中国人民解放军海军特色医学中心

赵冬旸　上海市东方医院

周凌宇　复旦大学附属华山医院

周思颖　复旦大学附属中山医院

序一

　　急诊感染病例,顾名思义,是指来急诊就诊的感染病例,以急症感染、重症感染为最多,也不乏一些慢性感染急性发作、慢性疾病基础上的感染合并症,甚至一些发热待查之类的疑难病例。单从感染病学的角度来说,多数时候无法区分也不必区分所谓的急诊感染与平诊感染,而从病理生理学的角度对感染性疾病的急性感染过程与慢性感染进行区分,对感染性疾病的临床诊治意义更大些。

　　有关感染病的诊治也一样需要紧紧围绕宿主、病原、干预这样的"铁三角"展开。在感染病前冠以急诊两字,实际工作中反映出来的是患者复杂因素更多、病情进展更快,强调的是分级诊治、早期诊断和及时处理。

　　随着现代诊断技术的进步,实验室或者辅助检查可更迅速反馈出更多的信息,工作中遇到的病例又是如此危重,需要及时处理,因此容易对检查结果形成依赖,从而对病史采集和体格检查的重要性有所忽略。实际上面对来院时就口不能言的患者,能获取的信息本就非常有限,且大多来自实验室和辅助检查,这时抓住病史或者体检中关键的信息，如旅行史、药物接触史、居住环境等，以及类似患者的感染毒性表现，皮肤、黏膜的瘀点瘀斑，肝、肾区叩击痛，颈抵抗等体征，大胆猜测，细心求证，往往可使陷入困局的病例迎来豁然开朗的转机。

总体而言，急诊感染病例大多是典型的常见病和常见病的不典型表现，少见病和罕见病在急诊常不能作为首要考虑因素。在诊治中需要遵循规范的思路，在怀疑感染病的早期，一定注意追寻感染入侵途径，甚至根据患者的基础状况、发病时的情况推测可能的入侵途径，查找感染灶，留取病原学标本，为后续的治疗打下坚实的基础。在反复抗感染效果欠佳的情况下也要想到感染病以外的如自身炎症性疾病、风湿性疾病和肿瘤性疾病，甚至药物过敏性疾病等非感染性疾病的可能性，需要对患者整体状况有所把握，此时多学科的联动诊治对患者会有很大的帮助。

急诊室是讲究时效性的工作环境，感染病讲究精准的诊治模式，当急诊医生遇到复杂的感染病时，需要很好地平衡这两点。本书选取了 30 多个具有急诊特色的感染病例进行分析，是一次良好的尝试，希望可以继续做下去，越做越好。

翁心华

2021 年 12 月 24 日

序二

  急诊医学最初的职能范围是急救,一切以救命为先。在这个前提下,所有的临床决策倾向于进行有效的生命支持。历经40年的发展,急诊医学起步于 1.0 时代,独立建制建科、成立自己的医学专业分会;迈过 2.0 时代,明确了急诊学科的服务主体和服务内容以及诸多急诊独特的救治方法体系;当前急诊医学已来到了 3.0 时代,卒中中心、胸痛中心、创伤中心、危重孕产妇救治中心、危重儿童和新生儿救治中心等的全面建立,以及未来复苏中心的建立,也都是以护佑救治生命为核心价值来定位的。

  在所有急诊相关病中,感染性疾病是最常见的一类疾病,而抗菌药物种类繁多,应用广泛,时至今日,其滥用现象仍屡见不鲜。急诊抗感染的施行重点在于把握治疗的时效性与可疑病原的尽可能覆盖,因而在用药的准确性上可能会有所偏差,但仍应不断提高抗菌药物应用的合理性、规范性,科学救治。

  临床医学发展到今天,更趋向专科化、个体化与精准化。急诊医学的理念也随之不断变革,其职能范围有所扩大,也必然要求策略优化。21 世纪以来,抗菌新药研发的进展迟滞不前,细菌耐药性与抗菌药物滥用问题逐渐突出。由此，抗感染治疗精准化的时机在不断前移，这要求急诊医生在诊疗之初就拥有病原学意识，获取相关生物标本，在抗菌策略的制订上也更提倡窄谱、药敏和分级。

　　本书由复旦大学附属华山医院急诊科主任陈明泉教授牵头，上海多家急诊科优秀医生参与，收集与总结了许多具有参考价值的病例，致力于探索新时期下急诊抗感染治疗的边界。所有病例中的患者都是以急诊事件就医，以感染事件为主要矛盾，对于接诊医生最具挑战之处在于如何把握个中轻重缓急，在放慢脚步的精准与争分夺秒的急救中取得平衡，这是思维上的升华。

于学忠

2021 年 11 月 28 日

序三

感染性疾病是急诊科常常面临的一个重要领域,抗菌药物的合理应用也是急诊科医生必须掌握的一项基本功。应对急危重症感染,目前急诊科还存在诸多问题亟待解决,如针对病原学检测的不重视与不规范、快速病原诊断技术的缺乏、不重视初始抗菌药物选择、没有覆盖常见病原体,但更多见的是不合理的过度的广覆盖。如何做到抗菌药物使用"到位而不越位",不是一蹴而就的,而是需要知识的更新、实践的积累。

当今医学知识和技术突飞猛进,但受益于信息化时代,获得知识的渠道越来越便捷,知识更新不再是一个难题。但临床医学是一门实践科学,同一种疾病在不同个体的表现可以千差万别。如何把知识运用到实践中去还需要时间的积累,循证医学的证据也需要个体化。

为了推进和提升急诊医生在急诊感染性疾病方面的诊疗能力,在上海市医学会急诊医学分会感染学组组长陈明泉教授的组织带领下、在学组成员的共同努力下,编写了《急诊科精彩案例解析》(感染篇)。本书将每个急诊感染病例的病情经过、诊疗思路进行了详尽梳理。每一个生动鲜活的案例都是宝贵的资源、学习的素材,希望能给广大急诊科同仁带来益处。

童朝阳

2022 年 1 月 15 日

前言

　　急诊医学是一个"年轻"的学科,直到1983年,我国历史上第1个急诊科——北京协和医院急诊科方才成立。急诊医学历经40载,正赶上医学诊疗技术快速革新的时期,踏着时代的浪潮,急诊医学亦取得了高速的进步。

　　40年来,急诊的范畴与职能范围一直在发展,最初的急诊医学实为急救医学,而随着认知的拓展以及社会需求的发展,如今的急诊医学已经是一门涵盖急救、复苏、急危重症、毒物、创伤、灾难等亚专业的综合性学科。但是急诊的患者并不局限于此,因所谓"急"的最初判断常来自患者本身及其亲属,且由于就诊时间的冲突,急诊也带有非常规工作时间作为门诊的补偿医疗服务的性质。如此对于急诊医生来说,对患者病情轻重缓急的判断是首要考验,对各个专科疾病的广博认知也必不可少。

　　在急诊的患者中,感染事件是最常见的病因与合并症,发热是最常见的主诉之一。对于急诊医生而言,抗菌药物的使用绝不陌生。为了稳妥起见,在绝大多数情况下,抗菌药物的使用指征常会被放低门槛。而感染控制的数据告诉我们,超级细菌已经不少见，若不加以规范，抗菌药物的无药可用时代也不会久远。本书创作的初衷也基于此。为了适应新时代急诊的工作特色，为了让急诊抗菌药物的使用更为合理规范，为了急诊工作模式与学科发展方向的探索，我们依托上海市医学会急诊医学分会感染学组的平台，召集了一批优秀的急诊科医生共同参与编写本书，希望以病例的形式给出我们的思考。

本书分为3篇，分别为《诊疗常规》《临床思维》和《急危重症》。对于篇章的区分主要在于病例想要传递理念的侧重不同，而非病情本身轻重，其中或有部分重叠。《诊疗常规》，主要叙述疾病的标准诊治流程与常规思路，其中部分病例甚至是临床少见病例，但依据诊疗规范也最终获得成功。《临床思维》，重在阐述诊疗中关键问题的思辨。当临床遇到冲突，决策的方向决定着预后的良恶，在这一章中可见到一些线索纷杂混乱的病例，如何厘清头绪、抓住主要矛盾是个中关键。《急危重症》，如其名，展示重症复杂病例的诊治经验。如此，对急诊的感染案例特色有一个大体的展现。

各位同道，无论从事急诊工作与否，希望您在阅读本书的过程中都有所思考与收获。囿于创作团队的学识所限，书中难免存在错漏之处，欢迎同道指正，也欢迎对于书中所述各种问题的不同见解。

亲爱的读者，希望您阅读愉快！

编者

目录

第二篇 临床思维

第三篇 急危重症

第一篇

诊疗常规

常见病真的都常见吗？少见病真的都少见吗？只要遵循一定的规范与思路，急中有序，一切都可以迎刃而解。

1

呈大叶性肺炎样改变的腺病毒肺炎

题　记

　　腺病毒感染所致的社区获得性肺炎(community-acquired pneumonia，CAP)是急诊常见病种,青少年及儿童为高发人群,起病急,多表现为肺间质病变。本文报道了一例既往体健的16岁的男性患者,因"发热伴咳痰10天"就诊,影像学检查酷似大叶性肺炎,抗菌治疗效果不佳,后经二代测序(NGS)、病原基因检测明确为腺病毒感染,经积极治疗后明显好转。同时还对腺病毒感染文献进行了回顾,以期能为本病的治疗提供帮助和依据,并提高临床医生对于此类感染的警惕性。

一 病史摘要

【现病史】

患者男性,16 岁。因发热伴咳痰 10 天,于 4 月 22 日入院。

患者入院 10 天前(4-13)出现发热症状,体温最高 42℃,为持续性发热,伴咽痛、肌肉酸痛、咳嗽、咳痰,痰为黄白脓痰;无头晕、头痛、胸闷、胸痛、腹痛、腹泻及恶心、呕吐等。至当地"诊所"就诊,予"甘草片"等药物(具体不详)治疗后,患者症状未见好转,仍有持续性发热。入院前 9 天(4-14)至当地市人民医院就诊,先后 2 次血常规:白细胞(9.83~6.52)×10⁹/L,中性粒细胞占比 0.797~0.881,C 反应蛋白 115.51~203.5 mg/L;胸部 CT 检查示两下肺及右上肺叶后段炎性改变,右肺上叶及左下肺部分实变,左侧胸腔少量积液。外院先后予以阿奇霉素、哌拉西林舒巴坦、奥司他韦、亚胺培南、替考拉宁抗感染治疗后,患者仍反复发热,最高体温 38.6℃,咳嗽、咳痰缓解不明显,仍有肌肉酸痛,遂于 2 天前(4-21)至我院就诊,于 4 月 22 日收治入我科。追问病史,述起病前同学中有数人发热,但同学的具体病情及诊治不详。自发病以来,患者精神萎,胃纳稍差,高热时尿量偏少,大便正常,体重无下降。

【既往史】

患者系高一年级学生,否认近期外出旅游史等。既往无特殊病史,否认手术史、药物过敏史。否认烟酒史,否认家族遗传性疾病史。

【体格检查】

体温 37.3℃,脉率 102 次/分,呼吸频率 19 次/分,血压

134/81 mmHg，指末血氧饱和度（SpO_2）98％。神清，精神稍萎，呼吸平稳，对答正常；皮肤、巩膜无黄染，无口唇疱疹及皮疹，全身浅表淋巴结无肿大；咽红充血，扁桃体未见肿大，颈软，气管居中；双肺听诊呼吸音粗，双下肺呼吸音稍低，左侧为甚，两肺未及啰音、哮鸣音；心率 102 次/分，律齐，未及病理性杂音。腹部平软，无压痛、反跳痛，肝、脾肋下未及，肝、肾区无叩击痛，肠鸣音 3～4 次/分；双下肢不肿。

【实验室及辅助检查】

血常规：血红蛋白 139 g/L，血小板计数 $191×10^9$/L，白细胞 $4.22×10^9$/L，中性粒细胞占比 0.65，淋巴细胞占比 0.277，单核细胞占比 0.071，C 反应蛋白 31.3 mg/L。

血生化：血清总胆红素/结合胆红素 8.9/4.0 μmol/L，谷丙转氨酶 50 U/L，谷草转氨酶 104 U/L，肌酐 53 μmol/L，肌酸磷酸激酶 3 089 U/L，肌酸激酶同工酶（CK‐MB）26 U/L。血电解质无特殊。

凝血功能：D‐二聚体 14.55 mg/L，余无特殊。

血氨 48.0 μmol/L。

血乳酸、心肌损伤标志物无特殊。

降钙素原 1.0 ng/mL。

肿瘤坏死因子（TNF）15.0 pg/mL，白细胞介素（IL）‐1β<5 pg/mL，IL‐2R 1131 U/mL，IL‐6 4.5 pg/mL，IL‐8 10 pg/mL，IL‐10 6.6 pg/mL。

自身抗体、人类免疫缺陷病毒（HIV）均无特殊。

胸部 CT 平扫两肺多发性炎症，双侧胸腔积液（左侧为著）伴左下肺膨胀不全，纵隔淋巴结稍大（图 1‐1）。

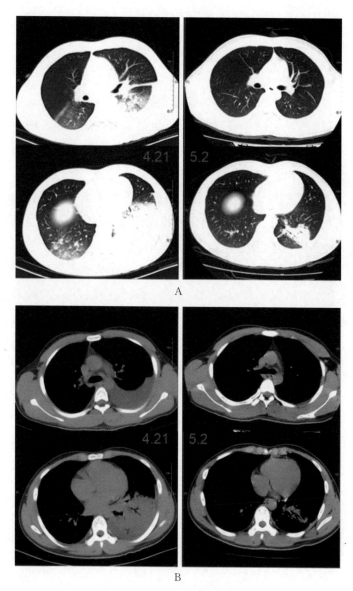

图 1-1　患者治疗前后胸部 CT 改变

A. 肺窗;B. 纵隔窗。

【初步诊断】

①CAP(非重症);②左侧胸腔积液。

【诊治经过】

患者 CAP 诊断明确,结合患者流行病学、治疗经过及临床表现进行综合评估,入院后予以头孢菌素类抗生素联合阿奇霉素抗感染,覆盖不典型病原体及社区获得性感染,同时予奥司他韦抗病毒,以及化痰、保肝等对症治疗。

入院后积极完善相关检查,实验室检查示患者肝酶、肌酶、血氨均稍高,HIV、梅毒非特异性抗体试验、肝炎标志物、自身抗体、细胞免疫学指标等均无特殊。行病原学检查:深部痰液NGS示人腺病毒 7 型,序列数为 49;后追加咽拭聚合酶链反应(PCR),亦示腺病毒感染;巨细胞 IgG、风疹病毒 IgG 弱阳性(IgM 均阴性),其余 G 试验,结核感染 T - spot 检查,军团菌抗体、支原体抗体等均阴性;痰培养及涂片、血培养均阴性。为进一步明确诊断,于 4 月 24 日行左侧胸腔穿刺置管,胸腔积液常规和生化检查示:总蛋白/白蛋白 34.94/22.92 g/L,葡萄糖 5.3 mmol/L,乳酸脱氢酶 1 635 U/L,比重 1.026,红细胞 120× 10^9/L,白细胞 $1.8×10^9$/L,中性粒细胞占比 0.28,淋巴细胞占比 0.72,腺苷脱氨酶 64 U/L,考虑渗出液可能性大,胸腔积液涂片、培养均阴性。

根据患者病原学检查结果,更换抗感染方案为利巴韦林(0.15 g,每日 3 次)联合第 3 代头孢菌素类抗生素抗感染治疗。后随访胸部 CT(见图 1 - 1),肺部炎症病灶及胸腔积液好转。

患者入院后经抗感染对症治疗后体温渐平,未再次发热,咳嗽、咳痰明显好转,随访胸部 CT 较前明显吸收,予出院。

【最终诊断】

①CAP(非重症);②腺病毒肺炎;③左侧胸腔积液。

二 讨 论

1. 腺病毒病原学特征

腺病毒主要引起呼吸道疾病,但也可感染消化道、泌尿道、眼部、心肌等而引起疾病。引起人类呼吸道感染的腺病毒经实验室鉴定可分为 B 组 55 型、7 型和 14 型。腺病毒属于腺病毒科,为无外壳的双链 DNA 病毒,不耐热,56℃、30 分钟可被灭活[1]。

一般情况下,病毒感染时,能够激发体液免疫和细胞免疫反应,逐渐控制感染,最终清除病毒。感染早期(病初 1～3 天)出现病毒血症时,从患者血清和鼻、咽分泌物中可以检测到病毒核酸。腺病毒感染后可诱发较强的免疫反应,产生特异性抗体。一般发病后 1 周,患者体内的特异性 IgM 抗体开始产生,7～10 天 IgG 抗体开始产生,随后逐渐升高[2]。机体对同型腺病毒再感染可产生有效免疫。

2. 流行病学

腺病毒感染患者和隐性感染者是最主要的传染源,其多通过飞沫传播,亦可通过密切接触传播。好发于儿童、青壮年,并易发生群体性感染,以冬、春季多见。免疫抑制人群可能存在较高的易感性。

本例患者系学生,其同学有数人出现发热,符合本病群体发病的流行病学表现。

3. 临床表现

腺病毒感染所致的急性上呼吸道感是腺病毒感染的主要表现形式。多数患者以急性发热起病，多见低热（体温≤37.5℃），高热者体温可达41℃，同时伴咳嗽、咳痰，不同程度咽部不适、咽痛，有全身症状，包括乏力、恶心、食欲减退，少数有头痛、头晕，个别出现腹泻，大部分可见咽部充血、咽后壁淋巴滤泡增生，部分出现不同程度扁桃体肥大、表面可见点片状灰白色分泌物。

腺病毒感染所致的急性上呼吸道感染中，20%～40%的患者可发展为腺病毒肺炎。多数腺病毒肺炎患者持续高热、咳嗽加重，咽部症状明显；同时可伴呼吸急促、胸闷，但肺部听诊基本无干、湿性啰音。少数发展为重症肺炎的患者，还可出现呼吸困难、心率增加等，危重患者可出现休克、呼吸衰竭、弥散性血管内凝血（DIC）等。

4. 辅助检查

实验室检查中发现多数患者白细胞数降低或正常，也有部分患者病初白细胞总数轻度升高，合并细菌感染时则明显升高。淋巴细胞比例及绝对值减少，减少的程度与病情有一定的相关性。多数患者单核细胞比例升高。肾功能一般正常。少数患者肝功能轻度异常，表现为肝酶升高，个别患者肌酸磷酸激酶、乳酸脱氢酶轻度升高。凝血功能大多正常，危重患者可出现D-二聚体升高，随病情好转可恢复正常。多数患者C反应蛋白呈中等程度升高。

本例患者治疗过程中发现血氨升高，但肝功能、认知功能无特殊。血氨升高可能与感染有关，具体是否与腺病毒噬肌或影响血氨代谢相关,现阶段尚无文献支持。

急性期患者咽拭子标本应用巢式实时定量 PCR 法检测腺病毒特异性核酸,阳性结果意义较大。也可采用酶联免疫吸附试验(ELISA)、免疫荧光试验和抗体中和试验检测血清腺病毒特异性抗体。急性期血清腺病毒特异性 IgM 抗体阳性;急性期与恢复期双份血清腺病毒特异性 IgG 抗体呈 4 倍以上升高。该患者以 NGS 发现腺病毒,追加 PCR 法检测明确了腺病毒感染的诊断。

腺病毒肺炎主要影像学表现为肺实变和渗出影。CT 可见一侧或双侧肺呈结节状、斑片状、小片状或大片状的实变影,病变中心密度较高,呈单发或多发,边界清楚。部分患者在实变影周围出现斑片状、小片状、大片状或云絮状渗出影。个别患者可出现少量胸腔积液,多为单侧。需注意的是,大部分病毒性肺炎的影像学表现为双侧肺部受累,而腺病毒感染所致肺炎可为单侧肺部受累。

5. 诊断及治疗

腺病毒肺炎的诊断内容包括如下[3]:①发病前 8 天内与腺病毒感染病例密切接触;②发热伴咽干或咽痛,干咳;③双侧或单侧颈部淋巴结大,呈绿豆或黄豆大小;④咽部充血,咽后壁淋巴滤泡增生,扁桃体表面覆有点、片状灰白色分泌物;⑤双肺听诊基本无干、湿性啰音,与影像学表现不一致;⑥外周血白细胞正常、升高或降低,分类淋巴细胞比例降低,单核细胞比例升高;⑦胸部影像学表现为结节状、斑片状、小片或大片状实变影,部分出现胸腔积液。

符合以上①、②、③、④、⑥者,诊断为腺病毒急性上呼吸道感染；全部符合者，诊断为腺病毒肺炎。其主要与普通上呼吸道感染、细菌性肺炎、肺炎支原体或衣原体肺炎、军团菌肺炎、其他病毒性肺炎、肺结核进行鉴别诊断。

目前，对于腺病毒感染尚无特效治疗方法。临床上以对症支持、提高机体免疫力和针对并发症的治疗为主。尚无循证医学证据的有效抗病毒药物，可考虑使用西多福韦、更昔洛韦或干扰素喷鼻，早期应用可能有缩短病程、减轻症状的作用，合并细菌感染者，根据病原可使用阿奇霉素或第 3 代头孢菌素类抗生素。重症患者可予以激素治疗，但需慎重，权衡利弊及可能存在的二重感染。

6. 总结

腺病毒感染在 20 世纪 80 年代即被报道[4]。但至今为止，腺病毒仍是一种传染性较强的病毒。腺病毒多见于呼吸道感染，其病程多为自限性，部分患者病情可能出现严重进展[5]。目前尚无循证医学证据的有效抗病毒药物，部分抗病毒药物可能有效。一旦怀疑腺病毒感染，应尽快采集鼻咽拭子或血液进行腺病毒 PCR 法检测，明确诊断后调整治疗，从而降低病情进展和重症的发生率。

三 专家点评

这是一个临床常见的 CAP 病例。患者为年轻男性，以发热、咳痰起病，起病时有明显炎症标志物 C 反应蛋白上升，胸部影像学特征为多发的大叶性肺炎表现。外院先后予多种广谱抗生素治疗无效。入我院时病程已有近 10 天，仍有高热。通过对病史的整理,可以发现该患者诊断相对明确,为 CAP(非重症)。

从下一步诊疗方向考虑,该患者治疗效果不佳,需考虑 2 个可能:①肺部病灶为非感染性病灶;②当前的抗感染治疗未覆盖致病病原体。根据病史判断,仍首先考虑为感染性病变所致发热,但目前抗感染治疗策略未覆盖致病病原体。CAP 抗感染治疗更多的是经验治疗。2015 年美国的流行病学调查显示需住院治疗的成人 CAP 患者有 60% 以上无法检出病原体。剩余 40% 患者中约有一半为病毒感染。《中国成人社区获得性肺炎诊断和治疗指南》(2016 年版)中也指出,我国 CAP 患者中病毒检测率为 15%～35%。从该患者的病史特点来看,年轻男性,既往体健,无免疫抑制病史,经广谱抗生素治疗无效,且存在类似症状群发、肌肉酸痛等典型病毒感染症状,需考虑病毒感染导致的 CAP。腺病毒是临床较常见的导致 CAP 的致病病毒之一,在所有 CAP 患者中检出率为 1%～2%。目前仍没有特效治疗手段,需要靠机体自身免疫控制并清除病毒。

轻症 CAP 的治疗难点在于快速明确病原微生物,并予对症的抗感染治疗策略。早期的病原学检测依赖于细菌培养与病毒感染的抗体,但存在不少局限性,且临床检出率低。近年来发展迅速的 NGS 可以检测病原标本中的所有微生物序列,通过与标准数据库的比对,得到样本中所有微生物的数据,具有敏感性高、准确性高的特点。NGS 可早期识别致病病原体,减少不必要的抗生素使用,降低疾病负担,因此已广泛用于临床感染相关疾病的诊断。

对该患者需要考虑的另一个问题是,是否需要使用激素治疗。对于激素治疗肺炎的研究可追溯到 20 世纪 60 年代,至今仍未达成共识。研究证实，对炎症反应剧烈的 CAP 患者使用短程、小剂量激素的唯一获益在于缩短住院时间。本案例中，患者高热、C 反应蛋白明显升高，属于高炎症反应型，理应从激素使用中获益。但临床治疗中未使用激素，且患者症状迅速缓解，证明激素对轻症 CAP 的预后影响不大。因此，CAP 患者是否使用激素治疗，仍需要进行个体化评估。

复旦大学附属中山医院　王三强

点评专家　宋振举

参考文献

[1] LYNCH J P, FISHBEIN M, ECHAVARRIA M, et al. Adenovirus [J]. Semin Respir Crit Care Med, 2011,32(4):494-511.

[2] METZGAR D, OSUNA M, KAJON A E, et al. Abrupt emergence of diverse species B adenoviruses at US military recruit training centers [J]. J Infect Dis, 2007,196(10):1465-1473.

[3] CARR M J, KAJON A E, LU X, et al. Deaths associated with human adenovirus - 14p1 infections, Europe, 2009 - 2010 [J]. Emerg Infect Dis, 2011,17(8):1402-1408.

[4] ZAHRADNIK J M. Adenovirus pneumonia [J]. Semin Respir Infect, 1987,2(2):104-111.

[5] ISON M G, HAYDEN R T. Adenovirus [J]. Microbiol Spectr, 2016,4(4).

2

成人不典型病原体肺炎:支原体肺炎

题 记

肺炎支原体是可以独立存活的最小微生物之一,也是常见的呼吸道病原体。上呼吸道感染和急性支气管炎是肺炎支原体感染的最常见表现,也可发生肺炎。因其难以培养、临床表现多变,诊断相对困难。本文报道了2例年轻女性社区获得性肺炎(CAP)患者,经过检查,多方面均符合支原体肺炎,经治疗后好转。同时对支原体肺炎的文献进行回顾,以期对类似病例的急诊诊断与治疗提供思路和帮助。

一 病史摘要

（一）病例一

【现病史】

患者女性，17岁。因"咳嗽、咳痰10天，发热1周"来院。

患者10天前劳累后出现咽痛，伴咳嗽、咳痰，痰少，色白，不黏，易咳出，无畏寒、发热，无胸闷、胸痛，无气促，无腹痛、腹泻，无尿频、尿急、尿痛，无关节疼痛，未至医院就诊。自服头孢菌素类抗生素、感冒药、止咳糖浆（具体药名及剂量不详）治疗，服药后症状无明显好转。1周前出现发热、畏寒，体温38℃，无肌肉酸痛，仍有咽痛、咳嗽，咳黄白色痰，痰黏，易咳出，夜间咳嗽加重，可平卧，无胸闷、气促，遂至县医院就诊。查体可见咽充血，双侧扁桃体Ⅰ度肿大，心、肺无特殊。查血：白细胞 8.2×10^9/L，中性粒细胞占比0.808，淋巴细胞占比0.117，血红蛋白137 g/L，血小板 204×10^9/L，C反应蛋白27.5 mg/L。当天给阿莫西林克拉维酸钾1.8 g静脉滴注。次日起口服阿莫西林克拉维酸钾457 mg，每日2次；奥司他韦75 mg，每日1次；布洛芬混悬液（美林）退热等。患者因口服药物后出现呕吐，故奥司他韦仅服用2粒后未再服药。5天前因发热不退至市医院就诊。查体：扁桃体Ⅰ度肿大，心肺无特殊。查血：白细胞 7.6×10^9/L，中性粒细胞占比0.716，淋巴细胞占比0.197，血红蛋白148 g/L，血小板 233×10^9/L，超敏C反应蛋白（hs - CRP）51.24 mg/L。胸部CT平扫：右肺上叶多发斑片影，余肺未见明显活动性、实质性病灶,所见气管、支气管通畅,纵隔内未见明显异常肿块影,无胸腔积液。考虑右肺上叶感染,静脉给予阿奇霉素 0.5 g,每日 1 次,并停服阿莫西林克拉维酸钾。4 天前静脉给予头孢曲松 4.0 g,每日 1 次,用药 3 天后,患者咽痛缓解,仍有咳嗽、咳痰、夜间寒战,最高体温 38.4℃,并解稀便 3 次,色黄,无黏液、脓血,无恶臭,无腹痛,无恶心、呕吐,故今日再次至市医院就诊。查血:白细胞 8.2×10^9/L,中性粒细胞占比 0.783,淋巴细胞占比 0.122,血红蛋白 134 g/L,血小板 266×10^9/L,超敏 C 反应蛋白 112.34 mg/L,动脉血气(未吸氧):pH 值 7.457,氧分压 74.1 mmHg,二氧化碳分压 32 mmHg,碱剩余 −0.3 mmol/L。复查胸部 CT 示:两肺纹理增多,右肺上叶见片状高密度影,边界不清,内可见支气管影;所见各支气管管腔通畅,肺门及纵隔未见肿大淋巴结,胸膜无增厚,胸腔无积液。考虑右肺上叶炎症,静脉给予头孢曲松(2.0 g,每日 1 次)联合阿奇霉素(0.5 g,每日 1 次)治疗,并建议患者转院。

患者遂转诊我院,来院时生命体征:体温 37℃,心率 120 次/分,血压 112/72 mmHg,血氧饱和度 98%(未吸氧),查体无特殊。查血:白细胞 7.88×10^9/L,中性粒细胞占比 0.784,淋巴细胞占比 0.129,血红蛋白 135 g/L,血小板 303×10^9/L,C 反应蛋白 >90 mg/L,肌酸激酶 291 U/L,肌酸激酶同工酶正常,肝肾功能、电解质、肌钙蛋白 T、降钙素原正常,咽拭子甲型流感病毒、乙型流感病毒(−)。胸部 CT 检查示:右肺上叶见多发结节、斑片、片絮模糊影,局部肺组织实变,其内见空气支气管征;余肺未见异常密度灶,所见各支气管腔通畅,肺门及纵隔未见肿大淋巴结,胸膜无增厚,胸腔内无积液。考虑右肺上叶炎症伴肺不张,建议治疗后复查。为进一步治疗收入我科。

患者自起病以来,精神可,胃纳稍差,大便次数增多,粪质稀薄,尿量正常,体重无明显减轻。

【既往史】

否认慢性病史,未婚未育。

【体格检查】

体温 38.1℃,脉率 124 次/分,呼吸频率 20 次/分,血压 116/75 mmHg。神志清,精神尚可,呼吸稍促,营养中等;全身皮肤无黄染,全身浅表淋巴结无肿大;巩膜无黄染,瞳孔等大、等圆、对光反射灵敏;双侧扁桃体I度肿大,未见脓性分泌物;双肺呼吸音清,未闻及干、湿性啰音;心率 124 次/分,律齐,腹部平软,无压痛及反跳痛,肠鸣音 4 次/分;双下肢无水肿,神经系统检查(一)。

【初步诊断】

CAP(非重症)。

【实验室及辅助检查】

动脉血气（未吸氧）:pH 值 7.44,血二氧化碳分压 31.60 mmHg,氧分压 86.10 mmHg,碱剩余—2.13 mmol/L,阴离子隙 14.10 mmol/L。

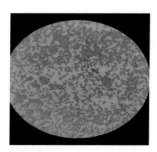

图 2-1　血常规见冷凝集现象

血常规:白细胞 5.51×10⁹/L,中性粒细胞占比 0.717,淋巴细胞占比 0.192,血红蛋白 121 g/L,血小板 347×10⁹/L(备注:红细胞存在冷凝集现象)(图 2-1)。

C反应蛋白 42.9 mg/L。

血生化:总胆红素 8.0 μmol/L,

直接胆红素 3.1 μmol/L,白蛋白 38 g/L,谷丙转氨酶 10 U/L,乳酸脱氢酶 264 U/L,肌酐 63 μmol/L。

支原体抗体：肺炎支原体抗体 IgM≥1∶320，IgG≥1∶320。

细胞因子：TNF-α 23.6 pg/mL,IL-1β<5.0 pg/mL,IL-2R 599 U/mL,IL-6 10.9 pg/mL,IL-8 13 pg/mL,IL-10 6.1 pg/mL。

痰液 NGS：肺炎支原体,序列数 1267(图 2-2)。

	属			种		
属名	属相对丰度(%)	属严格序列数	种名	覆盖度(%)	种序列数	种严格序列数
支原体属	40.9	1270	肺炎支原体	7.36	1311	1267

图 2-2 痰液 NGS 结果

降钙素原、自身抗体、巨细胞、人类免疫缺陷病毒(HIV)、梅毒抗体试验、G 试验、隐球菌凝集试验、痰涂片及培养、细胞免疫、超声心动图、腹部及泌尿系 B 超均未见异常。

胸部 CT：右肺上叶见多发结节、斑片、片絮模糊影,局部肺组织实变,其内见空气支气管征(图 2-3A),考虑右肺上叶炎症伴肺不张。

【诊治经过】入院后完善相关检查。结合患者临床表现、实验室检查、血支原体抗体和痰液 NGS 检测结果示支原体感染,予阿奇霉素联合头孢米诺抗感染,辅以化痰止咳治疗。复查血白细胞 4.64×10⁹/L,中性粒细胞占比 0.517,淋巴细胞占比 0.341,血红蛋白 131 g/L,血小板 338×10⁹/L；C 反应蛋白

9.9 mg/L。胸部 CT 示右肺上叶病灶较前片明显吸收,右肺少许炎症(见图 2-3B)。

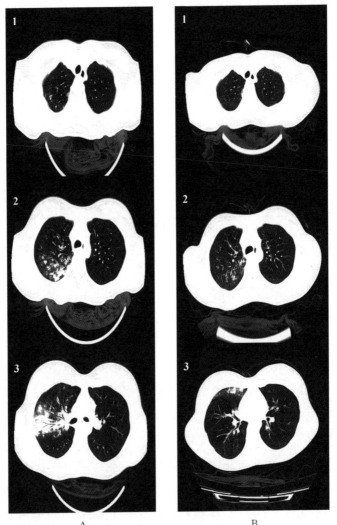

A   B

图 2-3 患者治疗前后胸部 CT 变化

A. 入院时;B. 出院时。1、2、3 展示不同层面。

考虑诊断明确,治疗有效,予出院。

【最终诊断】

CAP(肺炎支原体)。

(二)病例二

【现病史】

患者女性,29岁,因反复发热10余天入院。

患者10余天前(2018-8-14)无明显诱因下出现发热,自测体温37.6℃,伴干咳,有明显乏力及肌肉、关节疼痛,咽稍痛,无胸闷、胸痛,无恶心、呕吐,无腹痛、腹泻,无尿急、尿频、尿痛。初始未予重视,后体温进行性升高,最高体温39.5℃,于8月16日至外院就诊。查血常规示:白细胞6.86×10^9/L,中性粒细胞占比0.66,C反应蛋白35.64 mg/L,外院考虑感染性发热,于8月16～18日予以第2代头孢菌素类抗生素抗感染,并于8月16日、17日两天予以甲泼尼龙40 mg,每日1次治疗。后患者体温有所好转,复查血常规(2018-8-19)示:白细胞4.4×10^9/L,中性粒细胞占比0.497,C反应蛋白15 mg/L,外院予以布洛芬混悬液(美林)及蒲地蓝消炎口服液。后外出至浙江、安徽旅游,旅游时再次发热,自觉体温最高超过38.0℃,伴干咳、乏力及全身酸痛,咽痛消失,自服美林后稍好转。后旅游返家,自觉咳嗽加重,咳少量黄白色浓痰,于2018年8月22日至外院就诊,外院当天查血示:白细胞4.75×10^9/L,中性粒细胞占比0.775,C反应蛋白130.6 mg/L,收入病房,予以哌拉西林他唑巴坦、阿奇霉素抗感染,并予以甲泼尼龙40 mg,每日1次(治疗时限不详)以及化痰对症治疗后,患者仍反复发热,体温波动在38.0～

39.0℃。述近日出现腹泻,每日 2～3 次,呈黄色水样便;否认腹痛、腹胀。胸部 CT 检查(2018 - 8 - 25)示:右下肺大片渗出。遂至我院。今日我院查血:白细胞 $8.34×10^9$/L,中性粒细胞占比 0.806,C 反应蛋白 74.2 mg/L。急诊予以莫西沙星及第 3 代头孢菌素类抗生素抗感染。现患者为进一步诊治,收入我科。今日月经期中,病程中无胸闷、胸痛,无腹痛、腹胀,否认尿急、尿频、尿痛。起病以来,精神、胃纳、睡眠一般,小便如常,大便如上述。

【既往史】

既往体健。否认特殊既往史,否认结核、肝炎等病史,否认头孢菌素、青霉素等药物过敏史,否认疫区驻留史。

【体格检查】

体温 36.5℃,脉率 117 次/分,呼吸频率 18 次/分,血压 93/63 mmHg。神清,呼吸平稳,应答流畅;全身皮肤、巩膜无黄染,浅表淋巴结无肿大;咽部稍红肿,所及口咽部无明显渗出,扁桃体无肿大;听诊两肺呼吸音清,右下肺呼吸音稍低,未及明显啰音及哮鸣音;心律齐,心脏各瓣膜区无杂音;腹软,肝、脾肋下未及,肝、肾区无叩击痛,肠鸣音 4 次/分;神经系统检查(-)。

【实验室及辅助检查】

1. 留观前检查

外院血生化(2018 - 8 - 16):白细胞 $6.86×10^9$/L,中性粒细胞占比 0.666,C 反应蛋白 35.64 mg/L。

外院血生化(2018 - 8 - 19):白细胞 $4.4×10^9$/L,中性粒细胞占比 0.497,C 反应蛋白 15 mg/L,血清淀粉样蛋白>200 mg/L。

外院(2018 - 8 - 22):甲肝、乙肝、丙肝、戊肝指标均阴性。甲胎蛋白(AFP)、CA199、CA125、CA153、CA724 均阴性,鳞癌

相关抗原(SCC)5.4 ng/mL(参考范围<1.5 ng/mL),细胞角蛋白-19片段2.87 ng/mL(参考范围<2.08 ng/mL),铁蛋白369.4 ng/mL。三碘甲腺原氨酸0.72 nmol/L,游离三碘甲腺原氨酸1.89 pmol/L,甲状腺素7.99 nmol/L,游离甲状腺素14.9 pmol/L,促甲状腺激素(TSH)1.21 μIU/mL。痰培养及涂片均阴性。咽拭甲型流感病毒阴性。

外院血生化(2018-8-22):白细胞4.75×10⁹/L,中性粒细胞占比0.775,C反应蛋白130.6 mg/L。

外院腹部B超(2018-8-23):肝、脾、胰、双肾、子宫未见明显异常。

外院胸部CT(2018-8-25):右下肺大片渗出(图2-4)。

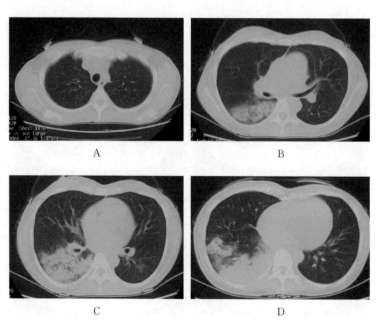

A

B

C

D

图2-4 外院胸部CT(2018-8-25)

外院血生化(2018 - 8 - 25):白细胞 5.35×10⁹/L,中性粒细胞占比 0.856,结合胆红素 3.5 μmol/L,总胆红素 8.1 μmol/L,谷丙转氨酶 17 U/L,谷草转氨酶 23 U/L,肌酐 54.3 μmol/L,C 反应蛋白 51.67 mg/L,IgG4、补体 C3、补体 C4、IgA、IgM、IgG 均正常。

我院血生化(2018 - 8 - 26):白细胞 8.34×10⁹/L,中性粒细胞占比 0.806,C 反应蛋白 74.2 mg/L。

2. 留观后检查

(1) 痰培养(一)。

(2) G 实验、T - spot(一)。

(3) 支原体抗体检测(＋)。

(4) 肺炎支原体抗体 IgM＞1：320,肺炎支原体抗体 IgG＞1：320。

(5) 我院胸部 CT(2018 - 8 - 26)(图 2 - 5)。

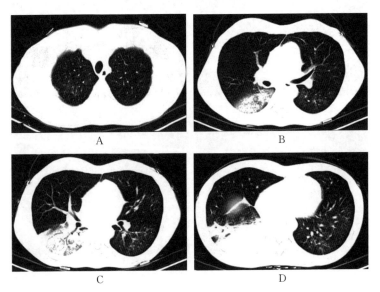

图 2 - 5 我院胸部 CT(2018 - 8 - 26)

【初步诊断】

支原体肺炎。

【诊疗经过】

患者入院后完善相关检查,根据患者既往病史及辅助检查,并结合血化验,肺炎支原体抗体 IgM＞1∶320,肺炎支原体抗体 IgG＞1∶320,初步诊断为支原体肺炎。予莫西沙星(0.4 g,每日 1 次)＋奥硝唑(1 g,每日 1 次)抗感染化痰等对症治疗,同时完善支气管镜检查示未见明显异常。气管镜下取肺组织送病理活检示(右下肺背段):肺组织肺泡间隔增宽,纤维组织增生,肺泡腔内见纤维素性渗出物,未见肿瘤性病变。支气管镜刷片及灌洗液送检脱落细胞学检查未见明确的肿瘤细胞。治疗过程中患者体温未见好转,仍有波动(最高体温 39.6℃),伴咳嗽、咳白黏痰,无胸闷、胸痛,无腹痛等,后(2018 - 9 - 1)改为莫西沙星(0.4 g,每日 1 次)＋美罗培南(1 g,每 12 小时 1 次)抗感染,患者体温平复,波动在 36～37℃(图 2 - 6),咳嗽较前好转,咳少量白黏痰;复查炎症指标改善,肺炎支原体滴度下降(图 2 - 7);听诊双肺呼吸

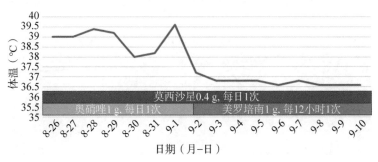

图 2 - 6　住院期间患者体温高峰变化及抗生素使用情况

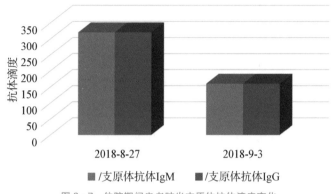

图2-7　住院期间患者肺炎支原体抗体滴度变化

音粗，右下肺呼吸音低，无明显啰音。同时进一步复查胸部CT平扫示炎症较前吸收（图2-8），予以出院。

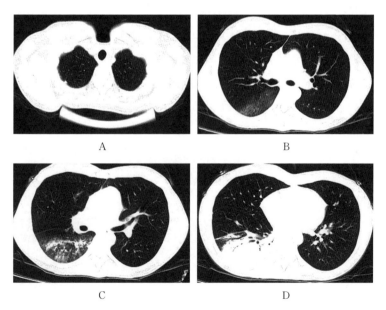

图2-8　出院前胸部CT平扫（2018-9-2）示肺部炎症较前吸收

【最终诊断】

CAP(肺炎支原体)。

讨　论

1. 发病机制

肺炎支原体属于柔膜体纲中的支原体目、支原体科、支原体属,无细胞壁结构,可据此与其他致病菌相鉴别[1]。其感染机制包括细菌的直接作用、免疫介导的间接作用,以及细胞因子、趋化因子或免疫调节相关血管炎或血栓形成所介导的作用[2]。致病支原体具有特殊的尖端细胞器,通过穿膜蛋白(如 P1、P30)介导与宿主细胞的相互作用,穿膜蛋白可促进病原体沿呼吸道上皮的黏附和滑行运动[3]。Toll 样受体 2 对支原体的结合和炎症介质(包括细胞因子)的激活也很重要[4]。肺炎支原体的黏附蛋白对呼吸道上皮具有特有的亲和力。一旦附着,肺炎支原体会产生过氧化氢和超氧化物,从而损伤上皮细胞及其相关的纤毛。肺炎支原体感染临床表现受宿主的免疫能力和免疫反应的影响,提示免疫介导该感染的部分致病特征,尤其是肺外表现(如溶血、脑炎)[5]。

2. 流行病学

肺炎支原体感染最常发生于夏季和初秋,但全年均可能发生[6]。人群监测研究发现,18 岁以下儿童的肺炎支原体肺炎住院率为每年 1.4 次/10 000 例儿童,各年龄组相近[7]。肺炎支原体是 CAP 的常见病因。肺炎支原体致病在 CAP 中的占比随着年龄增长而增加。肺炎支原体感染年幼患儿的部分临床表现可能与同时发生的病毒感染有关[8]。

3. 支原体肺炎特征

支原体肺炎潜伏期为 1～3 周[9]。发病形式多样，多数患者仅以低热、疲乏为主，部分患者可出现突发高热并伴有明显的头痛、肌痛及恶心等全身中毒症状。呼吸道症状以干咳最为突出，常持续 4 周以上，多伴有明显的咽痛，偶有胸痛，痰中带血。呼吸道以外的症状中，以耳痛、麻疹样或猩红热样皮疹较为多见[10-12]。阳性体征以显著的咽部充血和耳鼓膜充血较为多见，少数患者可有颈部淋巴结大。肺部常无阳性体征，少数患者可闻及干、湿性啰音。该患者起病时有咽痛、咳嗽、咳痰、发热，当地医院抗感染治疗无效。因病原体未明确，故其治疗效果不佳，需考虑不典型病原体感染。肺炎支原体肺炎影像学病变多为边缘模糊、密度较低的云雾样片状浸润影，从肺门向外周肺野放射，肺实质受累时也可呈大片实变影。部分病例表现为段性分布或双肺弥漫性分布的网状及结节状间质浸润影。胸腔积液少见，累及上肺或同时累及双肺者更多，且吸收较慢，即使经过有效治疗，也需要 2～3 周才能被吸收[13]。血清特异性抗体检测仍然是目前诊断肺炎支原体肺炎的主要手段。其中特异性 IgM 在感染后第 1 周即可出现，在感染后 3 周达到高峰，对早期诊断更有价值，与该患者符合。急性期及恢复期的双份血清标本中，肺炎支原体特异性抗体滴度呈 4 倍或 4 倍以上增高或减低时，均可确诊为肺炎支原体感染，这是目前国际上公认的标准[14]。血清冷凝集试验曾是诊断肺炎支原体感染的重要方法，但其阳性率仅为 50％左右，而且呼吸道合胞病毒、腺病毒、巨细胞病毒以及肺炎克雷伯菌感染也可诱导血清冷凝集素的产生。因此，血清冷凝集试验结果只能作为诊断肺炎支原体感染的参考。

4. 治疗

选用具有抗肺炎支原体活性的药物,如大环内酯类、四环素类或氟喹诺酮类抗生素。肺炎支原体对抑制细胞壁合成的抗生素(如 β-内酰胺类抗生素)耐药[6]。通常使用大环内酯类或四环素类抗生素作为初始治疗。氟喹诺酮类抗生素仅用于无法选择其他安全有效药物的患儿[15]。本例患者在治疗之初抗菌药物为头孢菌素类抗生素,未覆盖不典型病原体,所以患者病情加重。选用阿奇霉素后,患者症状、实验室检查、影像学检查均提示抗感染有效。

5. 总结

CAP 为急诊常见疾病之一,经验性治疗往往可以取得好的效果。但当经验性抗感染无效时,应详细询问病史,如有干咳、高热、头痛、咽痛、肌肉酸痛等临床表现,实验室检查提示白细胞升高不明显时,需考虑支原体感染。治疗方面应选用具有抗肺炎支原体活性的药物,如大环内酯类、四环素类或氟喹诺酮类抗生素,并在使用之后关注患者症状、血常规、影像学等变化。

三 专家点评

肺炎支原体是成人和儿童上呼吸道感染、急性支气管炎和 CAP 最常见的病因之一。其主要通过呼吸道飞沫人传人,可引起散发性感染,也可造成持续性暴发。临床表现为急性上呼吸道和急性支气管炎,一般为轻度、自限性。没有临床或影像学特征能够明确区分肺炎支原体肺炎与其他病原体引起的肺炎,不过缓慢起病、伴随鼻炎、咽炎、耳痛等症状以及存在非呼吸道表现（如溶血）可提示肺炎支原体感染。因其难以培养，且临床特征缺乏特异性，病原体诊断相对困难。

血清特异性抗体检测仍然是目前诊断肺炎支原体肺炎的主要手段，其中特异性 IgM 对早期诊断更有价值。血清冷凝集试验可作为诊断肺炎支原体感染的参考。近年来痰液 NGS 检测的广泛开展使得支原体肺炎的诊断率也有所提高，为早期进行靶向性抗感染治疗提供了帮助。

本案 2 例患者均为年轻女性，既往体健，本次发热入院，胸部 CT 表现为双肺非特异性斑片影，通过血清学支原体 IgM、IgG 及 mNGS 诊断明确。本案病例二初期用莫西沙星治疗 1 周左右体温下降不明显，后加用美罗培南，临床症状明显好转，推测支原体与细菌混合感染可能，但缺乏明确的细菌学依据，患者纤维支气管检查，若能同时进行灌洗液培养、革兰染色或者 NGS 检查，可提供更多的依据。虽然治疗以抗生素为主，但一些非呼吸道表现可能由免疫介导，用糖皮质激素或静脉用免疫球蛋白作为辅助治疗或许有益。

复旦大学附属中山医院　　徐斐翔　丁海林　孙　思
点评专家　陈　斌　姚晨玲

参考文献

[1] SHAH S S. Mycoplasma pneumoniae as a cause of community-acquired pneumonia in children [J]. Clin Infect Dis, 2019,68(1):13 - 14.

[2] WAITES K B, XIAO L, LIU Y, et al. Mycoplasma pneumoniae from the respiratory tract and beyond [J]. Clin Microbiol Rev, 2017, 30(3):747-809.

[3] CHANG H Y, PRINCE O A, SHEPPARD E S, et al. Processing is required for a fully functional protein P30 in mycoplasma pneumoniae gliding and cytadherence [J]. J Bacteriol, 2011, 193(20):5841-5846.

[4] YANG J, HOOPER W C, PHILLIPS D J, et al. Cytokines in mycoplasma pneumoniae infections [J]. Cytokine Growth Factor Rev, 2004,15(2-3):157-168.

[5] BASEMAN J B, REDDY S P, DALLO S F. Interplay between mycoplasma surface proteins, airway cells, and the protean manifestations of mycoplasma-mediated human infections [J]. Am J Respir Crit Care Med, 1996,154(4 Pt 2):S137-S144.

[6] SAUTEUR P M M, UNGER W W J, van ROSSUM A M C, et al. The art and science of diagnosing mycoplasma pneumoniae infection [J]. Pediatr Infect Dis J, 2018,37(11):1192-1195.

[7] KUTTY P K, JAIN S, TAYLOR T H, et al. Mycoplasma pneumoniae among children hospitalized with community-acquired pneumonia [J]. Clin Infect Dis, 2019,68(1):5-12.

[8] HAN M S, YUN K W, LEE H J, et al. Contribution of co-detected respiratory viruses and patient age to the clinical manifestations of mycoplasma pneumoniae pneumonia in children [J]. Pediatr Infect Dis J, 2018,37(6):531-536.

[9] WAITES K B, RATLIFF A, CRABB D M, et al. Macrolide-resistant mycoplasma pneumoniae in the United States as determined from a National Surveilance Program [J]. J Clin Microbiol, 2019, 57:undefined.

[10] DIAZ M H, BENITEZ A J, WINCHELL J M. Investigations of mycoplasma pneumoniae infections in the United States: trends in molecular typing and macrolide resistance from 2006 to 2013 [J]. J Clin Microbiol, 2015,53(1):124 - 130.

[11] SAUTEUR P M M, THEILER M, BUETTCHER M, et al. Frequency and clinical presentation of mucocutaneous disease due to mycoplasma pneumoniae infection in children with community-acquired pneumonia [J]. JAMA Dermatol, 2020,156(2):144 - 150.

[12] ZAFER M H, GAMEL A S, ANSARI M A, et al. Anemic crisis due to mycoplasma pneumoniae complication in sickle cell patients [J]. Saudi Med J, 2009,30(1):157 - 158.

[13] SCHALOCK P C, DINULOS J G. Mycoplasma pneumoniae-induced cutaneous disease [J]. Int J Dermatol, 2009,48(7):673 - 680.

[14] TOUATI A, BENARD A, HASSEN A B, et al. Evaluation of five commercial real-time PCR assays for detection of mycoplasma pneumoniae in respiratory tract specimens [J]. J Clin Microbiol, 2009,47(7):2269 - 2271.

[15] COLIN A A, YOUSEF S, FORNO E, et al. Treatment of mycoplasma pneumoniae in pediatric lower respiratory infection [J]. Pediatrics, 2014,133(6):1124 - 1125.

3

潜伏在社区获得性肺炎中的隐球菌肺炎

题　记

隐球菌在自然界中很常见,但一般并不寄生于人体,在隐球菌属中仅新型隐球菌和格特隐球菌是人类病原菌,免疫力正常和免疫低下人群均可见感染,其中以新型隐球菌更为常见,最常见的感染部位为肺部及中枢神经系统(CNS)。因其临床表现及影像学表现无特异性,容易发生误诊或延迟诊断的情况。本文报道了一例 25 岁既往健康的年轻女性患者,因"咳嗽伴发热 4天"急诊就诊,以社区获得性肺炎(CAP)收治,后诊断为隐球菌肺炎,经抗感染治疗后康复。在此,对隐球菌肺病相关的诊治知识进行归纳总结,希望能为该类疾病的急诊诊治提供帮助。

一 病 史 摘 要

【现病史】

患者女性，25 岁，因"咳嗽伴发热 4 天"来院。

患者来院 4 天前无明显诱因下出现咳嗽，痰少，伴发热，最高体温 38℃，无畏寒、寒战，稍感胸闷、气促，咳嗽时明显，无胸痛、心悸，无恶心、呕吐，无头痛、头晕。我院急诊就诊。查血常规：白细胞 7.19×10^9/L，中性粒细胞占比 0.701，余正常；肝肾功能、电解质、心肌酶、凝血功能均正常。胸部 CT 检查示右上肺炎症。超声心动图未见异常。急诊给予莫西沙星、奥司他韦抗感染及化痰等对症治疗。患者目前仍干咳，间有发热，稍感胸闷、气促，收治入院。

【既往史】

既往体健，否认慢性疾病及传染病史、青霉素过敏史。否认疫水、疫区接触史，否认近期外出旅游，否认禽类接触史，家中豢养宠物 1 只，近期有旧屋翻新史。

【体格检查】

体温 37.8℃，脉率 90 次/分，血压 125/65 mmHg，指末血氧饱和度（SpO_2）98%（不吸氧）。神清，气平，颈软，全身皮肤、巩膜无黄染、无皮疹。两肺呼吸音清，未闻及明显干、湿性啰音。心率 90 次/分，律齐，无杂音。腹软，右侧腹部轻度压痛，无反跳痛，肠鸣音正常。双下肢不肿，四肢肌力、肌张力正常，病理征均阴性。

【实验室及辅助检查】

血常规：白细胞 7.19×10^9/L，中性粒细胞占比 0.701，余正常。

血生化:肝肾功能、电解质、心肌酶、凝血功能均正常。

血气分析(未吸氧):pH 值 7.40,氧分压 74.2 mmHg,二氧化碳分压 39.7 mmHg。

胸部 CT 平扫:右上肺炎症(图 3 - 1)。

超声心动图:正常。

心电图:窦性心动过速。

【诊治经过】

患者入院后完善病原学检查,T - spot、呼吸道"九联"病原体检测、肺炎支原体抗体均阴性。因患者入院后无痰,未能送检痰培养。血清隐球菌荚膜抗原乳胶凝集试验 1∶320,提示隐球菌感染可能。患者胸部 CT 检查示病灶位于右上肺外侧带,予以安排行 CT 引导下经皮右上肺病灶穿刺活检,取得病理组织送检病理及微生物培养。活检病理报告示肉芽肿性病变,考虑真菌感染。病理特殊染色示过碘酸希夫染色(PAS)染色(+)、六胺银染色(+)、抗酸染色(-),考虑隐球菌感染。穿刺组织微生物培养示隐球菌(+);药敏试验示 5-氟胞嘧啶、两性霉素、氟康唑、伊曲康唑、伏立康唑均敏感。患者无头痛、头晕、意识改变等中枢神经系统侵犯表现,建议完善腰椎穿刺行脑脊液检查,但患者拒绝,未能完善。予以氟康唑(400 mg,每日 1 次),静脉滴注抗真菌治疗 9 日后,复查胸部 CT 示炎症较前稍有吸收(见图 3 - 1),准予出院,序贯口服氟康唑胶囊治疗,门诊随访。

【临床结局及随访】

门诊随访,予以口服氟康唑治疗 12 个月,复查隐球菌乳胶凝集滴度 1∶20;换用伏立康唑 200 mg,每日 2 次口服抗真菌治疗,每 2 个月随访隐球菌抗原乳胶凝集滴度及胸部 CT。伏立康

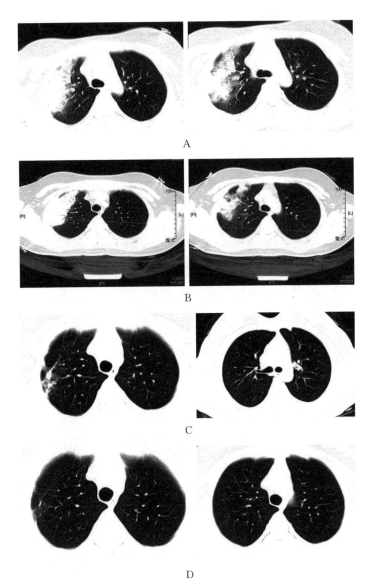

图 3-1 诊疗中肺部 CT 变化

A. 治疗前；B. 抗真菌治疗第 9 天；C. 抗真菌治疗 4 个月；D. 抗真菌治疗 20 个月。

唑口服 8 个月后复查隐球菌乳胶凝集滴度 1∶5,胸部 CT 检查示病灶明显吸收(见图 3-1),予以停药。

【最终诊断】

隐球菌肺炎。

■ 讨 论

隐球菌属在自然界中广泛分布,一般染料不易着色难以发现,故称隐球菌。其中仅新型隐球菌和格特隐球菌是人类病原菌。新型隐球菌更为常见,它是一种荚膜包绕的酵母菌,常存在于鸟粪、鼠粪、土壤、空气以及水果、蔬菜中,以鸽粪中最为多见,鸽子是重要的传染源。多数由呼吸道进入人体内,部分经胃肠道感染;初感染灶多为肺部。肺部感染一般预后良好,当机体免疫力低下时可全身播散侵犯中枢神经系统、骨骼、皮肤、黏膜和其他脏器,预后不佳,甚至导致患者死亡。

1. 肺隐球菌病的临床表现[1-2]

肺隐球菌感染的临床表现缺乏特异性,可以无症状,可以表现为咳嗽、咳痰、发热、盗汗、胸痛、咯血等呼吸道症状,严重者可出现急性呼吸窘迫综合征,偶见皮疹及胃肠道不适,其严重程度通常取决于机体的免疫状态。在免疫功能正常成人,大多呈亚临床的原发感染,常无临床症状,多为体检中发现;而在免疫功能受损成人,无论是宿主的初次感染,还是潜伏性感染激活或新菌株的再次感染,其临床症状通常更多、病情更重,也有更大概率发生肺外播散。

2. 隐球菌肺病的 CT 影像学表现[3]

隐球菌肺病的 CT 表现病灶多位于肺部外周带,部分可紧贴胸膜分布,在形态上大致分为 4 种类型:结节肿块型(此型最为常见,多出现于免疫力正常的患者)、实变和磨玻璃影型、弥漫混合型以及弥漫粟粒型(此型较为罕见,常被误诊为结核)。

肺隐球菌病的影像学表现主要取决于宿主的免疫状态。对于免疫力正常的患者,巨噬细胞在体内吞噬隐球菌病原,并与纤维细胞、淋巴细胞及组织细胞一起形成炎性肉芽肿,在 CT 上呈现单发或多发的结节。部分内部可出现由血管炎引起的凝固性坏死而形成的空洞。纤维组织牵拉时结节亦可呈现分叶、边缘毛刺状,此时易与肿瘤相混淆。免疫力低下的患者,机体对病原体识别处理的能力下降,不易形成肉芽肿,病理上多表现为渗出、坏死性病变,且病原体易播散,出现多发病灶。

3. 隐球菌肺病的诊断方法[4]

(1)隐球菌荚膜多糖 GXM 抗原检测:包括侧流免疫层析(LFIA)和乳胶凝集试验(LAT),常规检测的标本包括血清和脑脊液。具有较高的敏感性和特异性,且快速简便,但其阳性结果持续时间较长,因此不能用于判断疗程或作为完成抗真菌治疗的指标。

(2)新型隐球菌培养及药敏试验:送检标本可为痰、支气管肺泡灌洗液、血、胸腔积液、脑脊液及肺活检组织。体外药物敏感性试验应包括两性霉素 B、5-氟尿嘧啶、氟康唑、伊曲康唑和伏立康唑。肺隐球菌病病灶多在外周,常规支气管镜毛刷及支气管肺泡灌洗液培养阳性率低。肺活检组织标本常常较小,优先满足病理检查的需要;肺活检组织可经过研磨后培养或将穿刺针置于血培养瓶中培养以提高培养阳性率。培养过程一般需要 4～7 天。

(3) 组织病理学检查:是确诊肺隐球菌病的"金标准"。可选择 CT 或 B 超引导下经皮肺穿刺活检、经支气管镜肺活检及胸腔镜辅助肺活检等方法获取组织标本。活检病理标本行特殊染色以提高隐球菌的检出率,墨汁染色、六胺银染色、PAS 阳性证实有荚膜的隐球菌存在。

4. 腰椎穿刺行脑脊液检测

如果证实或怀疑隐球菌感染,无论感染部位如何(禁忌患者除外),都应腰椎穿刺行脑脊液检测,明确有无中枢神经系统侵犯,尤其是对存在意识状态改变或脑膜刺激症状而怀疑存在脑膜脑炎的患者。对细胞免疫功能受损即使未观察到疑似脑膜脑炎的症状也建议完善脑脊液检测。

5. 肺隐球菌病的抗真菌治疗[5-7]

(1) 无免疫抑制肺隐球菌病患者:

1) 无症状患者:密切观察,氟康唑 200～400 mg/d,疗程 6 个月。

2) 轻至中度症状、无播散患者:氟康唑 400 mg/d,疗程 6～12 个月。

3) 重度症状患者:①诱导治疗,两性霉素 B(每日 0.5～1 mg/kg)联合氟胞嘧啶(每日 100 mg/kg),疗程≥4 周。②巩固治疗,氟康唑 400 mg/d,疗程 8 周。③维持治疗,氟康唑 200 mg/d,疗程 6～12 个月。

(2) 免疫抑制肺隐球菌病患者:

1) 无症状、轻至中度症状、无播散患者:氟康唑 400 mg/d,疗程 6～12 个月。

2) 重度症状患者:

A. HIV 患者：①诱导治疗，两性霉素 B(每日 0.5~1 mg/kg)
联合氟胞嘧啶(每日 100 mg/kg)，疗程≥2 周。②巩固治疗，氟
康唑 400 mg/d，疗程≥8 周。③维持治疗，氟康唑 200 mg/d，治
疗≥12 个月或直至宿主免疫功能的恢复。

B. 器官移植患者：①诱导治疗，两性霉素 B 脂质体（每日
3~4 mg/kg）联合氟胞嘧啶（每日 100 mg/kg），疗程≥2 周。
②巩固治疗，氟康唑 400 mg/d，疗程≥8 周。③维持治疗，氟康
唑 200~400 mg/d，疗程 6~12 个月。

3) 其他患者：①诱导治疗，两性霉素 B(每日 0.5~1 mg/kg)
联合氟胞嘧啶(每日 100 mg/kg)，疗程≥4 周。②巩固治疗，氟
康唑 400 mg/d，疗程 8 周。③维持治疗，氟康唑 200 mg/d，疗程
6~12 个月。

不能耐受氟康唑者，可选用伊曲康唑、伏立康唑或泊沙康唑。

对药物治疗后症状、体征无缓解，影像学检查示肺部病灶持
续存在的患者，可考虑行外科手术治疗。对局限性肺隐球菌病
优选胸腔镜或胸腔镜辅助小切口手术，术后抗真菌治疗 2 个月，
避免真菌播散。

6. 总结

肺隐球菌病是一种常见的机会感染性疾病，临床表现缺乏
特异性，从无症状，到急性呼吸窘迫综合征均有，胸部 CT 影像
学检查示炎性肉芽肿、磨玻璃影、实变到弥散粟粒样等不同表
现，临床表现严重程度及影像学表现差异通常取决于机体的免
疫状态。血清隐球菌荚膜多糖抗原检测、新型隐球菌培养和药
敏试验，以及组织病理学检查是临床诊断的重要依据。证实或
怀疑隐球菌感染，无论感染部位如何，除禁忌患者外，都应进行

腰椎穿刺,行脑脊液隐球菌检测,明确有无中枢神经系统侵犯。隐球菌抗真菌感染疗程相对较长,具体用药、剂量、疗程视患者基础健康状态及病情严重程度不同而异。治疗过程中需关注隐球菌抗原滴度变化、培养结果、症状与体征及病灶变化,同时监测血象、肝肾功能等,密切关注用药不良反应。

三 专家点评

本例隐球菌肺炎患者通过隐球菌荚膜抗原阳性结果给予临床提示,通过 CT 导引下穿刺行组织病理学诊断明确,初始治疗合适,随访预后良好,提供了一个较为完整的教学案例。

2010 年,美国感染病学会(IDSA)对隐球菌感染治疗指南作了更新,针对不同宿主(免疫抑制和非免疫抑制)、不同感染部位(中枢神经系统和中枢外感染)、不同严重程度(如轻中度或重症肺炎)分别作了详细的治疗推荐。由于中枢神经系统对于隐球菌感染的高度易感性,因此在临床上,一旦考虑隐球菌肺炎,无论宿主的免疫状态如何、无论肺炎严重程度如何,都建议行腰穿检查排除中枢神经系统感染。一旦确诊隐球菌脑膜炎,需经历诱导治疗(多烯类+氟胞嘧啶)、巩固治疗和维持治疗 3 个阶段,指南建议重症隐球菌肺炎或急性呼吸窘迫综合征(ARDS)类同于隐球菌脑膜炎的治疗方案进行。

本病例遗憾之处在于:①未获得患者或家属知情同意行腰穿检查,所幸初始按非重症肺炎方案进行(氟康唑 0.4 g/d)治疗后预后良好;②指南推荐隐球菌肺炎非重症患者疗程为 6～12 个月,该病例在经氟康唑治疗后影像学有所吸收的情况下,更换为伏立康唑，疗程延长至 20 个月，病史中未加以说明。需要指出的是，血清学隐球菌荚膜抗原滴度通常下降迟缓，阳性并非继续治疗的指征。

复旦大学附属中山医院　　陈文安

点评专家　　童朝阳

参考文献

［1］ IZUMIKAWA K，KAKEYA H，SAKAI F，et al. Executive summary of JSMM clinical practice guidelines for diagnosis and treatment of cryptococcosis 2019［J］. Med Mycol J, 2020,61(4):61 - 89.

［2］ MAY R C, STONE N R, WIESNER D L, et al. Cryptococcus: from environmental saprophyte to global pathogen［J］. Nat Rev Microbiol，2016,14(2):106 - 117.

［3］ 谢丽璇,陈友三,刘士远,等. 不同免疫状态下肺隐球菌病 CT 表现的比较研究［J］. 临床放射学杂志,2014,33(10):1510 - 1513.

［4］ 浙江省医学会呼吸病学分会,周建英,俞云松. 肺隐球菌病诊治浙江省专家共识［J］. 中华临床感染病杂志,2017,10(5):321 - 324.

［5］ 周颖杰,李光辉. 隐球菌病治疗实用指南［J］. 中国感染与化疗杂志,2007,7(1):11 - 13.

［6］ PERFECT J R, DISMUKES W E, DROMRR F, et al. Clinical practice guide lines for the management of cryptococcal disease:2010 update by the Infectious Diseases Society of America［J］. Clin Infect Dis，2010,50(3):291 - 322.

［7］ 周颖杰,李光辉编译. 隐球菌病处理临床实践指南:2010 年美国感染病学会更新［J］. 中国感染与化疗杂志,2010,10(3):161 - 165.

4

非人类免疫缺陷病毒相关
耶氏肺孢子菌肺炎一例

题 记

　　肺孢子菌肺炎起病隐匿，发病后常伴随肺功能的急剧下降，总体临床表现非特异，是急诊诊治中巨大的挑战。一般而言，此类患者大多有比较明确的免疫受损病史，如人类免疫缺陷病毒（HIV）感染、各种器官移植、结缔组织疾病史等，但并非绝对。本文报道了一例急诊就诊，最终诊断为无免疫受损基础的耶氏肺孢子菌感染病例。

<h1 style="text-align:center">一 病史摘要</h1>

【现病史】

患者男性,60岁,因"发热伴咳嗽、咳痰5天"于2020年11月18日就诊入院。

患者入院5天前无明显诱因出现发热,体温未测,伴咳嗽、痰少,有明显胸闷、气促,自行服用"泰诺"等药物治疗,发热有所好转,但是气促无缓解。半天前,患者上述症状加重,遂至社区医院就诊,测体温38.1℃,为进一步诊治转我院急诊。

来院时患者气促明显,测外周血氧饱和度低,即入抢救室,心电监护示血氧饱和度85%左右,予以面罩吸氧5 L/min。急查血常规:白细胞25.07×10⁹/L,中性粒细胞占比0.885,C反应蛋白A 91.56 mg/L,血清淀粉样蛋白A110.24 mg/L。胸部CT检查示:两肺弥漫渗出性改变及结节影,部分呈间质性改变(图4-1A),前纵隔团块影,纵隔内多发肿大淋巴结,主动脉及部分冠状动脉钙化;心包少量积液。为进一步诊治以"重症肺炎"收入监护病房。

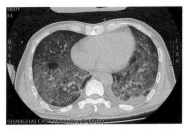 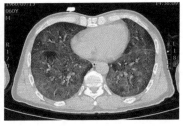

| A | B |

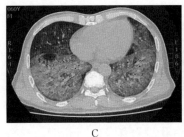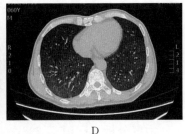

C   D

图 4-1　患者胸部 CT 动态变化

A. 入院当天;B. 入院 5 天;C. 入院 14 天;D. 入院 28 天。

【既往史】

患者平素体健,否认冠心病、高血压、糖尿病、血液病、风湿免疫系统疾病、恶性肿瘤等病史,否认长期应用激素及免疫抑制类药物史,否认肝炎、结核、艾滋病等传染性疾病史,否认手术史,否认输血史,否认食物及药物过敏史。

【体格检查】

体温 37.4℃,血压 122/67 mmHg,心率 106 次/分,呼吸频率 28 次/分,血氧饱和度 90%(面罩吸氧,5 L/min)。神志清,气促,言语清;浅表淋巴结未及肿大,口唇无发绀;两肺呼吸音粗,未及明显干、湿性啰音;各瓣膜听诊区未闻及病理性杂音;腹部查体无特殊。

【实验室及辅助检查】

血常规:白细胞 25.07×10^9/L,中性粒细胞占比 0.885,C反应蛋白 91.56 mg/L,血清淀粉样蛋白 A 110.24 mg/L。

降钙素原 0.410 ng/mL。

血生化:钾 3.4 mmol/L,钠 128 mmol/L,氯 89.0 mmol/L,葡萄糖 7.7 mmol/L,肌酐 68 μmol/L,白蛋白 30 g/L,总胆红素

15.9 μmol/L,谷丙转氨酶 37 U/L,谷草转氨酶 57 U/L,淀粉酶79 U/L。

呼吸道病原学:甲型流感病毒(-),乙型流感病毒(-),呼吸道合胞病毒抗原(-),肺炎支原体抗原(-),腺病毒抗原(-),新型冠状病毒核酸(-)。

血气分析:pH 值 7.388,二氧化碳分压 41.3 mmHg,氧分压 56.5 mmHg,碳酸氢根 24.20 mmol/L,碱剩余-0.10 mmol/L,细胞外液碱剩余-0.20 mmol/L,氧饱和度 86.50%,标准碳酸氢根 24.10 mmol/L。

胸部 CT:①两肺弥漫渗出性改变及结节影,部分呈间质性改变(图 4-1A);②前纵隔团块影,纵隔内多发肿大淋巴结;③主动脉及部分冠状动脉钙化。

【初步诊断】

①重症肺炎,Ⅰ型呼吸衰竭;②电解质紊乱:低钠低氯血症。

【诊治经过】

患者入院后予高流量吸氧(34℃,50 L/min,氧浓度 60%),美罗培南(倍能)(1.0 g,每 8 小时 1 次)联合莫西沙星(0.4 g,每日 1 次)抗感染,同时化痰平喘,激素联合免疫球蛋白抗炎,补充白蛋白、营养等对症支持治疗。

并进一步完善相关检查如下:

乙肝病毒、丙肝病毒、梅毒、HIV 等筛查均为阴性。

流式细胞计数 T/B 细胞百分比:CD3 55.5%、CD4+ 21.1%、CD8+ 31.8%、CD4/CD8 比值 0.66、CD19+ 4.8%。

细胞因子:IL-10 11.91 pg/mL, IL-6 6.35 pg/mL, IL-

8 61.49 pg/mL。

单纯疱疹病毒Ⅰ型 IgG 抗体 6.530 COI,巨细胞病毒抗体 IgG 49.160 IU/mL。

G 试验 454.80 pg/ml,风疹病毒抗体 IgG 12.200 IU/mL,内毒素<5.00 pg/mL。

综上所述,首先考虑患者病毒感染可能。第 3 天加用更昔洛韦 250 mg,每 12 小时 1 次抗病毒治疗。治疗第 5 天,复查胸部 CT,示:①两肺弥漫渗出性改变及结节影,部分呈间质性改变(见图 4-1B),两侧少量胸腔积液,较前(2020-11-18)进展。②前纵隔团块影,纵隔内多发肿大淋巴结。③主动脉及部分冠状动脉钙化,心包少量积液。

以抗细菌与病毒感染治疗。患者肺炎进展,遂于第 5 天加用卡泊芬净 50 mg,每日 1 次抗真菌治疗。治疗第 2~9 天期间,持续予以高流量鼻导管吸氧(34℃,50 L/min,氧浓度 60%)。随访血气分析,血氧分压维持在 60~80 mmHg,动脉血氧饱和度维持在 95%~97%,未见二氧化碳潴留,无明显酸碱平衡紊乱。随访感染指标亦未见好转。

入院后第 10 天行纤维支气管镜检查与肺泡灌洗,同时将肺泡灌洗液送宏基因组二代测序(mNGS)检查,结果回报(图 4-2)副流感嗜血杆菌、屎肠球菌、耶氏肺孢子菌、人类疱疹病毒 5 型(巨细胞病毒)。遂将抗生素治疗方案调整为复方磺胺甲噁唑片(1.92 g,每日 3 次)、卡泊芬净(50 mg,每日 1 次)、利奈唑胺(300 mg,每 12 小时 1 次)、哌拉西林钠他唑巴坦钠(5 g,每 8 小时 1 次)、更昔洛韦(250 mg,每 12 h 1 次)联合抗感染治疗。抗生素方案调整治疗后 4 天,患者血气中氧分压上升至 90 mmHg,

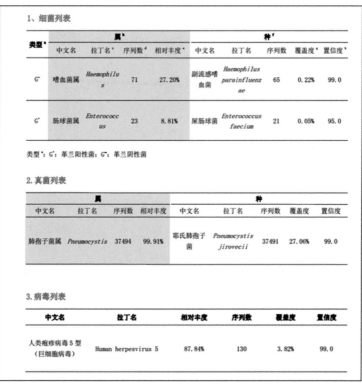

1、细菌列表

类型	属				种				
	中文名	拉丁名	序列数	相对丰度	中文名	拉丁名	序列数	覆盖度	置信度
G⁻	嗜血菌属	*Haemophilus*	71	27.20%	副流感嗜血菌	*Haemophilus parainfluenzae*	65	0.22%	99.0
G⁺	肠球菌属	*Enterococcus*	23	8.81%	屎肠球菌	*Enterococcus faecium*	21	0.05%	95.0

类型：G⁺：革兰阳性菌；G⁻：革兰阴性菌

2.真菌列表

属				种				
中文名	拉丁名	序列数	相对丰度	中文名	拉丁名	序列数	覆盖度	置信度
肺孢子菌属	*Pneumocystis*	37494	99.91%	耶氏肺孢子菌	*Pneumocystis jirovecii*	37491	27.06%	99.0

3.病毒列表

中文名	拉丁名	相对丰度	序列数	覆盖度	置信度
人类疱疹病毒5型（巨细胞病毒）	Human herpesvirus 5	87.84%	130	3.82%	99.0

图 4-2　患者肺泡灌洗液 mNGS 检查

示副流感嗜血杆菌、屎肠球菌、耶氏肺孢子菌、人类疱疹病毒5型（巨细胞病毒）。

氧疗由高流量鼻导管改为鼻导管吸氧，血常规中白细胞明显下降，感染指标明显好转，予以复查胸部CT示两侧胸腔积液基本吸收，但两肺弥漫渗出性改变较前相仿（见图 4-1C），提示抗感染治疗有效。

　　入院后第15天，患者一般情况明显好转，氧合逐渐改善（图4-3），转入普通病房继续抗耶氏肺孢子菌肺炎（pneumocystis jiroveci pneumonia，PJP）治疗；2周后复查胸部增强CT，示：两肺弥漫渗出性改变及结节影较前明显吸收(见图4-1D)。复查感染指标均正常,淋巴细胞明显回升(图4-4)。

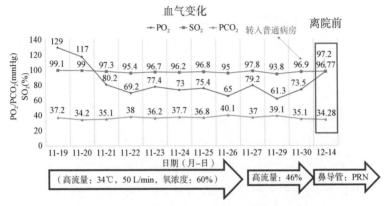

图4-3 患者治疗过程中血气变化及辅助呼吸设备参数变化
PO₂:氧分压;SO₂:氧饱和度;PCO₂:二氧化碳分压。

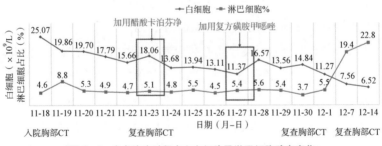

图4-4 患者治疗过程中血白细胞及淋巴细胞动态变化

入院后29天患者康复出院。

【最终诊断】

①重症肺炎(PJP、屎肠球菌感染);②Ⅰ型呼吸衰竭。

二 讨　论

1. 什么是 PJP

耶氏肺孢子菌（pneumocystis jiroveci，PJ）和巨细胞病毒（cytomegalovirus，CMV）是免疫抑制状态下最常见的两种机会性感染病原体[1]。PJP 即为耶氏肺孢子菌入侵肺部引起的机会性疾病，是艾滋病患者最为常见和严重的机会性感染之一。目前，由于激素、免疫抑制剂及化疗药物等的使用，PJP 已经成为非 HIV 相关的免疫功能缺陷患者需要关注的焦点。非艾滋病耶氏肺孢子菌肺炎（非 HIV‐PJP）以发热和呼吸困难为首发症状。肺部体征少，体征与症状的严重程度不成正比。PJP 对免疫功能受损患者的发病率和病死率的影响相当大，可迅速发展为重症肺炎，伴严重的氧合障碍、弥漫性和进展性肺泡损伤、不可逆的呼吸衰竭，病死率高。耶氏肺孢子菌一般不导致系统性感染，仅在肺部繁殖，引发严重损害肺换气功能的间质性肺炎。大约 50% 的 PJP 患者有急性肺损伤，与其他细菌性肺炎相比，PJP 患者更易发生肺功能持续减退。巨细胞病毒（CMV）感染亦是免疫抑制患者最常见的感染之一，可以引起眼、肺、肝、胃肠道等多个器官损害，甚至导致患者死亡。有研究认为，免疫抑制患者发生 PJP 感染时，常常合并 CMV 再激活或感染。有研究表明，非 HIV‐PJP 患者合并 CMV 血症者 28 天死亡风险明显增高。

耶氏肺孢子菌通过主要表面糖蛋白（major surface glycoprotein，MSG）的抗原转换，逃避宿主免疫系统清除，而宿主利用 dectin‐1 识别 1,3‐β‐D‐葡聚糖（1,3‐β‐D‐glucan，

BG)、甘露糖受体识别 MSG,启动天然免疫反应,继而 $CD4^+$ T 细胞聚集活化,调控细胞免疫和体液免疫。分泌干扰素 γ 的细胞毒型 $CD8^+$ T 细胞有助于控制耶氏肺孢子菌感染,特异性抗体有助于调理加强吞噬细胞清除耶氏肺孢子菌,聚集的中性粒细胞和非细胞毒性 T 细胞(TCL)与肺损伤有关。基于 PJP 的免疫调控,有研究表明,当 $CD4^+$ 细胞 $<200\times10^6$/L,常可发生 PJP;而一旦 $CD4^+$ 细胞 $<50\times10^6$/L,可能会引起 CMV 感染[2]。PJP 为免疫抑制患者最严重的机会性感染之一,主要发生在 T 细胞免疫功能异常,特别是外周血 $CD4^+$ 细胞计数 $<200\times10^6$/L 患者。近年来,非艾滋病免疫抑制患者肺孢子菌感染呈显著增加趋势。这些患者临床症状及影像学表现常不典型,但病情进展迅速,病死率高。需对高危人群提高警惕,充分利用新的检测技术,早期诊断、及时治疗以改善疾病的预后,降低病死率。

2. 患者何种原因导致 PJP

本例患者基础免疫功能失衡是非 HIV - PJP 患病的基础,首先本例患者胸部 CT 检查示前纵隔占位,纵隔内多发肿大淋巴结,非侵袭性胸腺瘤可能性大,淋巴瘤待排,且血液中肿瘤相关指标升高,恶性肿瘤不能排除,考虑恶性肿瘤导致患者基础免疫水平低下可能;其次在天然免疫反应产生的趋化因子和炎症细胞因子帮助下,$CD4^+$ T 细胞聚集、活化可以产生适应性免疫,强化免疫效应细胞包括单核细胞、巨噬细胞的清除作用。本例患者 CD3(55.5%)偏低,$CD4^+$(21.1%)偏低,$CD8^+$(31.8%)偏高,CD4/CD8 比值 0.66 偏低,$CD19^+$(4.8%)偏低。动物研究表明,$CD4^+$ T 细胞缺失的小鼠对肺孢子菌十分敏感,而重建

CD4$^+$T 细胞后感染明显缓解[3]。因此,本例患者 CD4 水平偏低,是感染 PJP 的免疫学基础。

3. 治疗非 HIV-PJP 的首选抗菌药物有哪些

非 HIV-PJP 患者的治疗,目前复方磺胺甲噁唑为治疗 PJP 的首选药物。其特点为成本低,临床疗效好,经静脉应用和口服的生物利用度高,在治疗成人和儿童的推荐剂量为 15～20 mg/(kg·d),分为 3～4 次,口服或静脉注射,疗程 21 天。卡泊芬净可抑制 β-1,3-葡聚糖合成对细胞壁的作用,由于人体不含有葡聚糖合成酶,从理论上讲,棘白菌素类药安全性高。大鼠实验中,卡泊芬净显示了与甲氧苄啶/磺胺甲噁唑(TMP/SMZ)具有相似的疗效,卡泊芬净可提高大鼠存活率,降低肺水肿和耶氏肺孢子菌孢子负荷量,对 PJP 有潜在的临床疗效。在一项回顾性研究中,4 例实体器官移植患者的重度 PJP 研究中,使用卡泊芬净作为标准复方磺胺甲噁唑联合补救性治疗方案,可快速使机体改善和肺炎痊愈。二线治疗方案首选药物是伯氨喹和克林霉素的联合方案,伯氨喹(30 mg,每日 1 次)联合克林霉素(600 mg,每 8 小时 1 次),但伯氨喹的肝、肾毒性较大,易发生血液系统损害,如中性粒细胞减少症、血小板减少症、高铁血红蛋白血症等。激素可以减轻肺部严重感染时的炎症反应,指南强烈推荐糖皮质激素的辅助性治疗用于成人 HIV-PJP 合并低氧血症的患者,且有相对明确的积极作用;在患有 PJP 和呼吸衰竭的非 HIV 患者中不推荐常规辅助使用糖皮质激素,目前尚存在一定的疑问,需要进一步探究。

4. PJP 影像学有何特殊表现

PJP 病变进展时两肺多出现不同程度的弥漫性病变:①两

肺磨玻璃状影,表现为两侧大致对称自肺门开始的向外周辐射的弥漫性浸润性病变,边缘模糊,以中下肺野为重,同时伴有肺野透亮度降低。②两肺网格状影,可伴斑片状及结节状改变。病变严重时斑片、结节相互融合,出现范围不等的肺段、肺叶实变。③两肺磨玻璃状影与网格状影混合,形成"碎石路征",可见含气支气管通过。④少见的合并表现有胸腔积液、肺气囊、肺大疱、结节灶、空洞、自发性气胸等。⑤病变分布于肺尖相对少见。

结合以上表现,本例患者与其病情变化相符。

三 专 家 点 评

该病例以急诊常见主诉咳嗽、咳痰、发热来诊,自述平时体健,以低氧血症、呼吸衰竭为突出表现,重症肺炎的初步诊断容易得出;病原菌的识别对患者的精准治疗以及预后具有至关重要的作用,经过系列筛查后明确为 PJP。患者看似免疫功能正常,但经过检查发现有胸腺瘤的可能,且细胞免疫指标均下降,这些结果更加支持患者的病原学可能诊断。回顾本例患者的诊治过程,体现出对急诊就诊的重症肺炎病例,首先予以积极氧合支持以及其他脏器功能支持手段,在此基础上积极明确病因病原学,以及开展针对性治疗的重要性。

上海市东方医院　赵冬旸　刘里东

点评专家　唐伦先

参考文献

[1] JOOS L, CHHAJED P N, WALLNER J, et al. Pulmonary infections diagnosed by BAL: a 12-year experience in 1066 immunocompromised patients [J]. Respir Med, 2007,101(1):93 - 97.

[2] KOTTON C N, KUMAR D, CALIENDO A M, et al. Updated international consensus guidelines on the management of cytomegalovirus in solid-organ transplantation [J]. Transplantation, 2013, 96 (4):333 - 360.

[3] HUANG L, MORRIS A, LIMPER A H, et al. An official ATS workshop summary: recent advances and future directions in pneumocystis pneumonia (PCP) [J]. Proc Am Thorac Soc, 2006,3 (8):655 - 664.

5

伴颅内静脉窦血栓形成的
肺炎克雷伯菌性肝脓肿

题 记

　　细菌性肝脓肿(pyogenic liver abscess，PLA)是最常见的
脏器脓肿之一，是急诊科常见急症，大多由肠杆菌科细菌感染所
致，尤其是以肺炎克雷伯菌最为多见。肝脓肿患者大多有糖尿
病等基础疾病，起病急，初期临床表现可不典型，但进展快，部分
病例可发展为侵袭综合征，造成肺脓疡、眼内炎、颅内脓肿等，但
导致颅内静脉窦血栓(cerebral venous sinus thrombosis，
CVST)形成者报道较少。本文报道了一例急诊就诊的54岁既
往体健的男性肝脓肿患者，病程中因短暂性脑功能异常检查发
现横窦、乙状窦血栓形成。

一 病 史 摘 要

【现病史】

患者男性,54 岁,因"发热伴寒战 2 天"来我院急诊。

患者 2021 年 1 月 28 日开始于无明显诱因下出现发热、畏寒、寒战,最高体温 40℃,发热无规律。无明显咽痛、咳嗽、咳痰,无明显腹痛、腹胀、腹泻,无明显尿急、尿频、尿痛等,否认不洁饮食及受凉史,未予足够重视。至 1 月 31 日患者出现反应迟钝,对答不畅,持续半小时后自行缓解,遂外院急诊就诊。外院血常规:白细胞 4.58×10⁹/L,中性粒细胞占比 0.907,血小板 53×10⁹/L,C 反应蛋白 320.42 mg/L,谷丙转氨酶 92 U/L,谷草转氨酶 165 U/L,总胆红素 38.7 μmol/L,D-二聚体 42.9 mg/L,血清肌钙蛋白 T 0.025 ng/mL,肌酸磷酸激酶 706 U/L,血清肌酐 142 μmol/L。予吲哚美辛栓退热,氨苄西林 2.0 g 静脉滴注,每日 2 次抗感染治疗。次日复查血常规:白细胞 2.2×10⁹/L。于 2 月 1 日由救护车转至我院急诊。

【既往史】

否认其他重要既往史、个人史、婚育史及家族史。

【体格检查】

体温 36.1℃,血压 125/88 mmHg,心率 107 次/分;呼吸频率 20 次/分,指末血氧饱和度 98%。神清,精神萎。皮肤、巩膜无黄染。颈软,无抵抗。心律齐,心脏听诊无特殊。腹膨隆、软,中上腹轻压痛,无反跳痛,墨菲征(Murphy sign)(一),肝区叩痛(十),麦氏点压痛(一)。

【辅助检查】

血常规:白细胞 10.21×10^9/L,中性粒细胞占比 0.863,血红蛋白 153 g/L,血小板 35×10^9/L,C 反应蛋白 245.22 mg/L,降钙素原$>$100 ng/mL。

血生化:谷丙转氨酶 206 U/L,谷草转氨酶 366 U/L,总胆红素 33.6 μmol/L,D-二聚体 4.98 mg/L,磷酸肌酸激酶 2 224 U/L,血清肌酐 120 μmol/L,钠 130 mmol/L,钾 3.3 mmol/L。

腹部超声:肝右后叶见 46 mm$\times$37 mm 稍低回声区,边界尚清,周边回声稍增强,未见明显血流信号。胆囊、胰腺、双肾及输尿管未见明显异常。

腹部 CT 平扫:肝右后叶下段见片状稍低密度区(图 5-1),范围约 55 mm$\times$45 mm;肝囊肿,胆结石可疑;肠管积气扩张。

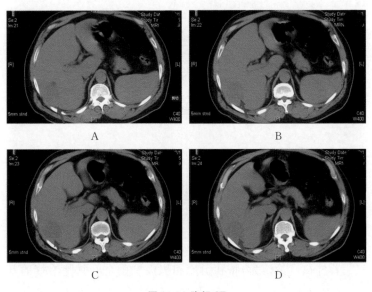

图 5-1　腹部 CT

【初步诊断】

①多器官功能障碍综合征（肝脏、肾脏、凝血）；②脓毒血症；③肝脓肿；④电解质紊乱。

【诊治经过】

来院后立即告病危，予心电监护，记 24 小时出入液量，留取血培养后即刻予经验性抗感染治疗：美罗培南 1.0 g，每 12 小时 1 次（根据肾功能调整剂量），以及必要的稳定内环境、脏器支持等治疗。次日血培养危急值报告革兰阴性杆菌生长。2 月 4 日血培养菌种鉴定为肺炎克雷伯菌（图 5 - 2）。肝脏增强 MRI 检查，示：肝内可见多发类圆形异常信号，T_1WI 呈等低信号，T_2WI 呈高信号，弥散加权成像（DWI）呈高信号，增强后见明显不均匀环形强化，较大一枚位于肝右叶，大小约 59 mm × 49 mm，内见分隔样强化（图 5 - 3）。

检验项目：需氧血培养　　　　　　　　标本状态：血培养血量8～10ml

检验结果：肺炎克雷伯菌

药敏结果：肺炎克雷伯菌　　　　　　　耐药提示：
专家评语：

序号	抗菌药物	折点	结果	解释	序号	抗菌药物	折点	结果	解释
1	头孢唑林	<=19;>=23	21mm	中介	13	美罗培南	<=1;>=4	<=0.25 μg/mL	敏感
2	头孢呋辛	<=14;>=18	20mm	敏感	14	环丙沙星	<=0.25;>=1	<=0.25 μg/mL	敏感
3	头孢噻肟	<=22;>=26	28mm	敏感	15	复方SMZ	<=2/38;>=4/76	<=20 μg/mL	敏感
4	磷霉素	<=12;>=16	15mm	中介	16	多西环素	<=4;>=16	1 μg/mL	敏感
5	庆大霉素	<=12;>=15	19mm	敏感	17	米诺环素	<=4;>=16	<=1 μg/mL	敏感
6	氨卞西林/舒巴坦	<=11;>=15	17mm	敏感					
7	头孢他啶	<=4;>=16	<=0.12 μg/mL	敏感					
8	头孢吡肟	<=2;>=16	<=0.12 μg/mL	敏感					
9	氨曲南	<=4;>=16	<=1 μg/mL	敏感					
10	哌拉西林/他唑巴坦	<=16/4;>=128/4	<=4 μg/mL	敏感					
11	头孢哌酮/舒巴坦	<=16;>=64	<=8 μg/mL	敏感					
12	亚胺培南	<=1;>=4	<=0.25 μg/mL	敏感					

图 5 - 2　血培养及药敏试验结果

普外科会诊认为，脓肿引流和积极抗菌是肝脓肿治疗的基础，在 B 超或 CT 引导下经皮肝穿刺抽脓或置管引流术已作

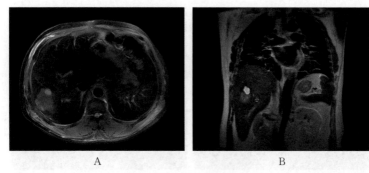

图 5‐3　肝脏增强 MRI

A 和 B 分别为横断位和冠状位片,提示肝脏多发性脓肿,肝右叶异常灌注。

为治疗化脓性肝脓肿的首选方案。一般认为对于直径＜5 cm
的肝脓肿可行肝穿刺抽脓,对于直径≥5 cm 的肝脓肿需放置
导管引流,并且认为是最重要的治疗方式[1]。对存在腹膜炎、
厚壁脓肿、脓肿破裂、多房性大脓肿以及抽脓或引流效果不佳
的患者,应积极手术治疗。对于之前有胆道手术史的患者,可
以选择内镜逆行胰胆管造影(ERCP)引流。本例患者,因脓肿
为多发,最大者直径约为 5 cm,影像学检查示脓肿未完全液
化,且较大脓肿内形成分隔,不易引流充分,先前内科保守治
疗已有较好的治疗反应,综合评估下,可暂不引流,继续抗菌
治疗。

　　为评估全身脏器受累及脓肿播散情况,行眼科检查未见眼
内播散。头颅 MRI 示:两额顶颞叶及侧脑室旁多发缺血灶;右
侧横窦血栓形成可能。进一步完善磁共振静脉成像(MRV)检
查,示:右侧横窦及乙状窦多发充盈缺损,管腔显影纤细,CVST
(图 5‐4)。四肢血管超声未见异常。

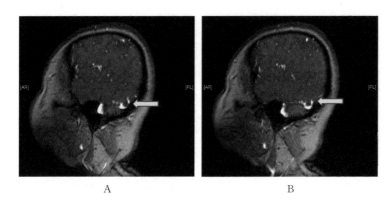

图 5-4 头颅 MRV

示右侧横窦及乙状窦多发充盈缺损,管腔显影纤细,CVST 形成。

根据药敏及肾功能情况调整抗菌方案为:亚胺培南西司他丁(1.0 g,静脉滴注,每 8 小时 1 次)+阿米卡星(0.6 g,静脉滴注,每日 1 次)+甲硝唑(0.5 g,静脉滴注,每 12 小时 1 次)抗感染治疗,并低分子肝素抗凝及脏器支持治疗。后患者体温降至正常,未再发生反应迟钝等表现,血常规基本恢复正常,肝肾功能等生化指标均明显好转,在急诊病房治疗 7 天后转康复医院继续治疗。

【临床结局及随访】

强化治疗 2 周后,抗菌药物降阶梯为头孢哌酮钠舒巴坦钠 3 g,静脉滴注,每 12 小时 1 次治疗。总治疗满 1 个月后再次随访,患者持续体温平,血小板、肝肾功能、电解质以及凝血功能均恢复正常水平。复查肝增强 MRI 示:肝右叶脓肿治疗后改变,较前 2 月 4 日摄片范围缩小(图 5-5),改口服抗生素头孢克肟联合甲硝唑出院,定期随访。

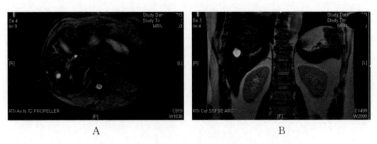

图 5-5　治疗 1 个月后复查肝脏增强 MRI

A 和 B 分别为横断位和冠状位片,示病灶较前明显缩小吸收。

【最终诊断】

①多器官功能障碍综合征(肝脏、肾脏、凝血功能);②脓毒血症;③肝多发脓肿;④电解质紊乱;⑤右侧横窦及乙状窦静脉血栓形成。

■ 讨　论

1. 化脓性肝脓肿临床特征

化脓性肝脓肿是最常见的内脏脓肿,约 80% 是由细菌引起。常见病原体为肺炎克雷伯菌、大肠埃希菌等肠杆菌科细菌以及革兰阳性球菌(如金黄色葡萄球菌、链球菌)、厌氧菌。在我国,超过 80% 的肝脓肿病例是由肺炎克雷伯菌引起的[2]。糖尿病是肺炎克雷伯菌肝脓肿最主要宿主危险因素之一[3]。肺炎克雷伯菌肝脓肿除了典型的化脓性肝脓肿表现(发热、寒战、右上腹痛、白细胞及肝酶升高)外,部分病例还会出现"侵袭综合征",包括眼内炎、中枢神经系统感染、其他肝外脏器感染、多器官功能障碍综合征等[4]。肝脓肿继发 CVST 形成,是一种罕见且严重疾病,除肝脓肿的表现外,可伴有头痛、视神经盘水肿、视力丧失、局灶性或全面性癫痫发作、局灶性神经功能障碍、意识模糊、意识改变和昏迷;如不及时治疗,患者死亡风险高,即便幸存也多遗留严重后遗症(失明、神经功能受损等)。因此急诊医生对于肝脓肿并发罕见 CVST 的并发症需有所认识。

（1）发病机制:相当比例的肝脓肿在 1 次或 1 次以上肝门部位脓毒血症发作后产生,侵袭途径可分为:①胆道系统;②门静脉;③肝动脉;④从邻近的感染病灶直接侵袭(图 5 - 6)[5]。一半肝脓肿病例是由胆道感染引起,胆道结石、局部恶性肿瘤或空肠造口术后狭窄都是引起胆道感染的高危因素。胆管中的细菌增殖并上行,进而侵袭肝实质,最终形成肝脓肿。门静

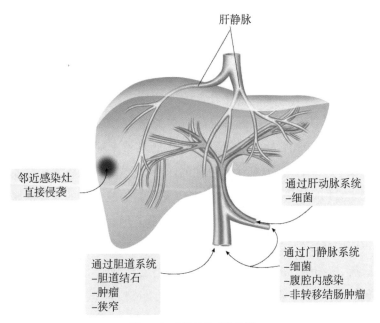

图 5 - 6　肝脓肿的感染途径

脉途径可能源于腹腔感染(如阑尾炎、憩室炎、结直肠癌和炎症性肠病等)。肝动脉途径通常涉及链球菌或葡萄球菌血症,导致继发性肝脓肿,此时的重点应放在寻找通过血行播散到肝脏的其他感染源上(如感染性心内膜炎)[4]。

肺炎克雷伯菌肝脓肿常为隐源性(原发性)感染,即在没有肝胆疾病情况下发生的肝脓肿。入侵途径可能是直接穿过肠道屏障侵入肝脏而导致。另外,糖尿病是肺炎克雷伯菌肝脓肿发病最主要危险因素之一。中国台湾地区的 3 项研究显示,$70\% \sim 78\%$ 的肺炎克雷伯菌肝脓肿患者存在糖尿病。虽然其确切机制尚未确定,但可能的机制是血糖控制不佳会损害中性粒细胞对肺炎克雷伯菌 K1/K2 荚膜血清型的吞噬作用[3]。

(2)流行病学:肝脓肿约占所有内脏脓肿的 50%,占腹腔脓肿的 13%。本病在不同国家和地区其发病率截然不同。在美国,肝脓肿的发病率约为 $2.3/10$ 万人,且主要发生在老年男性、有糖尿病基础疾病以及患有肿瘤等免疫低下的患者中,最常见病原体是米勒链球菌,其次是肺炎克雷伯菌。而在韩国和中国台湾地区报道的发病率则更高($17.6/10$ 万人),且常见病原体是肺炎克雷伯菌[6]。2021 年一项国内报道的单中心回顾性研究中,一共包含 1572 例肝脓肿患者,其中肺炎克雷伯菌感染占所有鉴定菌株的 85.6%[7]。这些均提示宿主遗传因素可能发挥一定作用[4]。

(3)治疗:该类患者多以高热等急症前来急诊。一旦诊断肝脓肿,应积极寻求与外科的合作,及时行穿刺引流、外科手术等。在及时病原学检查的同时,应积极进行经验性抗菌治疗。抗菌方案的制订多需联合用药:使用广谱的,特别是能覆盖肠杆菌科细菌、金黄色葡萄球菌、链球菌、厌氧菌以及溶组织内阿米巴等的抗菌药物。方案包括：①第3代头孢菌素类抗生素（如头孢曲松）联合甲硝唑（甲硝唑可覆盖溶组织内阿米巴）；②β-内酰胺类/β内酰胺酶抑制剂复方制剂（如哌拉西林/他唑巴坦）联合甲硝唑；③合成的青霉素类（如氨苄西林）联合氨基糖苷类（如阿米卡星）、甲硝唑。

对于以上药物过敏或不可用的情况下，可选择替代方案：①氟喹诺酮类联合甲硝唑；②碳青霉烯类或联合甲硝唑[8]。对肝脓肿引发严重脓毒血症或感染性休克的危重患者，急性期选择强化治疗是必要的。有明确病原体时，应根据药敏结果及时调整用药。

对于引流充分的患者可予2～4周静脉抗菌药物治疗，而对于引流不完全或未行引流的患者建议接受4～6周的静脉抗生素治疗。剩余疗程可根据培养结果和药敏试验结果选用特定的口服药物序贯治疗（应包含覆盖厌氧菌的药物）。

（4）预后：随着诊疗技术的进步，多数病例通过穿刺引流和广谱、高效的抗菌药物使用而预后良好，院内病死率为2.5%～19%。老年人、重症监护病房（ICU）住院以及存在感染性休克、急性呼吸衰竭、胆源性脓肿、癌症、真菌感染、肝硬化、慢性肾衰竭的患者发生肝脓肿后病死率更高。存在胆道疾病的患者肝脓肿复发更常见。

2. 该患者肝脓肿并发CVST，是偶然事件还是二者有相关性

CVST是一种罕见、危重的脑血管疾病，每年发病率为5/100万人[8]。已报道的CVST发生的危险因素有：中枢神经系

统感染和邻近局部感染(如耳部、鼻旁窦、口面部或颈部)、口服避孕药的使用、妊娠和产褥期、全身炎症性疾病,以及所有深静脉血栓形成的原因[8,9]。对于本例患者而言,其CVST主要的危险因素为肝脓肿。肝脓肿引起的全身炎症反应产生大量的炎症因子,而引起高凝状态(包括凝血级联激活、血小板激活和纤溶酶原激活),致使患者易患CVST。故肝脓肿可能是该患者血栓形成的原因,进而导致CVST。然而,肝脓肿与CVST形成的关系及其病理生理机制仍需进一步的研究。

3. CVST临床表现纷繁复杂,何时需纳入CVST诊断的考量?又该如何快速诊断

CVST临床表现多样,包括头痛、癫痫、恶心、局灶性神经功能障碍和意识丧失,可单独出现或合并出现。在这些表现中,头痛通常是CVST最早和最常见的症状。80%～90%的患者表现为局灶性或弥漫性头痛。对于急诊科医生,应该首先以常见病或是"一元论"评估初诊患者,当患者存在CVST发生的高危因素,并且处于高凝状态[静脉血栓栓塞症(venous thromboembolism,VTE)风险评分(Padua评分)>4分为高危患者],在排除颅内感染、脑出血、脑脓肿等颅内疾病的情况下,出现临床上不能解释的头痛、癫痫、意识改变或其他神经功能障碍表现时,需纳入CVST诊断的考量。

诊断是CVST管理中最具挑战性的部分。单纯头部CT诊断CVST可能作用有限。CT检查常表现为一些如脑水肿或出血等非特异性表现,甚至部分患者可无明显异常。对于临床上高度怀疑CVST,我们推荐头颅MRV+头颅增强MRI的组合,以快速诊断。数字减影血管造影(DSA)检查仍是诊断CVST

的金标准，但由于是有创性检查，故不作为急诊的首选。

4. 肝脓肿合并 CVST 急诊处理有哪些重点

肝脓肿是急诊科常见急症，易并发脓毒血症，除了脏器评估和支持治疗外，急诊处理还需做到以下几点：①第一时间留取血培养，尽可能获取病原学资料。②"先开枪再瞄准"。对肝脓肿引发严重脓毒血症或感染性休克危重患者的强化期治疗是必要的，由于国内肝脓肿大部分病原学是肺炎克雷伯菌，所以建议强化期抗菌方案为碳青霉烯类联合阿米卡星以及甲硝唑，后续再根据药敏以及患者治疗反应调整用药。③内外科联动。脓肿引流和积极抗菌是肝脓肿治疗的基石。④评估侵袭综合征情况，常见包括眼内炎、中枢神经系统感染、其他肝外脏器感染、多器官功能障碍综合征等。⑤强化控制血糖。糖尿病是肺炎克雷伯菌肝脓肿发病的主要危险因素之一，且高血糖亦不利于感染控制。

肝脓肿合并罕见的 CVST 并发症，需增加针对血栓治疗和对症治疗。对症治疗包括处理颅内高压、头痛、癫痫等。抗血栓治疗的目的是防止血栓的扩展，使闭塞的静脉窦/静脉再通，以及治疗潜在的血栓前状态，防止身体其他部位发生静脉血栓。在 CVST 急性期，低分子肝素是临床一线的抗血栓药物[10]。急性期后建议对大多数患者继续抗凝治疗至少 3 个月。

5. 总结

当有发热、寒战、肝区叩痛、白细胞增高、肝功能异常等表现的患者来诊时，应警惕肝脓肿。常见病原体为肺炎克雷伯菌、大肠埃希菌等肠杆菌科细菌以及革兰阳性球菌（如金黄色葡萄球菌、链球菌）、厌氧菌。在国内，尤其是在糖尿病基础疾病的患者中,大多数病原菌为肺炎克雷伯菌。这对经验性抗菌药物的选择至关重要。

脓肿引流和积极抗菌是治疗关键。本病例所使用的抗菌方案(碳青霉烯类联合阿米卡星以及甲硝唑)在肝脓肿引发严重脓毒血症或感染性休克危重患者的强化期治疗是必要的。同时根据脓肿大小、位置、液化程度综合考虑,以决定是否需要引流或手术治疗。得益于临床医生对肝脓肿诊断的敏锐性,以及穿刺引流和广谱、高效的抗菌药物使用,该例患者预后良好。

三 专 家 点 评

肝脓肿是急诊常见急症,病例日趋增多。起病隐匿、临床不典型者易误诊、漏诊,造成不良结局。急诊医生对高热、畏寒、寒战者均应排查肝脓肿的可能,尤其是有糖尿病、胆石症等基础疾病患者出现间歇性高热、炎症毒性表现突出者,要重点怀疑,并对其进行详细的病史询问和针对性的体格检查。影像学、超声等的检查是发现肝脓肿最为有效的诊断方法。

肺炎克雷伯菌肝脓肿是最为多见也是最为凶险的一类肝脓肿,常可导致侵袭综合征,并发症多,发生率高,需多学科合作治疗。一旦诊断肺炎克雷伯菌肝脓肿,需注意侵袭综合征发生的可能,应积极综合评估并密切观察可能存在的并发症。其中,肺脓疡、脑脓肿、化脓性眼内炎、凝血功能异常是比较常见的并发症。该例患者出现CVST是比较少见的,可能与细菌感染所致的凝血功能启动有关。

肝脓肿的治疗,常需外科穿刺引流和经验性抗菌用药,在留取病原学检查标本的同时，及时给药。

复旦大学附属华山医院　**周凌宇**

点评专家　**陈明泉**

参考文献

［1］ CAI Y L, XIONG X Z, LU J, et al. Percutaneous needle aspiration versus catheter drainage in the management of liver abscess：a systematic review and meta-analysis［J］. HPB（Oxford），2015,17（3）:195－201.

［2］ QU T T, ZHOU J C, JIANG Y, et al. Clinical and microbiological characteristics of Klebsiella pneumoniae liver abscess in East China［J］. BMC Infect Dis，2015,15:161.

［3］ FUNG C P, CHANG F Y, LEE S C, et al. A global emerging disease of Klebsiella pneumoniae liver abscess：is serotype K1 an important factor for complicated endophthalmitis?［J］. Gut，2002,50（3）:420－424.

［4］ SIU L K, YEH K M, LIN J C, et al. Klebsiella pneumoniae liver abscess：a new invasive syndrome［J］. Lancet Infect Dis，2012,12（11）:881－887.

［5］ MAVILIA M G, MOLINA M, WU G Y. The evolving nature of hepatic abscess：a review［J］. J Clin Transl Hepatol，2016,4(2):158－168.

［6］ Khim G, Em S, Mo S, et al. Liver abscess：diagnostic and management issues found in the low resource setting［J］. Br Med Bull，2019,132(1):45－52.

［7］ YIN D, JI C, ZHANG S, et al. Clinical characteristics and management of 1572 patients with pyogenic liver abscess: A 12-year retrospective study [J]. Liver Int, 2021,41(4):810 - 818.

[8] FILIPPIDIS A, KAPSALAKI E, PATRAMANI G, et al. Cerebral venous sinus thrombosis: review of the demographics, pathophysiology, current diagnosis, and treatment [J]. Neurosurg Focus, 2009, 27 (5):E3.

[9] BOUSSER M G, FERRO J M. Cerebral venous thrombosis: an update [J]. Lancet Neurol, 2007,6(2):162 - 170.

[10] FERRO J M, BOUSSER M G, CANHAO P, et al. European stroke organization guideline for the diagnosis and treatment of cerebral venous thrombosis-endorsed by the European Academy of Neurology [J]. Eur J Neurol, 2017,24(10):1203 - 1213.

6

肺炎克雷伯菌致侵袭性多发脓肿

题　记

　　肺炎克雷伯菌是一种革兰阴性、可产气的肠杆菌科细菌，是人体口腔和肠道的常驻菌，也是感染的常见菌之一。本文报道了一例急诊就诊的 57 岁肛周脓肿术后出现高热的患者，影像学及病原学检查均证实为肺炎克雷伯菌致侵袭性脓肿，经早期、足量、长程抗菌药物治疗后，症状明显好转。本文对肺炎克雷伯菌感染的特点及相关文献进行学习，希望能对急诊科医生提供帮助。

一　病史摘要

【现病史】

患者男性,57岁,因"肛周脓肿术后8天,发热3天"来诊。

患者因"肛旁肿痛5天"于当地医院就诊。查体见肛外时钟5点位肛缘处肿块,范围4cm×4.5cm,波动感明显,有一小溃口;指诊大量粪便。外院考虑"肛周脓肿",遂于2018年11月19日在腰麻下行直肠后间隙切开+肛周脓肿切开引流术+脓腔搔刮术,术中取脓液培养,示肺炎克雷伯菌。术后予肛洗坐浴、止痛及对症治疗5天后,于2018年11月23日好转出院。患者出院后第2天出现高热,最高体温39.9℃,伴全身乏力及纳差,无头痛、头晕,无咳嗽、咳痰,无腹痛、腹泻,无恶心、呕吐,无尿急、尿频、尿痛,无言语含糊及肌力改变等不适。当地医院给予头孢西丁抗感染治疗3天后患者体温无下降(38～40℃)。2018年11月27日转至我院就诊。

【既往史】

患者平素体健,否认疫水接触史,否认野禽及家鸽饲养史。高血压病史10年余,平素口服厄贝沙坦氢氯噻嗪片75mg(每日1次)、氨氯地平片5mg(每日1次);否认糖尿病、冠心病、脑梗死、慢性阻塞性肺疾病(COPD)、肝炎、结核病等病史。否认食物、药物过敏史。

【体格检查】

体温40℃,脉率109次/分,呼吸频率25次/分,血压134/85mmHg。嗜睡状态,精神萎靡,呼吸平稳,查体配合度欠佳。

69

全身皮肤无黄染，无肝掌、蜘蛛痣，全身浅表淋巴结无肿大，双侧瞳孔等大等圆、对光反射灵敏。听力正常，外耳道无分泌物，耳郭、乳突无压痛。伸舌居中，扁桃体无肿大。颈软，双肺听诊呼吸音清。心率109次/分，律齐，各瓣膜听诊区无杂音。腹部平软，肝、脾肋下未及，肝、肾区无叩击痛，肠鸣音2～3次/分。神经系统检查配合欠佳。肛外时钟6～7点位肛缘处可及一陈旧性手术瘢痕。

【实验室及辅助检查】

血常规：白细胞$12.03×10^9$/L，中性粒细胞占比0.85，C反应蛋白85.3 mg/L。

降钙素原0.35 ng/mL。

D-二聚体1.43 mg/L。

血生化：总胆红素19.7 μmol/L，结合胆红素11.0 μmol/L，谷丙转氨酶70 U/L，谷草转氨酶57 U/L。

心肌损伤标志物、肾功能、肝炎标志物、肿瘤标志物、人类免疫缺陷病毒（HIV）检测均正常。

头颅及胸部CT：未见明显异常。

腹盆CT：肝膈顶部占位，脓肿可能性大（图6-1）。

【初步诊断】

①发热伴肝内占位：肝脓肿可能。②肛周脓肿术后。③高血压1级。

【诊治经过】

入院后予美罗培南抗感染、脏器功能支持及对症治疗后，患者体温逐渐平复，精神状态明显好转，但患者逐渐出现言语含糊、口角歪斜、左侧肢体乏力，左侧肌力Ⅱ～Ⅲ级，巴氏征阳

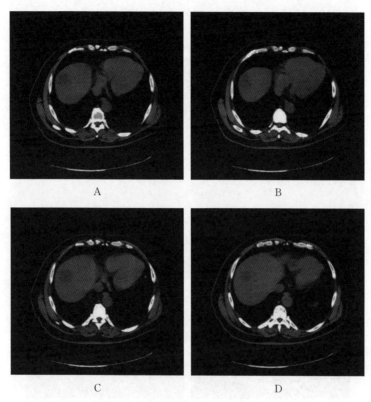

图 6-1　腹盆腔 CT(2018-11-27)
示肝膈顶部占位,脓肿待排;左肾盏微小结石或钙化灶。

性。完善头颅 CT 检查示左侧基底节区及左侧脑桥低密度灶
(图 6-2);头颅 MRI 检查示脑内多发脓肿(图 6-3)。腰椎穿
刺检查示脑脊液无色、透明、无凝块,蛋白定性试验(+),红细胞
$20×10^6/L(20/mm^3)$,白细胞 $60×10^6/L(60/mm^3)$,多核细胞
占比 0.12,单核细胞占比 0.88。脑脊液生化:蛋白质 1.07 g/L,
葡萄糖 4.0 mmol/L,氯 123 mmol/L。脑脊液肿瘤标志物(一)。
脑脊液、血液 NGS 均回报肺炎克雷伯菌。

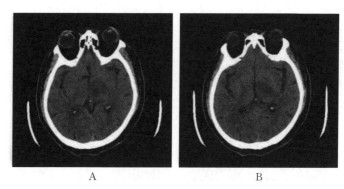

图 6 - 2　头颅 CT 平扫(2018 - 12 - 2)

示左侧基底节区及左侧脑桥呈低密度灶。

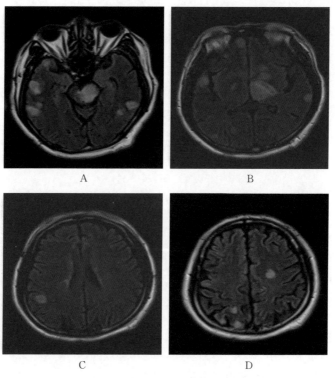

图 6 - 3　头颅 CT 平扫 + FLAIR + DWI(2018 - 12 - 4)

示脑内多发脓肿;脑内多发缺血梗死灶。

【临床结局及随访】

根据患者手术史、检查结果、治疗经过,考虑肺炎克雷伯菌血流感染致侵袭性脓肿(肝脓肿、脑脓肿)诊断明确,抗生素方案加强至美罗培南 2 g,每 8 小时 1 次,静脉滴注,持续 1 个月;患者体温平、言语含糊、肌力基本恢复正常;随访腹部 CT(图 6 - 4),头颅 CT、MRI 检查示脓肿逐渐吸收(图 6 - 5~图 6 - 7),遂予出院。

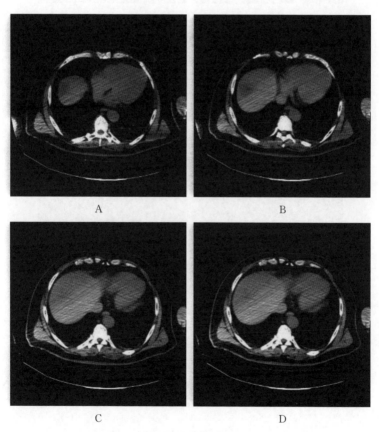

图 6 - 4 腹盆腔 CT 平扫(2018 - 12 - 11)

结合病史,考虑肝膈顶部脓肿,较 2018 - 11 - 27 摄片略有缩小。

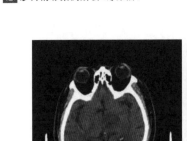
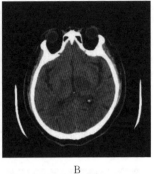

A   B

图6-5　头颅 CT 平扫(2018-12-11)

示脑内多发低密度灶,结合病史及 MRI,考虑多发脓肿。

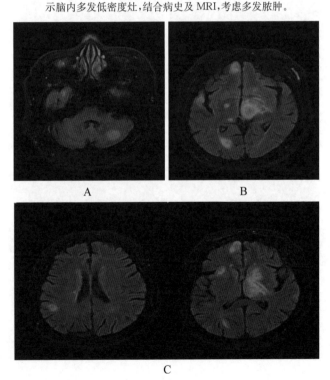

A   B

C

图6-6　头颅 MRI 平扫＋增强(2018-12-18)

脑内多发脓肿复查,较前(2018-12-4)病灶有吸收改善,脑内有多发缺血梗死灶。

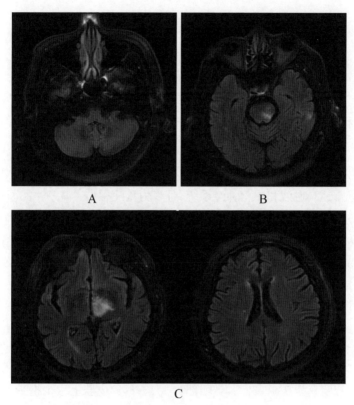

图6-7 头颅 MRI 平扫＋增强(2018-1-8)

脑内多发脓肿复查,脑内病灶较前(2018-12-18)明显减少、缩小。

出院1个月、半年及1年随访,患者均体温平,无肢体活动障碍,正常生活。

【最终诊断】

①肺炎克雷伯菌血流感染致侵袭性脓肿(肛周脓肿、肝脓肿、脑脓肿);②高血压病。

二 讨 论

1. 肺炎克雷伯菌致侵袭性脓肿特征

肺炎克雷伯菌是一种革兰阴性、可产气、有荚膜、不能活动的肠杆菌科细菌,广泛存在于自然界,是人体肠道和口腔的常驻菌,也是人体感染的常见菌之一,发病者包括年轻人和免疫能力正常的个体[1]。肺炎克雷伯菌侵袭性感染可能涉及肝脏、肺、尿道、腹腔、血液和中枢神经系统,且多为重症感染[2],治疗不及时及部分重症患者有生命危险。CT 平扫和增强是腹腔深部脓肿的最佳影像学显示方法,MRI 平扫和增强 MRI 多用于扫描头颅、脊柱和腹部深部脓肿病灶的感染。

2. 肺炎克雷伯菌流行病学

人类是肺炎克雷伯菌的主要宿主。1882 年卡尔·弗雷德兰德(Carl Friedlander)首次将肺炎克雷伯菌描述为一种从肺炎死亡患者肺部分离的细菌。社区中,肺炎克雷伯菌在粪便标本中的带菌率为 5%～38%,鼻咽部为 1%～6%,皮肤上很少携带[3]。华裔可能是肺炎克雷伯菌肠道定植的一个主要危险因素。其他宿主危险因素包括糖尿病[4]、酗酒、恶性肿瘤、肝胆疾病、慢性阻塞性肺疾病、肾衰竭和糖皮质激素治疗等。

3. 肺炎克雷伯菌致侵袭性脓肿治疗

肺炎克雷伯菌所致侵袭性脓肿的治疗基于原发病灶脓肿的引流需联合敏感的抗生素治疗[5]。影像学(超声或 CT)引导下的经皮穿刺引流可用于诊断和治疗,优于外科引流。即使是根据血培养阳性诊断的患者,也推荐采用经皮穿刺引流进行治疗[6]。

抗生素的选择、时间长短取决于感染部位、脓肿的大小、脓肿的演变以及感染的转移性。对于大多数病例,抗生素治疗应持续4～6周,最短的治疗时间通常认为是2周;对于需要后续引流或影像学检查发现持续存在脓肿的患者,可能需要更长的疗程[7]。对于糖尿病患者,严格的血糖控制认为利于感染的治疗。对于转移性感染患者,除了全身性抗生素治疗外,还需要予以局部治疗或清创。

4. 肺炎克雷伯菌致侵袭性脓肿预后

肺炎克雷伯菌致侵袭性脓肿整体预后良好,但转移性脓肿所致并发症有致命风险。如肝脓肿引起脓毒性肺栓塞,联合其他肺外重要器官的转移性感染(如颅内感染和心包炎)病死率较高,转移性眼内炎患者的病死率相对较低,但即使进行积极治疗,并发症(如视力下降或失明)发生率仍较高[8]。

5. 总结

为了避免肺炎克雷伯菌致侵袭性脓肿患者中遗漏隐匿性脓肿,特别是脑脓肿,需要对有或无危险因素的患者,特别是糖尿病患者进行全面广泛的影像学检查。对于隐匿性脑脓肿患者,应采用连续的神经影像学随诊来监测治疗效果,确定治疗方案。治疗应引流联合早期、足量、长程抗生素。

三 专 家 点 评

此病例详细、完整地描述了肺炎克雷伯菌侵袭性脓肿的临床特点、发病机制、临床表现、诊治方案及预后等,有较高的临床指导意义和学习价值。

此患者为中年男性，既往体健，经肛周脓肿手术后出现肝脓肿，继而发现脑脓肿，经多项病原学检测均证实为肺炎克雷伯菌所致的多部位感染，故肺炎克雷伯菌侵袭性脓肿（肛周脓肿、肝脓肿、脑脓肿）诊断明确。经过早期、足量、长程的抗生素，脏器功能支持及对症治疗后，康复出院。此病例有 3 个重要的临床发现：①患者既往体健，免疫正常；②隐匿性脑脓肿，发病初期无其他器官脓肿表现，肛周脓肿手术治疗结束后出现肝脓肿，抗感染过程中出现脑脓肿所致的言语含糊及一侧肌力明显下降的临床表现；③明确的肺炎克雷伯菌所致的多发性、转移性、侵袭性脓肿，经积极治疗后预后良好。

总之，肺炎克雷伯菌是一种革兰阴性菌，糖尿病、酗酒、恶性肿瘤、肝胆疾病、慢性阻塞性肺病、肾衰竭和糖皮质激素治疗的患者最常引起单器官或多器官感染。肺炎克雷伯菌一般通过传统培养或 mNGS 的方法从血液或感染部位的脓液中鉴定出该细菌而确诊。抗生素方案一般根据药敏试验结果确定，但需注意超广谱 β-内酰胺酶（ESBL）或耐碳青霉烯酶菌株的治疗方案的调整。

复旦大学附属中山医院　**薛明明**

点评专家　**顾俭勇**

参考文献

［1］FANG C T，LAI S Y，YI W C，et al. Klebsiella pneumoniae genotype K1：an emerging pathogen that causes septic ocular or central nervous system complications from pyogenic liver abscess [J]. Clin Infect Dis, 2007,45(3):284 - 293.

[2] FUNG C P, CHANG F Y, LEE S C, et al. A global emerging disease of Klebsiella pneumoniae liver abscess: is serotype K1 an important factor for complicated endophthalmitis? [J]. Gut, 2002,50 (30):420 - 424.

[3] SIU K, YEH K M, LIN J C, et al. Klebsiella pneumoniae liver abscess: a new invasive syndrome [J]. Lancet Infect Dis, 2012,12 (11):881 - 887.

[4] LI W F, CHEN H J, WU S, et al. Comparison of pyogenic liver abscess in patients with or without diabetes: a retrospective study of 246 cases [J]. BMC Gastroenterol, 2018,18(1):144.

[5] ZHANG S Q, ZHANG X C, WU Q, et al. Clinical, microbiological, and molecular epidemiological characteristics of Klebsiella pneumoniae-induced pyogenic liver abscess in southeastern China [J]. Antimicrob Resist Infect Control, 2019,8:166.

[6] SERSTÉ T, BOURGEOIS N, EYNDEN F V, et al. Endoscopic drainage of pyogenic liver abscesses with suspected biliary origin [J]. Am J Gastroenterol, 2007,102(6):1209 - 1215.

[7] CHEN Y W, CHEN Y S, LEE S S, et al. A pilot study of oral fleroxacin once daily compared with conventional therapy in patients with pyogenic liver abscess [J]. J Microbiol Immunol Infect, 2002,35 (3):179 - 183.

[8] YU W L, LEE M F, CHEN C C, et al. Impacts of hypervirulence determinants on clinical features and outcomes of bacteremia caused by extended-spectrumβ - lactamase-producing Klebsiella pneumoniae [J]. Microb Drug Resist, 2017,23(3):376 - 383.

7

旅行者的急性发热：恙虫病

题　记

　　恙虫病的病原是恙虫病立克次体，又称东方立克次体、恙虫病东方体，一种具有独特生物学特性的专性胞内感染立克次体。其临床表现缺乏特异性，但是仔细追溯常有相关旅行史，亦可见特征性焦痂样皮疹，在临床病史采集和体格检查中应予重视。本文报道了一例旅行相关的恙虫病案例，希望能启发诊治医生。

一　病　史　摘　要

【现病史】

患者女性,54岁。因"发热1周"入院。

患者入院1周前于无明显诱因下发热,体温最高至40.1℃,伴头痛、全身乏力,无寒战,无咳嗽、咳痰、咽痛、胸闷、胸痛、腹痛、腹泻、尿频、尿急、尿痛、肌肉酸痛、关节疼痛、皮疹等症状,高热持续不退,遂至我院急诊就诊。查血C反应蛋白8 mg/L,白细胞6.04×10⁹/L,中性粒细胞占比0.70,血红蛋白149 g/L,血小板163.00×10⁹/L,新冠病毒核酸、抗体及呼吸道病原体检测阴性。胸部CT检查示"左肺上叶结节术后",两肺内散在多发小结节,两肺散在肺气囊。头颅CT平扫颅内未见明显异常改变。急诊予以退热[对乙酰氨基酚缓释片(泰诺林)]、抗感染(左氧氟沙星片)、抗病毒(抗病毒口服液)等对症治疗,患者头痛症状好转,体温呈清晨及傍晚升高状态,伴寒战,入院前2天再次急诊就诊。复查血C反应蛋白32 mg/L,白细胞6.79×10⁹/L,血红蛋白122 g/L,血小板58×10⁹/L,中性粒细胞占比0.721,红细胞沉降率7 mm/h,降钙素原0.22 ng/mL,血钠129.0 mmol/L,余肝肾功能、电解质等无特殊。患者就诊过程中出现血压降低,最低至78/51 mmHg,经扩容、补液支持治疗后好转。为进一步诊治,拟"发热原因待查"收入病房。

追问病史,患者于此次发病前2周一人自驾至浙江游玩,为期1周。期间有外出登山史,述被蚊子叮咬,未被其他昆虫及动物咬伤;居住酒店,卫生条件可,无不洁饮食、饮水史。自此次发病以来,患者食欲差,体重下降 3 kg。患者否认近期至重点疫区史,无来自重点疫区的发热患者近距离接触史,家庭中无发热成员。

【既往史】

患者 7 年前因甲状腺癌行右侧甲状腺切除术,术后长期服用左甲状腺素钠片(优甲乐)。3 年前因左上肺原位癌行胸腔镜下左上肺尖后段切除＋左上肺楔形切除＋淋巴结清扫术。有干燥综合征史 30 余年,长期服用羟氯喹(100 mg,每日 2 次)、甲泼尼龙(4 mg,每日 1 次)。否认输血史,否认食物及药物过敏史,否认传染病史。

【体格检查】

体温 37.3℃,脉率 85 次/分,呼吸频率 18 次/分,血压 112/56 mmHg。神清,气平。双侧瞳孔等大、等圆,对光反射灵敏。全身浅表淋巴结未见明显肿大。腹部可见皮肤毛囊过度角化,躯干及四肢皮肤未见明显皮疹。心肺系统无异常。腹软、无压痛,肝、脾肋下未及,肠鸣音正常。双下肢无水肿,四肢肌力、肌张力正常,病理征(一)。

【辅助检查】

血常规:白细胞 5.67×10^9/L,中性粒细胞占比 0.804,红细胞 3.76×10^{12}/L,血红蛋白 115 g/L,血细胞比容 0.338,血小板 58×10^9/L,C 反应蛋白 46 mg/L。

降钙素原 0.63 ng/mL。

血生化:谷丙转氨酶 156 U/L,谷草转氨酶 239 U/L,白蛋白 31 g/L。

D-二聚体 6.50 mg/L。

异常血小板形态＋异常白细胞形态检查＋血找疟原虫:(一)。

炎症因子(均升高):IL-1B 5.64 pg/mL,IL-6 18.00 pg/mL,IL-10 33.70 pg/mL,TNF-α 44.20 pg/mL,IL-2R 2157.0 U/mL。

痰真菌培养:白念珠菌(＋);结核抗体检测(一);血呼吸道病原抗体检测(一),肺炎支原体抗体 IgM 1:80 阳性(＋)。

肝炎病毒指标(HAV、HBV、HEV):HEV-IgG(＋)11.83s/co;梅毒 TR-Ab(一);EB病毒:EBV-CA-IgG 56.80 U/mL。

巨细胞病毒(CMV):CMV-IgG 71.20 U/mL;风疹病毒:IgG 18.40 IU/mL;流感病毒(一)。

肿瘤标志物(一);铁蛋白 2 970.00 μg/L。

风湿免疫相关检查:红细胞沉降率 11 mm/h,类风湿因子 40.10 IU/ml,抗环瓜氨酸肽抗体(CCP)＜25.00 RU/mL,葡萄糖-6-磷酸异构酶(GPI)抗原测定 0.08 mg/L,抗平滑肌抗线粒体(一),抗心磷脂抗体 IgG(一),抗中性粒细胞胞质抗体(ANCA)(一)、抗核抗体(ANA)14 项(一),IgG 15.00 g/L,IgA 4.10 g/L,IgM 0.98 g/L,补体 C3 1.05 g/L,补体 C4 0.49 g/L。

颈部及淋巴结超声:右侧腋窝淋巴结稍大,左侧甲状腺胶样结节,TI-RADS 2 类。右侧甲状腺术后,右侧甲状腺区未见明显肿块。

颈动脉＋双下肢动静脉超声、心脏超声:均未见明显异常。

胸部 CT:两肺内散在多发小结节,两肺散在肺气囊。

【初步诊断】

①急性发热:脓毒症? ②干燥综合征；③甲状腺恶性肿瘤

术后继发性甲状腺功能减退；④肺恶性肿瘤术后。

【诊治经过】

入院后经验性予头孢唑肟抗感染、血必净抗炎等治疗，患者仍有发热，最高体温40.2℃，无其他不适主诉。完善血培养结果阴性，血mNGS回报东方体属，恙虫病立克次体，相对丰度22.5%；其余真菌、寄生虫、DNA病毒及分枝杆菌、支原体/衣原体等均未发现。结合患者发热前2周有外出旅游登山史，考虑恙虫病立克次体感染。仔细进行查体，于患者背部肩胛间区发现一直径0.8cm的焦痂样皮疹（图7-1）。此焦痂不痛不痒，符合恙虫病焦痂特点。诊断恙虫病，予多西环素0.1g，每日2次静脉滴注，后患者体温下降，生命体征平稳，于10天后出院。

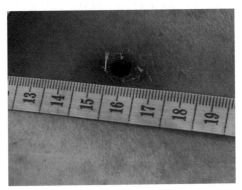

图7-1　患者背部肩胛间区一直径0.8cm的焦痂皮疹

【最终诊断】

①恙虫病；②干燥综合征；③甲状腺恶性肿瘤术后继发性甲状腺功能减退症；④肺恶性肿瘤术后。

二 讨 论

1. 恙虫病特征

恙虫病立克次体（Rickettsia tsutsugamushi）是恙虫病（又称丛林斑疹伤寒）的病原体，是一种急性传染病。经由螨虫传播，临床表现多样、复杂，并发症多，常可导致多脏器损害，威胁生命[1]。特征性表现有：①焦痂和溃疡。不痛不痒，难以发现，是恙虫病的特征性改变之一，可见于 64%～98% 的患者。幼虫叮咬处→红色丘疹→水疱→褐色或黑色焦痂，火山口样。焦痂多为一个，亦可为多个，直径大小不等，多位于会阴、腋窝、阴囊、肛门等人体潮湿、气味浓的部位，亦可见于臀部、头颈、乳房、四肢及胸腹等部位。体温消退时焦痂脱落，形成溃疡，溃疡中心可化脓，整个过程不痛不痒，难以发现。②皮疹。多为充血性斑丘疹，直径 3～5 mm，分布在躯干至四肢，淡红色、充血性，不痒，病程 2～8 天出现，持续 3～7 天。皮疹消退后可有色素沉着，无脱屑。轻型患者可无皮疹，部分重症患者皮疹可融合或呈出血性皮疹。③淋巴结、脏器肿大。淋巴结大发生在焦痂附近，有压痛，边界清楚，可移动。脏器肿大以肝、脾大为多见，占 1/3～1/2，呈充血性，质软，表面光滑，无明显压痛。④全身症状。突然起病，体温迅速升高，可高达 40℃，可伴寒战、结膜充血、头晕、头痛、恶心、呕吐、咳嗽、胸痛及全身酸痛等，严重时可出现嗜睡、昏迷、烦躁、谵妄等神志改变。据有关文献报道，在东南亚、中国和印度的部分地区，恙虫病立克次体导致不同程度的发热[2]。

2. 发病机制

为了完成其复制周期,恙虫病立克次体可感染广泛的细胞,根据感染阶段和受影响的组织表现出不同的趋向性。在真皮层中初次接种后,即幼虫叮咬后,真皮树突细胞和激活的单核细胞构成主要的靶细胞,这在人类焦痂活检标本的体外研究中有报道[3]。在基于健康人供体分离细胞的研究中也观察到单核细胞感染[4]。活化的树突细胞和单核细胞可能构成一种快速、潜在的病原复合体循环至淋巴结传播。恙虫病的主要病理改变之一是与细菌负荷和肿瘤坏死因子相关的血管通透性增加,破坏了中小型血管的内皮细胞连接[5,6],即形成血管炎。局部立克次体感染可能在节肢动物接种部位表现为焦痂,更强烈的反应被认为与感染的局部控制有关[7]。然而,播散性内皮细胞感染涉及多个器官,包括皮肤、心脏、肺、肾、胰腺和大脑,另外肝脏、脾脏中的巨噬细胞感染可能导致严重的血管炎和内皮损伤,临床表现为皮肤坏死和指端坏疽、肺炎、脑膜脑炎和多器官衰竭。

3. 流行病学

恙虫病广泛流行于太平洋三角洲的澳大利亚、日本和中亚地区。最新文献发现恙虫病立克次体可能存在于更广泛地区,已分别在阿拉伯联合酋长国和智利患者中确认了恙虫病血清阳性结果[8]。恙虫病立克次体具有广泛的异质性,有数个血清型。我国主要分布在东南沿海与西南地区,尤其是河溪两岸灌木、杂草丛生的平坦地带。恙虫病在我国以夏秋季节为多见,6~8月份是高峰期。恙虫病立克次体各株(10个血清型)间有差异,致病性不同。鼠类是主要传染源和贮存宿主,如沟鼠、黄胸鼠、家鼠、田鼠等,野兔、家兔、家禽及某些鸟类也能感染本病。恙螨幼虫是本病的传播媒介。传播途径：恙螨幼虫（地里纤恙螨、红纤恙螨）多聚集于杂草丛生的丛林中，当鼠类路过时幼虫吸附于鼠体吸取其组织液，饱食后即跌落而发育为稚虫、成虫；受病原体传染的第2代幼虫叮咬鼠类又可将病原体传播给健康鼠，循环往复。人类在疫区田野、草地被受染幼虫叮咬而感染。人与人之间不传染，人类普遍易感，潜伏期为6～10天。

4. 诊断

（1）流行病学资料：发病前3周内有野外活动史。

（2）临床表现及体征：起病急，发热，焦痂或溃疡，淋巴结肿大，皮疹，肝、脾大。

（3）辅助检查：

1）肥达实验＋外斐实验[9]：单份血清OXK效价（变形杆菌OXK凝集实验）≥1：160有诊断意义。第1周阳性率30%；第2周末60%；第3～4周80%～90%。因此需要查3～4次肥达实验＋外斐实验。

2）特异血清型：可协助确诊。特异性抗体第1周末出现，第2周末显著升高，第3～4周最高。

3）分子生物学检测：聚合酶链反应（PCR）法可用于早期诊断，但因费用问题，临床不常用。近年随着mNGS技术的普及，亦可作为可选方法。目前主要针对恙虫病立克次体编码的56 000外膜蛋白基因序列设计探针和引物，采用巢氏PCR（nested-PCR）或实时荧光定量PCR（real-time quantitative PCR）方法检测相应基因，其灵敏度高、特异性强，是具有前景的检测方法。

5. 治疗

可选择以下4类抗菌药物：①四环素类，如四环素、多西环素(首选)、米诺环素;②大环内酯类,如阿奇霉素(次选);③氯霉素;④喹诺酮类。以大环内酯类、四环素类和氯霉素对恙虫病立克次体的抑杀作用较强,患者体温多于用药 24 小时后体温退至正常。应用喹诺酮类治疗亦多可使患者的体温于 $24\sim48$ 小时内降至正常。通常只需选用一种抗菌药物,无需联合应用治疗。但要注意,8 岁以下的儿童、孕妇和哺乳期妇女不宜应用四环素类,宜选用大环内酯类作病原治疗。有资料显示,利福平对本病亦有疗效。但青霉素类(如氨苄西林等)、头孢菌素类(如头孢他啶等)、头孢霉素类(如头孢西丁等)、碳青霉烯类(如亚胺培南等)、单环 β-内酰胺类(如氨曲南等)和氨基糖苷类(如阿米卡星等)抗菌药物对恙虫病无治疗作用,因为恙虫病立克次体是专性细胞内寄生的微生物,而这些抗菌药物很难进入细胞内发挥作用。恙虫病患者的一般脏器损害随恙虫病的治愈而康复。若未及时进行病原治疗,患者可因多器官功能衰竭而死亡。

本患者以脓毒症休克入住重症监护病房(ICU),初步治疗后,根据患者情况,进行了一系列检查,明确诊断为恙虫病,给予多西环素治疗,临床效果好,患者康复出院。

6. 预后

恙虫病的预后与治疗是否及时有极大关系。若不及时,病原体会全身扩散,导致间质性肺炎、心肌和肝脏损伤、脑膜脑炎、急性呼吸窘迫综合征(ARDS)和多器官衰竭,甚至死亡。本患者表现为感染性休克,在明确诊断后及时应用多西环素,临床效果好,患者康复出院。1 个月后随访,患者无不适主诉,无脏器损害表现。

7. 总结

本患者急性起病,以脓毒症休克入住 ICU,经初步治疗后,明确感染源及病原体极为重要。但患者既往有肿瘤史,且长期服用激素,免疫功能低下,感染源及病原体要考虑全面,包括条件致病病原体。在无明显线索的情况下,外送 mNGS,进行宏基因组学检测,找到了病原体。mNGS 是一种不需培养就可以快速鉴定感染病原体的新技术,相比传统培养方法具有更高敏感性的同时又与精准诊疗的理念相契合。mNGS 直接对临床样本中的核酸进行高通量测序,能够快速、客观地检测临床样本中多种病原微生物(包括病毒、细菌、真菌、寄生虫等),尤其适用于急危重症和疑难感染的诊断。在不明原因感染时,mNGS 有助于早期发现病原体,从而早期治疗,避免延误病情。mNGS 在研究病原毒力[10]和定义载体/宿主携带的立克次体科新物种和已知物种[11]方面非常有用。值得一提的是,对患者进行仔细查体发现了焦痂,结合 2 周前的野外活动史、右侧腋窝淋巴结稍大,进一步证实恙虫病的诊断,说明仔细、全面、无死角查体,认真询问病史,对疾病诊断的重要性。明确病原体后,治疗就具有针对性,达到立竿见影的效果,说明正确诊断的重要性。

三 专 家 点 评

随着旅行的普遍化,恙虫病等传统地方性传染病趋向散发态势,在急性发热的疾病谱中占据一定的比例。旅行史的询问是急诊医生面对一个急性发热患者时容易忽视的,从而易导致对一些疾病的误诊和漏诊。该病例初始表现为急性发热,外周血象表现酷似病毒感染性疾病,且出现了休克等血流动力学不稳定的重症表现,在常规检查诊断无果的情况下,旅行史的询问为明确诊断起到了重要作用。

皮肤焦痂是恙虫病的特异性体征,一旦发现类似皮损,应怀疑恙虫病可能。急诊医生在体格检查时应重视此类体征的检查。该病例在初诊时疏忽了这个发现,在一定程度上导致诊断的推迟。

恙虫病大多病情较轻,预后较好,但也可以出现肝、脾大,休克以及神经、循环、呼吸等多系统受累,甚至多脏器衰竭,危及生命。早诊断、早治疗是改善预后最重要的举措。

上海交通大学医学院附属新华医院　俞　芸

点评专家　于　洋

参考文献

[1] SEONG S Y, CHOI M S, KIM I S. Orientia tsutsugamushi infection: overview and immune responses [J]. Microbes Infect, 2001,3(1):11-21.

[2] MAYXAY M, CASTONGUAY-VANIER J, CHANSAMOUTH V, et al. Causes of non-malarial fever in Laos: a prospective study [J]. Lancet Glob Health, 2013,1(1):e46-e54.

[3] PARIS D H, PHETSOUVANH R, TANGANUCHITCHARNCHAI A, et al. Orientia tsutsugamushi in human scrub typhus eschars shows tropism for dendritic cells and monocytes rather than endothelium [J]. PLoS Negl Trop Dis, 2012,6(1):e1466.

[4] URAKAMI H, TSURUHARA T, TAMURA A. Penetration of

Rickettsia tsutsugamushi into cultured mouse fibroblasts（L cells）：an electron microscopic observation ［J］. Microbiol Immunol, 1983, 27(3):251－263.

［5］ VALBUENA G, WALKER D H. Changes in the adherens junctions of human endothelial cells infected with spotted fever group rickettsiae ［J］. Virchows Arch, 2005,446(4):379－382.

［6］ WOODS M E, OLANO J P. Host defenses to Rickettsia rickettsii infection contribute to increased microvascular permeability in human cerebral endothelial cells ［J］. J Clin Immunol, 2008,28(2):174－185.

［7］ PAROLA P, PADDOCK C D, SOCOLOVSCHI C, et al. Update on tick-borne rickettsioses around the world: a geographic approach ［J］. Clin Microbiol Rev, 2013,26(4):657－702.

［8］ BALCELLS M E, RABAGLIATI R, GARCÍA P, et al. Endemic scrub typhus-like illness, Chile ［J］. Emerg Infect Dis, 2011,17(9):1659－1663.

［9］ PETER J V, SUDARSAN T I, PRAKASH J A, et al. Severe scrub typhus infection: Clinical features, diagnostic challenges and management ［J］. World J Crit Care Med, 2015,4(3):244－250.

［10］ FOURNIER P E, KARKOURI K E, LEROY Q, et al. Analysis of the Rickettsia africae genome reveals that virulence acquisition in Rickettsia species may be explained by genome reduction ［J］. BMC Genomics, 2009,10:166.

［11］ VAYSSIER-TAUSSAT M, MOUTAILLER S, MICHELET L, et al. Next generation sequencing uncovers unexpected bacterial pathogens in ticks in western Europe ［J］. PloS One, 2013,8(11):e81439.

8

口咽部感染继发厌氧菌脓毒症：
勒米尔综合征

题　记

勒米尔综合征(Lemierre syndrome)是一种罕见但具有致死风险的厌氧菌性脓毒症,其典型临床表现包括口咽部感染及颈内静脉血栓形成。由于常见肺部受累,勒米尔综合征可能被诊断为社区获得性肺炎(CAP)进行治疗。以往通过常规培养手段检出厌氧菌病原体的阳性率低,为勒米尔综合征的诊断及治疗带来了困难。本文报道的一例患者,我们已经具备了新的诊疗手段。

一 病史摘要

【现病史】

患者男性,34 岁。因"咽痛 10 天,胸闷、气急 4 天"来诊。

患者于入院前 10 天无明显诱因出现咽痛不适,无发热、气促、咳痰及胸痛,当地诊所予头孢菌素类抗生素及中成药口服治疗 3 天后,咽痛基本缓解。后未续贯用药,日常生活不受影响。入院前 4 天患者再次出现咽痛,伴畏寒、寒战,最高体温 38.7℃,并逐渐出现胸闷、气促,胸骨后及左上腹隐痛不适,咳黄痰带有血丝。因活动后气促逐渐加重,静息下有气促表现,入院前 1 天就诊外院,查血常规示:白细胞 15.94×10^9/L,中性粒细胞占比 0.883,血小板 85×10^9/L;血生化:总胆红素/结合胆红素 28.5/15.9 μmol/L、碱性磷酸酶/γ-谷氨酰转肽酶 213/241 U/L、谷丙转氨酶、谷草转氨酶及肾功能正常范围;胸部 CT 示两肺多发结节;颈部超声示右颈部肿大淋巴结,同时见右侧颈内静脉血栓形成。病情疑难,给予对症处理后,转诊本院急诊监护病房(EICU)。

【既往史】

患者平素体健,否认疫水接触史,否认野禽及家鸽饲养史,否认手术史,否认输血史,否认食物及药物过敏史。

【个人史】

平素体健,自由职业者,城市楼房居住,无不良嗜好,无植物及动物饲养史,无毒物、粉尘等物质接触史。

【体格检查】

体温 39℃,心率 128 次/分,呼吸频率 45 次/分,血压 138/90 mmHg,血氧饱和度 92%(未吸氧)。神志清晰,但萎靡不振,呼吸急促。双侧颈部可触及数个肿大淋巴结,最大约 1 cm×1.5 cm,质软可活动。右扁桃体Ⅱ度肿大,可见少量黄色脓点。双侧颈静脉未见明显显露,未见肝颈静脉回流征,颈部及甲状腺区未闻及杂音。肢端未见奥斯勒结节(Osler node)、詹韦损害(Janeway lesion)。两肺呼吸音稍低,可闻及散在湿性啰音。心脏各听诊区无杂音。腹部查体无特殊,下肢不肿。

【初步诊断】

①CAP(重症),Ⅰ型呼吸衰竭;②急性渗出性胸膜炎;③急性扁桃体炎;④血小板减少;⑤颈内静脉血栓形成;⑥低蛋白血症,低钾血症。

【诊治经过】

入院后予头孢吡肟联合莫西沙星经验性抗感染治疗。随访血小板下降至 $25×10^9$/L;C 反应蛋白>90 mg/L;降钙素原 13.93 ng/mL;IL-2R 3 679 U/mL;凝血酶原时间 14.0 s,D-二聚体 4.67 mg/L;血气分析(吸氧 8 L/min):血氧分压 82.5 mmHg,二氧化碳分压 37.4 mmHg。进一步行 CT 肺动脉造影检查未见肺动脉内栓子形成,同期腹部 CT、超声心动图检查未见特殊异常。血培养、痰培养、口咽拭子培养、其他检查[如肺炎支原体抗体、G 试验、半乳甘露聚糖抗原试验(GM)试验]、隐球菌荚膜抗原、巨细胞病毒(CMV)、EB 病毒抗体及核酸、汉坦病毒抗体等]均阴性;自身免疫性疾病筛查:抗核抗体 1∶320(+),狼疮

抗凝物大量,抗可溶性抗原(ENA)、抗中性粒细胞胞质抗体
(ANCA)、抗心磷脂抗体、抗 β2 球蛋白 1 抗体均阴性;甲胎蛋
白、癌胚抗原、糖类抗原 19 - 9、神经元特异性烯醇化酶、鳞癌
相关抗原、前列腺特异性抗原等肿瘤标志物均阴性;其他检查
包括血及尿 M 蛋白、血 IgG 及 IgG4 水平均正常范围。复查颈
静脉超声并完善颈部增强 CT 检查证实右侧颈内静脉血栓形
成(图 8 - 1)。进一步行床旁快速血浆凝血酶-抗凝血酶复合
物(thrombin-antithrombin complex,TAT)检测示数值明显增
高,为 31. 86 ng/mL(参考范围 0～4. 08 ng/mL),结合血小板
及其他凝血功能指标,考虑患者高凝倾向,予足量低分子肝素抗
凝治疗;并给予重组人 IL - 11 升血小板治疗。

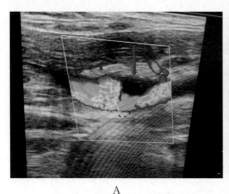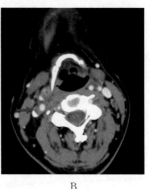

A
B

图 8 - 1　超声及影像学检查
证实患者右侧颈内静脉血栓形成。A. 颈静脉超声;B. 颈部增强 CT。

入院后第 2 天外送血液及痰液标本行 mNGS 检测。血液
mNGS - DNA 检出坏死梭杆菌(序列数 152),未检出其他细菌、
真菌、病毒或特殊病原体;痰液 mNGS - DNA 亦检测到坏死梭

杆菌(序列数 6037),及少量序列数的副流感嗜血杆菌与呼吸道常见微生态菌群。结合患者以咽部感染起病,迅速出现肺多发播散结节样病灶(部分见空洞形成)以及合并颈内静脉血栓形成,血及痰液 mNGS 检出坏死梭杆菌,考虑勒米尔综合征诊断成立,故调整抗感染方案为美罗培南继续治疗。患者咽痛、胸闷、气促、咳痰、咯血症状逐渐改善,体温高峰逐日下降。入院 1 周后体温完全降至正常,肺内湿性啰音消失,血炎症指标逐渐降至正常范围。随访血液 mNGS - DNA 仍可检出坏死梭杆菌,序列数较前减少;随访胸部 CT 检查示两肺结节较前略进展,双侧胸腔积液较前明显增多。行左侧胸腔积液穿刺引流,共引出 700 ml 淡黄色清亮的渗出性胸腔积液,培养阴性。后患者氧合情况明显改善,咳嗽、咳痰完全缓解,低氧血症逐渐纠正至停止氧疗。入院后第 3 周胸部 CT 检查示肺部结节较前部分吸收,双侧胸腔积液较前减少;颈静脉超声检查示右颈内静脉血栓形成后再通。住院期间多次随访血小板迅速恢复,并进行性升高,最高至 $765×10^9/L$,予阿司匹林抗血小板治疗。入院 3 周后出院,序贯给予口服抗生素及利伐沙班、阿司匹林抗栓治疗。

患者出院后未再出现发热,无咳嗽、咳痰、胸闷、气急等不适。出院后 2 周随访,血小板 $336×10^9/L$,复查右侧颈内静脉超声血流通畅,未见明显血栓形成表现,故停用阿司匹林及利伐沙班。出院后 4 周随访胸部 CT 检查示两肺炎症整体较前明显吸收,双侧胸腔积液完全吸收(图 8 - 2)。

【最终诊断】

勒米尔综合征。

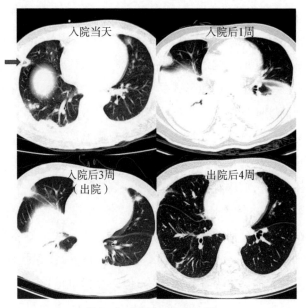

图 8-2　病程各阶段胸部 CT

二 讨 论

1. 关于勒米尔综合征[1,2]

1936 年法国微生物学家勒米尔(Lemierre)在《柳叶刀》(*Lancet*)杂志上首次对以厌氧菌败血症、颈内静脉化脓性血栓性静脉炎、转移性脓肿形成为特征的一组综合征进行描述,该病因此得名。勒米尔综合征是一种罕见疾病,多发生于儿童或健康的年轻人。据报道该病在 14~24 岁青年中的年发病率为每百万人 14.4 例,在总人群中年发病率为每百万人 3.6 例,总病死率为 9%。

除原发口咽部感染，勒米尔综合征患者可存在多种其他部位的转移性感染病灶，常见肺部受累。勒米尔综合征患者肺部表现常见坏死的空洞病变，可能与化脓性血栓性静脉炎并发脓毒性肺栓塞相关。其他形式的肺部受累包括浸润、胸腔积液或脓胸、肺脓肿、气胸以及坏死性纵隔炎。本例患者肺部多发结节改变考虑为肺脓肿可能性大，并出现双侧胸腔积液。虽然肺动脉 CT 血管造影未发现明确的肺动脉栓塞征象，但有部分结节存在坏死空洞形成倾向。

2. 勒米尔综合征的病原体特点[3,4]

勒米尔综合征的致病菌以厌氧菌为主，最常见为坏死梭杆菌（$F. necrophorum$），也包括其他梭状菌和梭状芽胞杆菌、厌氧球菌和其他革兰阴性厌氧菌等，但亦可由链球菌、克雷伯菌、铜绿假单胞菌、金黄色葡萄球菌等致病菌引起，甚至已有多例耐甲氧西林金黄色葡萄球菌（MRSA）引起勒米尔综合征的报道。病原学鉴定对于指导抗菌药物应用具有重要意义。本例患者血、痰、咽拭子常规培养均未获得明确病原学结果，系通过病原学 mNGS 证实存在坏死梭杆菌的血液感染，同时痰液中亦检测到坏死梭杆菌，从而明确病原学诊断。mNGS 作为一种不需培养的新型技术，可以深入、快速地鉴定感染病原体，相比传统培养方法在具有更高敏感性的同时又与"精准诊疗"的理念相契合，尤其对于此类社区获得性的危重、疑难的感染性病例意义更为显著。

3. 勒米尔综合征的治疗原则[5-7]

根据勒米尔综合征的常见病原菌构成，经验性治疗方案通常包括 β-内酰胺类抗生素（青霉素、碳青霉烯类及头孢西丁等）

以及硝基咪唑类抗生素或克林霉素等。推荐两类抗生素联用,以充分覆盖厌氧菌,同时兼顾部分致病或合并感染的革兰阴性杆菌及链球菌。目前报道的病例中绝大多数患者都使用了β-内酰胺类抗生素,并有报道称部分坏死梭杆菌可产生β-内酰胺酶,故亦推荐加入酶抑制剂的青霉素类。碳青霉烯类药物作为初始经验性治疗的案例也不少见。坏死梭杆菌对喹诺酮类、氨基糖苷类抗生素天然耐药,对大环内酯类、四环素类敏感性差,故应避免使用。抗菌药物应用疗程需要根据临床严重情况决定,目前文献报道平均抗生素应用时间达到 4 周,部分重症患者甚至可连续应用抗生素达 8~12 周。国内钟南山团队建议静脉输注抗生素 2~3 周,症状改善后序贯口服抗生素 4 周。

由于目前缺乏相关研究,对勒米尔综合征患者是否使用抗凝药物以及抗凝药物的使用疗程尚存在争议。以往的报道中抗凝药物应用于勒米尔综合征患者的比例为 21%~64%,大多数未使用抗凝药物的患者仍取得了良好的预后。是否需要抗凝治疗应根据患者的病情进行个性化的决策,例如出现颅内血栓性静脉炎,其严重程度远高于颈内静脉血栓,可能需要积极抗凝治疗。此外,近年来人们对于脓毒症与凝血功能的相互联系有了更加深入的了解,有研究认为早期使用抗凝剂干预有助于防止脓毒症诱导的 DIC 的发生。本例患者早期使用抗凝药物治疗,后期因血小板过高叠加抗血小板治疗,无出血事件发生,颈静脉血栓机化、血管再通,预后良好。因此,不同病例可根据患者的血小板、凝血酶原时间、D-二聚体以及新型凝血标志物等凝血功能检验指标进行综合的抗凝决策。

总之,勒米尔综合征是一类少见的、具有致死性的、通常由厌氧菌感染引起的脓毒血症。以往对其病原学的鉴定主要依赖传统的细菌培养，而 mNGS 技术的应用可作为传统方法的重要补充，有助于临床更高效地获得病原学信息，实现早期精准诊疗的目的。

三 专 家 点 评

勒米尔综合征又称咽峡后脓毒症，常继发于急性口咽部感染，是一种不常见但有潜在致命危险的临床综合征，表现为颈内静脉厌氧菌血栓性静脉炎伴迁徙性感染。文献报道常以咽痛、发热为首发表现，抗生素的抗菌谱须覆盖厌氧菌。该病例的诊断全靠临床医生的仔细观察、严谨的临床思维，以及新一代病原学的检测手段。临床医生在诊治过程中应该养成以点见面的临床思维，通过一个症状详细考察可能的病因，不轻易放过任何线索。

复旦大学附属中山医院　王思佳

点评专家　杜施霖

参考文献

[1] KRISTENSEN L H, PRAG J. Lemierre's syndrome and other disseminated Fusobacterium necrophorum infections in Denmark：a prospective epidemiological and clinical survey [J]. Eur J Clin Microbiol Infect Dis，2008，27(9)：779 - 789.

[2] CHIRINOS J A, LICHTSTEIN D M, GARCIA J, et al. The evolution of Lemierre syndrome：report of 2 cases and review of the

literature [J]. Medicine (Baltimore), 2002,81(6):458 - 465.

[3] MORETTI M, GEYTER D D, GOETHAL L, et al. Lemierre's syndrome in adulthood, a case report and systematic review [J]. Acta Clin Belg, 2021,76(4):324 - 334.

[4] GONZALEZ R A Z, SARRIA J C, CHRISTIANS N A, et al. Lemierre's syndrome due to methicillin-resistant staphylococcus aureus [J]. J Investig Med High Impact Case Rep, 2019, 7:2324709619890967.

[5] 何慕芝,蔡闯,钟南山. Lemierre 综合征[J]. 国际呼吸杂志,2009, (11):688 - 691.

[6] JOHANNESEN K M, BODTGER U. Lemierre's syndrome:current perspectives on diagnosis and management [J]. Infect Drug Resist, 2016,9:221 - 227.

[7] 急性出血性凝血功能障碍诊治专家共识组. 急性出血性凝血功能障碍诊治专家共识[J]. 中华急诊医学杂志,2020,29(6):780 - 787.

9

发热伴腹痛、少尿：肾综合征出血热

题 记

　　发热伴腹痛、少尿是临床常见的主诉，肾综合征出血热
(hemorrhagic fever with renal syndrome，HFRS) 在临床上偶
有散发。本文报道了一例急诊的既往体健的 49 岁女性患者，因
"发热 5 天，腹痛、少尿 2 天"就诊，后完善汉坦病毒特异性 IgM
抗体检测阳性明确 HFRS 诊断，经治疗后明显好转。同时本文
就 HFRS 的流行病学、疾病特征、诊疗及预后进行了介绍，以便
为该类疾病的急诊治疗提供帮助和依据。

一　病 史 摘 要

【现病史】

患者女性，49岁，餐厅服务员。因"发热5天，腹痛、少尿2天"入院。

患者入院5天前自觉头痛、发热，体温未测；伴恶心、呕吐1次，呕吐物为胃内容物，量约100 ml；腹泻2次，为黄色稀水样便，每次约150 mL；2天前出现四肢乏力，遂至外院就诊。当时查体：血压92/73 mmHg，心率102次/分。外院查血：血小板（21～38）×10^9/L，白细胞（19.85～23.04）×10^9/L，中性粒细胞占比0.651～0.632，血红蛋白175～161 g/L，红细胞（5.89～5.48）×10^{12}/L，C反应蛋白84.4～85.39 mg/L，降钙素原1.35 ng/mL，血清肌酐254～426 μmol/L，乳酸4.22～2.3 mmol/L，谷丙转氨酶63 U/L，心肌肌钙蛋白Ⅰ0.061～0.069 ng/mL，脑钠肽37.3 pg/mL，血钠123 mmol/L，血钾3.8 mmol/L，D-二聚体3.01～3.58 mg/L，尿蛋白（＋＋＋）；尿隐血（＋＋＋）。心电图检查示：①窦性心律；②T波改变（Ⅱ、V4～V6导联低平或倒置）。CT检查示双侧肾周渗出明显。外院先后予头孢吡肟联合左氧氟沙星（可乐必妥）、亚胺培南西司他丁钠（泰能）抗感染，保肝、护胃等对症支持治疗。住院期间患者出现腹胀、腹痛不适，腹痛位于中上腹部，伴呃逆；伴尿量减少（＜500 ml/d）；无恶心、呕吐、腹泻、咳嗽、咳痰、意识改变，遂于昨日转至我院急诊。查腹部CT示双肾周筋膜增厚，考虑肾周感染可能；腹、盆腔积液；两侧胸腔少量积液。心电图检查示正常心电图。泌尿系超声检查示肾输尿管未见占位。动脉血气分析(未吸氧):pH 值 7.40,氧分压 58.2 mmHg,二氧化碳分压 20.7 mmHg,碱剩余 -10.08 mmol/L。急诊予比阿培南抗感染、利尿纠酸、营养支持等对症处理,现患者腹痛、少尿症状未见明显好转,为进一步诊治收入急诊监护病房。自发病以来,患者纳差,未进食;睡眠欠佳,二便少;近期体重无明显变化。

【既往史】

患者平素体健,工作环境中有鼠类出没;否认同事有类似发作,否认疫区驻留史。患者长期口服去氧孕烯炔雌醇片(妈富隆)避孕 20 余年,21 天为 1 个周期;2 天前停药。否认其他重要既往史、个人史、婚育史及家族史。

【体格检查】

体温 37.3℃,脉率 82 次/分,呼吸频率 27 次/分,血压 122/94 mmHg。神志淡漠,精神萎靡,呼吸稍促,营养中等,应答切题,查体合作。颜面部皮肤发红,眼结膜充血,胸部、胁下皮肤未见出血点、瘀斑;全身皮肤无黄染,无肝掌、蜘蛛痣。双下肢稍水肿,胸腹部查体未见明显异常。

【实验室及辅助检查】

腹部 CT:肾周感染可能;腹、盆腔积液(图 9-1)。

心电图:正常心电图。

泌尿系超声:肾输尿管未见占位。

血气分析(未吸氧):pH 值 7.40,氧分压 58.2 mmHg,二氧化碳分压 20.7 mmHg,碱剩余 -10.08 mmol/L。

心肌损伤标志物:心肌肌钙蛋白 T 0.027 ng/mL,脑钠肽 1 270 pg/mL。

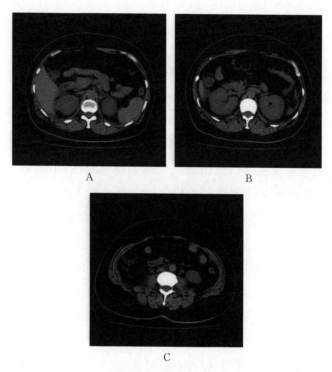

图 9-1　腹部平扫 CT

示双肾周筋膜增厚,肾周渗出。

炎症标志物:降钙素原 4.57 ng/mL,C 反应蛋白 73.1 mg/L。

生化检查:白蛋白 29 g/L,谷丙转氨酶 53 U/L,谷草转氨酶 243 U/L,血钠 127 mmol/L,血钾 4.2 mmol/L,尿素氮 19.3 mmol/L,血清肌酐 441 μmol/L,乳酸 3.01 mmol/L。

尿常规:蛋白(+++),白细胞 6～8 个/HP。

血常规:血红蛋白 158 g/L,血小板 45×10⁹/L,白细胞 23.25×10⁹/L,中性粒细胞占比 0.65。

凝血功能:D-二聚体 3.84 mg/L,活化部分凝血活酶时间

34.2 s。

【初步诊断】

①脓毒症肾周感染；②多器官功能障碍综合征(心、肝、肾、凝血功能)。

【诊治经过】

患者以发热、腹痛、腹泻、呕吐起病,初期未及时就诊。发病3天后至外院就诊时已出现脓毒症表现,伴有血小板减少、少尿、肾功能不全等多器官功能不全表现。转我院急诊后收入EICU。入院后体检发现患者颜面部皮肤发红、眼结膜充血,结合患者临床症状及在饭店工作史,考虑患者 HFRS 可能性大,抽血样送区疾病预防控制中心检查,6 月 18 日结果回报 HFRS 汉坦病毒 IgG、IgM(＋),患者 HFRS 诊断明确。

患者入院后完善相关检查,给予积极补液、纠正酸中毒、抗炎、脏器功能保护、营养支持等对症支持治疗。考虑到患者已进入少尿期,尿量<200 mL/d,血肌酐达 441 μmol/L,给予利尿治疗后未好转,遂行床旁血液透析;后患者水肿、气急改善,血肌酐逐渐下降,4 天后尿量开始增多(出入水量见表 9 - 1)。6 月 12 日后停用连续性肾脏替代治疗(CRRT)。

表 9 - 1 床旁血液净化期间出入水量

项　目	日　　　　期									
	6 - 5*	6 - 6*	6 - 7*	6 - 8*	6 - 9	6 - 10*	6 - 11	6 - 12*	6 - 13	6 - 14
入水量(mL)	1 930	3 630	3 815	3 240	1 770	3 170	2 610	2 190	1 620	2 365
尿量(mL)	160	80	120	200	650	550	1 700	1 700	2 450	2 700
超滤量(mL)	3 400	2 400	2 000	2 200		2 300		2 500		

*:当日行床旁血液净化治疗。

经治疗患者一般情况改善,无发热,无特殊不适,尿量逐渐恢复正常,肝功能、血小板恢复正常,电解质未见异常,血肌酐降至 187 μmol/L,炎症标志物较前明显下降,病程进入恢复期,准予办理出院。

【临床结局及随访】

出院 1 个月后随访,患者持续体温平稳,尿量正常,无腹痛不适;随访肝肾功能、电解质、血常规、炎症标志物未见明显异常。

【最终诊断】

①HFRS;②多器官功能障碍综合征(心、肝、肾、凝血功能)。

二 讨 论

1. HFRS 特征

HFRS,又称流行性出血热,是由汉坦病毒引起的以啮齿类动物为主要传染源,以发热、出血倾向及肾脏损害为主要特征的自然疫源性疾病。HFRS 的传染源是汉坦病毒的宿主动物,主要为鼠类啮齿动物[1]。传播的主要方式是携带病毒的鼠尿、粪、唾液等污染环境,形成尘埃或气溶胶,后者被易感者吸入;可通过消化道、接触传播,也可能存在虫媒传播;孕妇感染后,病毒可经胎盘感染胎儿。人群普遍易感,隐形感染率较低。汉坦病毒感染后能刺激机体产生较高水平的抗汉坦病毒抗体,可获持久免疫。本例患者从事餐厅服务工作,考虑有接触啮齿类动物可能。

2. 流行病学

HFRS 呈世界性分布,在亚洲和欧洲多个国家和地区流行,病死率较高，是全球关注的公共卫生问题。中国是 HFRS 的高发地区之一[2]。目前，我国各省、自治区、直辖市都有 HFRS 发病报道。我国已经将该病列为法定乙类传染病。根据国家卫生健康委员会全国法定传染病月报数据及文献资料，1950—2020年底，中国累计报告患者 1 688 031 例，其中死亡 48 260 例，每年年病死率波动于 0.60%～13.97%，总病死率达 2.86%[3]。

3. 发病机制

汉坦病毒具有泛嗜性，进入人体后在血管内皮细胞、骨髓、肝、脾、肺、肾和淋巴结等组织中增殖，并释放入血引起病毒血症。HFRS 属于严重的全身炎症反应性疾病，炎症因子风暴在发病过程中发挥重要作用[4,5]。血管内皮受损导致的血管通透性增加和出血是本病最基本的病理变化。小血管内皮损伤导致血管壁的通透性增加，从而引起血管渗漏、血浆外渗，产生组织水肿、血液浓缩、低血容量、低血压、DIC、休克等一系列病理生理变化。

4. 临床特征

HFRS 典型的病程分 5 期，包括发热期、低血压休克期、少尿期、多尿期和恢复期。病情重者前 3 期可重叠，轻者可缺少低血压休克期或少尿期。

（1）发热期：急性起病，体温为 38～40℃。发热期一般持续4～6 天。典型患者可出现"三红"（眼结膜、颜面部、颈部和上胸部皮肤充血、潮红）、"三痛"（头痛、腰痛、眼眶痛），部分患者有恶心、呕吐和腹痛等消化道症状。

（2）低血压休克期：发病第 3～7 天，休克发生率为 5%～20%，持续数小时至数日不等。表现为心慌气短、头昏无力、四肢发凉、脉搏细速,甚至意识障碍,渗出体征突出,出血倾向明显,可合并 DIC,少部分患者发生呼吸衰竭。休克出现越早,持续时间越长,病情越严重。部分患者经积极抗休克治疗 24 小时仍不能逆转,成为难治性休克。难治性休克的预后极差,是 HFRS 死亡的主要原因之一。

(3) 少尿期:一般出现于发病第 5～8 天,持续时间为 2～5 天,少数可达 2 周以上。少尿或无尿为此期最突出的表现。部分患者可出现高血容量综合征、严重氮质血症、代谢性酸中毒及电解质紊乱。严重氮质血症患者出现嗜睡、烦躁、谵妄,甚至抽搐、昏迷等表现。

(4) 多尿期:多出现于发病第 9～14 天,大多持续 1～2 周,少数可长达数月。随着肾功能恢复,尿量逐渐增多,尿毒症及相关并发症减轻。大量排尿患者易发生脱水、低血钾和低血钠,甚至发生二次休克而引起继发性肾损伤,重者可危及生命。

(5) 恢复期:多数患者病后第 3～4 周开始恢复,恢复期为 1～3 个月,少数重症患者恢复时间较长,但很少超过 6 个月。

本例患者发热伴消化道症状起病,起病后 3 天出现四肢乏力,查体血压偏低、心率稍快,出现低血压休克期早期表现。同时出现少尿、血小板减少、肾衰竭等少尿期表现,经治疗后患者尿量逐渐增多,肾功能逐渐恢复,各脏器功能逐渐恢复正常,有典型的 5 期病程。

当出现上述流行病学史、临床表现应考虑 HFRS 的诊断。实验室检查白细胞增高、血小板减低,出现异型淋巴细胞,血液浓缩;有尿蛋白、尿中膜状物、血尿、血肌酐升高。汉坦病毒特异性 IgM 抗体阳性可以确诊为现症或近期感染。但检测阴性不能排除 HFRS。随着病程进展,IgM 检出率明显增加,发病第4~6 天阳性率>90%,发病第 7 天接近 100%。血清汉坦病毒RNA 检测具有重要的临床意义。HFRS 患者发病 1 周内血清汉坦病毒 RNA 的阳性检出率近乎 100%。目前,国内尚缺乏商品化的临床检测试剂盒。本例患者有相关流行病学史,典型临床表现及实验室检查结果,汉坦病毒特异性 IgM 抗体阳性,从而最终明确诊断。

5. 治疗

HFRS 总的治疗原则为"三早一就",即早期发现、早期休息、早期治疗、就地治疗。以液体疗法和对症支持治疗为主,休克、少尿、出血和其他脏器损伤的防治是救治成功的关键。

汉坦病毒感染尚无特效抗病毒药物,发病早期可选用利巴韦林抗病毒治疗。一项前瞻性、随机、双盲、安慰剂对照的临床试验证明,静脉注射利巴韦林治疗 HFRS 可显著降低进入少尿期和出血的风险,显著降低病死率[6]。一项荟萃分析显示,在 HFRS 病程早期应用利巴韦林后,可以提高患者的存活率,但在汉坦病毒肺综合征患者中使用利巴韦林并不能降低病死率[7]。

发热期建议患者卧床休息,高热患者以物理降温为主。液体治疗是 HFRS 的基础治疗方法。发热期每日输液量为1 000~2 000 mL,补充血管外渗液体和维持出入量平衡,预防和减少休克的发生;低血压休克期补液量应根据休克救治具体情况调整;少尿期应限制补液量,量出为入,防治高血容量和心力衰竭、肺水肿等并发症;多尿期补液量应少于出量。肾衰竭及严重内环境紊乱患者应及时进行血液透析治疗。该患者入院后液体疗法作为基础治疗,后患者进入少尿期,利尿治疗无效,给予床旁血液透析治疗。患者主要症状消失,尿量基本恢复正常。血常规血小板正常,生化指标基本正常,达到出院标准。

6. 总结

当患者出现发热、出血倾向及肾脏损害倾向时,应警惕HFRS的可能。临床同时存在流行病学史时,应及时完善汉坦病毒特异性 IgM 抗体检测,尽早识别该病。

治疗方面无特效药物,以液体疗法和对症支持治疗为主。根据患者病程的不同阶段进行个体化的容量管理是其治疗的关键。

三 专 家 点 评

HFRS 是一种重症的急性发热性疾病,虽不常见,但时有散发,是我们急诊医生在发热、少尿患者的鉴别诊断中应提高警惕的。通过该病例,阐述了 HFRS 的发病机制、流行病学、临床特点、诊治及预后。

HFRS 典型的病程分 5 期,包括发热期、低血压休克期、少尿期、多尿期和恢复期。但因发病早期症状缺乏特异性,患者就诊时常已进入休克期和少尿期,因此对发热患者注意询问流行病学史及观察"三红""三痛"的临床表现,对该疾病诊断有重要意义。与本病例相似,HFRS 患者实验室检查往往白细胞增高、血小板减低、降钙素原升高,而一般细菌学培养无阳性发现,同时常伴有血尿、血肌酐升高。血清学检查汉坦病毒特异性 IgM 抗体阳性是确诊急性或近期感染的主要方法。

该病无特效抗病毒药物，以对症支持治疗为主。根据疾病特点决定容量管理是治疗的关键，即休克期的液体复苏、少尿期的血液透析、多尿期的维持水与电解质平衡，不同时期均应采取个体化的容量管理措施。

复旦大学附属中山医院　周思颖

点评专家　陈　斌

参考文献

［1］ JIANG H，ZHENG X，WANG L，et al. Hantavirus infection：a global zoonotic challenge［J］. Virol Sin，2017，32(1)：32－43.

［2］ SUN L，ZOU L X. Spatiotemporal analysis and forecasting model of hemorrhagic fever with renal syndrome in mainland China ［J］. Epidemiol Infect，2018，146(13)：1680－1688.

［3］ 陈化新.中国肾综合征出血热 20 世纪取得的成就与展望［J］.中国媒介生物学及控制杂志,2001,12(5):388－396.

［4］ GARANINA E，MARTYNOVA E，DAVIDYUK Y，et al. Cytokine storm combined with humoral immune response defect in fatal hemorrhagic fever with renal syndrome case，tatarstan，russia［J］. Viruses，2019，11(7)：601.

［5］ KHAIBOULLINA S F，LEVIS S，MORZUNOV S P，et al. Serum cytokine profiles differentiating hemorrhagic fever with renal syndrome and hantavirus pulmonary syndrome［J］. Front Immunol，2017，8：567.

［6］ HUGGINS J W，HSIANG C M，COSGRIFF T M，et al. Prospective，double-blind，concurrent，placebo-controlled clinical trial of intravenous ribavirin therapy of hemorrhagic fever with renal syndrome［J］. J

Infect Dis, 1991,164(6):1119 - 1127.

[7] MORELI M L, MARQUES-SILVA A C, PIMENTEL V A, et al. Effectiveness of the ribavirin in treatment of hantavirus infections in the Americas and Eurasia: a meta-analysis [J]. Virusdisease, 2014, 25(3):385 - 389.

10
快速进展的成人流行性脑脊髓膜炎

题　记

　　流行性脑脊髓膜炎简称流脑,是一种由脑膜炎球菌(脑膜炎奈瑟菌)感染引起的急性呼吸道传染病。该病起病急,病情重,传染性强,在我国曾引起数次大流行。随着我国卫生事业的发展与进步,流脑目前已相对少见。本文报道一例突发高热伴意识障碍的急危重症患者,急诊后明确诊断流行性脑脊髓膜炎,经积极治疗后痊愈,为正确识别急诊的该类患者并尽早诊治提供思路。

一 病史摘要

【现病史】

患者男性,52 岁,电工老板,因"高热、头痛伴间断意识改变2 天"来诊。

患者 2019 年 12 月 10 日无明显诱因突发高热,体温最高40℃,有畏寒,无寒战,伴剧烈头痛、恶心,无呕吐。患者因头痛、恶心持续不缓解,曾于社区医院短暂就诊,期间有意识改变,对答差,定时、定位、定向能力差,无肢体抽搐、双眼凝视等发作性表现,无四肢僵硬等(具体诊治经过不详)。因社区医院治疗无缓解,遂来我院急诊。入院时,患者意识转清。

【既往史】

既往体健,无慢性基础疾病,无手术史,无特殊用药史,无类似症状发作,否认其他重要既往史、个人史、婚育史及家族史。

【体格检查】

血压 151/96 mmHg,体温 37.5℃,呼吸频率 15 次/分,心率93 次/分。神志清,精神一般,对答流利,逻辑顺。双侧瞳孔等大、等圆,对光反射可。唇部、下颌可见团块样红色皮疹(图 10 - 1),躯干及四肢皮肤、黏膜未见明显瘀点与瘀斑。心、肺、腹查体未见明显异常。四肢活动可,肌力 Ⅴ 级、对称。颈抵抗阳性,克氏征阳性,病理征未引出。

【辅助检查】

血常规:白细胞 20.26×10^9/L,中性粒细胞占比 0.938,降钙素原 4.15 ng/mL,C 反应蛋白 198 mg/L。

头颅CT：未见明显异常。

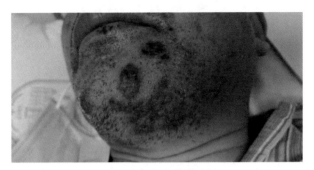

图 10-1 患者面部皮疹

【初步诊断】

发热伴意识改变原因待查：中枢神经系统感染？

【诊治经过】

入院后即行局部麻醉下腰椎穿刺术，见脑脊液呈米汤样（图 10-2），压力＞300 mmH$_2$O。脑脊液常规：白细胞 1 461×10^6/L，

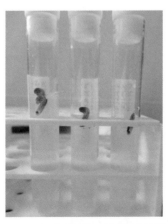

图 10-2 患者脑脊液外观呈米汤样

多个核细胞占比 0.93。脑脊液生化:糖 3.2 mmol/L(同步血糖 6.5 mmol/L),蛋白 4 111 mg/L。标本送检行病原学培养。

根据患者脑脊液外观呈米汤样,白细胞升高,以多个核细胞为主,低糖、高蛋白的特征,考虑中枢神经系统感染,为细菌性脑膜炎,予经验性抗感染治疗,头孢曲松 2.0 g,每 12 小时 1 次,静脉滴注,同时予降颅压对症治疗。

当日下午患者血培养报危急值:见脑膜炎奈瑟菌生长(图 10-3),药物敏感试验示对青霉素、头孢噻肟、美罗培南、阿奇霉素、米诺环素、氯霉素、利福平敏感,对环丙沙星、复方磺胺甲噁唑耐药。

检验项目:需氧血培养				标本状态:血培养血里>10ml,血里过多!				
检验结果:脑膜炎奈瑟球菌								
序号	抗菌药物	折点	结果	解释	序号	抗菌药物	折点	结果	解释
1	青霉素	<=0.06;>=0.5	0.06 μg/mL	敏感				
2	头孢噻肟	>=34	40nn	敏感				
3	美罗培南	>=30	30nn	敏感				
4	阿奇霉素	>=20	26nn	敏感				
5	米诺环素	>=26	32nn	敏感				
6	环丙沙星	<=32;>=35	30nn	耐药				
7	复方SMZ	<=25;>=30	17nn	耐药				
8	氯霉素	<=19;>=26	34nn	敏感				
9	利福平	<=19;>=25	34nn	敏感				

图 10-3 实验室血培养及药敏报告

因脑膜炎奈瑟菌感染所致的流脑是一种急性呼吸道传染病,具有较强传染性,属乙类传染病,当日即刻逐级传报,床旁隔离,并送血标本至上海市疾病预防控制中心,回报 B 群脑膜炎奈瑟菌阳性(图 10-4)。

根据培养结果,抗菌药物方案调整为:青霉素(640 万 U,每 8 小时 1 次,静脉滴注)联合头孢曲松(2.0 g,每 12 小时 1 次,静脉滴注),2 天后患者脑脊液 NGS,回报脑膜炎奈瑟菌及

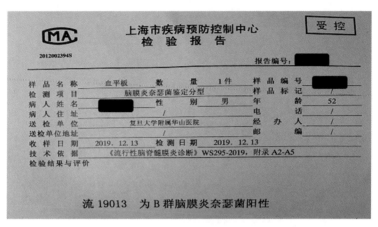

图 10‑4　上海市疾病预防控制中心检验报告

乳糖奈瑟菌（序列数分别为 32 和 5）（图 10‑5）。继续维持原方案治疗 6 天。住院期间完善超声心动图、腹部 B 超，无明显异常。

类型[a]	属			种		
	中文名	拉丁文名	检出序列数[b]	中文名	拉丁文名	检出序列数[b]
G⁻	奈瑟菌属	*Neisseria*	245	脑膜炎奈瑟菌	*Neisseria meningitidis*	32
				乳糖奈瑟菌	*Neisseria lactamica*	5

图 10‑5　脑脊液 NGS

入院第 4 天患者完善头颅 MRI 检查示双侧额顶颞叶脑沟内及双侧脑室后角弥散加权成像（DWI）高信号，符合感染病变（图 10‑6）。治疗第 6 天患者复行腰椎穿刺术，脑脊液外观清亮,压力210 mmH$_2$O。脑脊液检查:糖3.3 mmol/L(同步血糖6.1 mmol/L),蛋白622 mg/L,白细胞21×10^6/L,单个核细胞占比20/21。脑脊液结果较前明显好转,复查血常规、生化结果均已恢复正常。在急诊病房治疗7天后患者带口服药莫西沙星出院。出院时患者体温正常,无头痛,意识清楚,颈无抵抗。

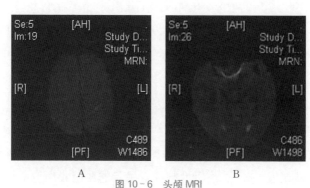

图 10-6 头颅 MRI

示双侧额顶颞叶脑沟内及双侧脑室后角 DWI 高信号。

【临床结局及随访】

出院1个月后随访,患者持续体温平稳,无头痛,无意识改变。随访血检无明显异常;行腰椎穿刺术,脑脊液外观清亮,压力180 mmH$_2$O。脑脊液检查:糖3.0 mmol/L(同步血糖8.2 mmol/L),蛋白396 mg/L,白细胞6×10^6/L。脑脊液培养及血培养均阴性。复查头颅 MRI 未见明显异常。

【最终诊断】

流脑,菌血症(脑膜炎奈瑟菌)。

二 讨 论

1. 不同类型中枢神经系统感染的脑脊液典型表现如何

中枢神经系统感染是由细菌、病毒、结核分枝杆菌、真菌等病原体侵犯中枢神经系统所致的严重感染,以脑脊髓膜炎和脑炎为多见。患者常以发热伴头痛、意识改变等症状急诊就诊。脑脊液检查是重要的诊断依据,早期根据脑脊液的特点进行识别和对应的积极治疗以及对症支持治疗,可有效改善患者的预后。

细菌性脑膜炎患者的典型表现是:脑脊液压力增加,外观呈浑浊或脓样,白细胞 $>1\,000\times10^6$/L,常以中性粒细胞为主,蛋白质浓度 $>2\,000$ mg/L,葡萄糖浓度 <2.5 mmol/L,脑脊液糖/血糖比值 ≤0.4。病毒性脑膜炎患者的典型表现包括脑脊液压力正常或轻度升高;白细胞常 $<250\times10^6$/L,并且几乎 $<2\,000\times10^9$/L,白细胞分类常显示以淋巴细胞为主,但早期感染可能显示以中性粒细胞为主(常在接下来 24 小时内转为以淋巴细胞为主);蛋白质浓度常 $<1\,500$ mg/L,葡萄糖浓度常高于血清葡萄糖浓度的 50%。结核性脑膜炎患者的脑脊液通常出现以下变化:压力增高,外观清晰或呈磨玻璃样;细胞数 $(100\sim500)\times10^6$/L,以淋巴细胞占多数,但在疾病早期,可以中性粒细胞为主;蛋白质含量 $1\,000\sim2\,000$ mg/L,糖减至 2.24 mmol/L 以下,脑脊液糖/血糖比值 ≤0.3。隐球菌脑膜炎脑脊液特点:压力明显增高,大多 >200 mmH$_2$O;细胞数轻至中度增多,为 $(100\sim500)\times10^9$/L,以单核细胞增多为主;蛋白质呈轻中度增高,糖含量多显著下降。

本例患者的脑脊液生化及常规检查符合细菌性脑膜炎特征,故来院后予头孢曲松抗感染治疗。后续患者脑脊液病原学回报脑膜炎奈瑟菌,确诊为流脑。

2. 流脑的临床表现及病原学特点

流脑是由脑膜炎奈瑟菌感染脑膜或脑脊髓引起的化脓性脑膜炎,常在冬、春季节发病和流行。致病菌由鼻咽部侵入血液循环,形成脓毒血症,最后局限于脑膜及脊髓膜,形成化脓性脑脊髓膜病变。主要临床表现为突发高热,剧烈头痛,呕吐,皮肤瘀点、瘀斑及颈项强直等脑膜刺激征,脑脊液呈化脓性改变,严重者可有脓毒性休克和脑实质损害,常可危及生命;部分患者暴发起病,可迅速致死。

脑膜炎奈瑟菌属,为肾形或豆形革兰阴性双球菌。该菌仅存在于人体,可从带菌者鼻咽部,患者的血液、脑脊液和皮肤瘀点、瘀斑中检出。脑脊液中细菌多位于多形核白细胞内或细胞外,形态典型。新分离的菌株大多带有荚膜和菌毛,人工培养后可成卵圆形或球形,排列不规则。该菌的主要致病成分为内毒素,内毒素作用于小血管或毛细血管,引起坏死、出血,出现皮肤瘀点、瘀斑和微循环障碍;严重脓毒症时,大量内毒素释放可造成 DIC 及中毒休克综合征。脑膜炎奈瑟菌对环境的抵抗力低,对寒冷、干燥、高温、日光及紫外线都很敏感,在体外极易死亡。

3. 流脑的流行病学变迁

流脑为全球流行疾病,各大洲均有病例报道。根据荚膜多糖结构,脑膜炎奈瑟菌分为 13 种血清群,95%的流脑病例由 A、B、C、X、Y、w135 和 L 群脑膜炎奈瑟菌引起[1]。流脑流行菌群可发生变迁,其原因与菌株变异、人员流动传播、疫苗接种等多种因素有关。A 群脑膜炎奈瑟菌曾引起全球大流行。目前欧美地区流行的血清群主要为 B 群、C 群或 Y 群,w135 群则为非洲流脑主要流行血清群。我国流脑的流行血清群主要为 A 群,自 2003年以来 C 群流脑逐渐流行[2],2010 年以来 A 群流脑病例明显减少,而 B 群及 w135 群流脑病例的地区呈增多的趋势,个别省份出现 X 群和 Y 群流脑病例[3]。在脑膜炎奈瑟菌疫苗广泛应用以前,3～5 年出现一次小流行,8～10 年出现一次较大流行。广泛接种脑膜炎奈瑟菌疫苗后,流行高峰不再明显。

我国主要预防流脑的疫苗以 A 群、C 群、ACYW135 群等为主,没有预防 B 群的疫苗,因此在流脑暴发疫情未定性时,可采用 A+C 群脑膜炎奈瑟菌疫苗进行应急接种。B 群流脑暴发疫情,宜及时开展药敏试验,根据药敏结果选择合适药物进行预防性服药[4]。同时应加强对一线医护人员的培训,对疑似个案应及时采集标本并对症治疗。在流行期间做好个人卫生与防护工作,增强广大群众预防流脑的意识,使他们建立良好的卫生习惯,提高公共场所环境卫生,保证空气流通。疾控部门应加强流脑病原学监测,掌握流脑血清群变迁,分析疫情变化,及时通报流脑流行株的耐药谱,提高流脑常规疫苗的接种率,降低发病风险[5-8]。

4. 流脑的诊断及治疗

2019 年我国发布了新的流脑诊断标准,包括流行病学史,流脑发热、头痛、脑膜刺激征的临床表现,部分患者会出现瘀点、瘀斑及皮肤损害。脑脊液检查符合化脓性脑膜炎改变,而最关键的诊断依据是病原学,就是在脑脊液、血液或组织液中找到该菌。

　　根据该病例的临床表现、流行病学调查及实验室检测结果等情况,按照《流行性脑脊髓膜炎诊断标准》(WS295—2019),确定该患者符合流脑诊断。该诊断标准中,流脑的临床分型有:①普通型,在发病 24 小时后出现脓毒症表现;②暴发型,起病急,短时间内(12 小时内)出现严重中毒休克表现;③轻型,临床表现为低热、轻微头痛、咽痛等上呼吸道症状,皮肤、黏膜可有少量细小出血点。

　　本病例在治疗之初针对细菌性脑膜炎经验性使用头孢曲松抗感染治疗,后根据病原学及药敏再加用青霉素,其药物选择是合理的,患者在治疗后症状缓解明显,随访复查脑脊液恢复佳,说明治疗及时、合理。

　　5. 流脑在临床治疗中的关注重点

　　普通型流脑如及时诊断、合理治疗,其预后良好,多能治愈,并发症和后遗症少见。少数暴发型流脑病例病情严重,病程进展快,可在短期内出现休克、华弗综合征、凝血功能障碍、多脏器功能障碍综合征等,救治不当易导致死亡。

　　近年来随着流脑疫苗普及和有效防控,成人病例逐年减少。而在临床中,一旦高度怀疑流脑,应立即给予抗菌治疗,尽早、足量应用敏感并可透过血-脑屏障的抗菌药物;行病原学检查协助诊断,完善药敏试验指导抗菌药物使用。同时积极对症治疗,降低颅内压,维持电解质平衡,营养支持。对于重症患者,严密监测生命体征变化,对于循环系统、呼吸系统、神经系统、消化系统、凝血功能等均予以监测及有效支持,充分液体复苏,必要时给予强心、氧疗、机器辅助通气,防治急性呼吸窘迫综合征;同时采取镇静、营养神经、预防消化道出血及血栓形成等措施。

早期发现的患者,就地隔离治疗,并进行疫情上报,隔离至症状消失后 3 天(一般不少于发病后 7 天);对密切接触者,除行医学观察 7 天外,也可用复方磺胺甲噁唑进行药物预防。流行期间易感人群应避免大型集会或集体活动,注意环境卫生,保持室内通风,外出戴口罩以阻止呼吸道传播。

6. 总结

针对这个病例,我们可以继续思考的是,为何该患者血培养中培养出脑膜炎奈瑟菌,而脑脊液培养回报阴性?文献报道中,即使患者无明显的脑膜刺激征,血培养阳性率为 $50\% \sim 60\%$,远低于脑脊液培养的阳性率 $80\% \sim 90\%$。针对这一问题,我们认为存在以下几种可能的原因:①患者发病后立即使用了抗生素,大幅度降低了脑脊液培养的阳性率;②菌量在血液中比脑脊液中多;③脑脊液标本留取量少、血液对细菌的营养作用等。因此,从本病例可以看出,NGS 对于该疾病的精准诊治具有很高的优越性,但传统培养因其可行药敏试验而同样具有不可替代的作用。针对中枢神经系统感染,尽早行腰椎穿刺检查,留取脑脊液,收集病原学证据,对于该疾病的确诊非常关键。

三 专家点评

流脑曾是传统传染病中比较常见的疾病。近年来随着卫生条件的改善以及流脑疫苗的接种,发病率已明显减少,目前多呈散发性表现,并且在 15 岁以下青少年、婴幼儿中多发,成人已不多见,且多不典型。

该病例为中年男性,非流脑常见发病群体,无基础疾病,也无相关流行病接触史,出现中枢神经系统感染表现时要及时确诊并不容易,快速的皮肤瘀点、瘀斑穿刺渗液涂片革兰染色,脑脊液、血液病原学检查是关键。临床中,对于急性中枢感染病例,如伴有皮肤、黏膜瘀点、瘀斑或皮肤损害,血流动力学不稳定,病情进展快速者,均应想到流脑的可能。

脑膜炎奈瑟菌对大多数抗菌药物敏感,青霉素、头孢曲松的药物敏感性好,至今尚未有耐药报告,故在治疗用药选择上困难不大,疗程以 1~2 周为宜。

流脑具有传染性,对急诊医生的正确处置带来一定的要求,在做好隔离防护措施的同时,需要完成传染病报告流程。

复旦大学附属华山医院　**卞佳兰**

点评专家　**陈明泉**

参考文献

[1] 李兰娟,任红.传染病学[M].8版.北京:人民卫生出版社,2013:207-212.

[2] 邵祝军,徐丽,高源,等.中国流行性脑脊髓膜炎流行菌群变化趋势分析[J].中国计划免疫,2007,13(6):541-544.

[3] CDC. Centers for disease control and prevention. meningococcal disease manual for the surveillance of vaccine-preventable disease. 6th ed [EB/OL]. [2013-1-29].

[4] 刘美真,杜志明,陈经雕,等.广东省 2002—2003 年流脑监测结果分析[J].华南预防医学,2004,30(4):31-32.

[5] 易槐明,陈卫国,黄兴土,等.流行性脑脊髓膜炎菌群变迁及免疫对策[J].中国预防医学杂志,2009,10(12):1153-1156.

［6］贾肇一,郭映辉,何宝花,等.河北省首例 B 群脑膜炎奈瑟菌感染死亡病例报告[J].中国病原生物学杂志,2012,7(12):964-965.

［7］中华人民共和国国家卫生和计划生育委员会.全国流行性脑脊髓膜炎防控工作方案[EB/OL].[2006-1-27].

［8］陈文同,陈雅红,洪文治,等.泉州市首例 B 群流脑病例的流行病学调查[J].海峡预防医学杂志,2013,19(4):38-39.

11

猪链球菌性脑膜脑炎一例

题 记

  2005年四川暴发了一场凶险的"怪病",发病到死亡短则数小时,长者也仅数天。首次上报疫情的医生描述:"这个病来势凶猛,根本没有观察的时间。"这句话充分表达了该病"急、危、重"的特点。四川的疫情第1次把猪链球菌感染——这种人畜共患病引到了大众视野。虽然随着大家防疫意识提高,没有再出现大规模疫情,但仍有不少地区出现散发病例。该病具有起病急、病情重、病死率高、致残率高、症状不典型等特点,大大提高了急诊科医生早期诊断、精准治疗的难度。

一 病 史 摘 要

【现病史】

患者男性,68岁,因"突发高热3天,意识障碍2天"于8月26日来诊。

患者8月23日起无明显诱因下出现持续高热,体温最高达39.5℃,当时神志清楚,无其他不适表现。当地医院就诊,予复方氨基比林、氢化可的松退热对症治疗,头孢曲松经验性抗感染治疗。8月24日逐渐出现意识障碍,无法言语交流,紧急转当地上级医院。查头颅CT血管造影未见异常,胸部CT检查示两肺少许炎症。予对症治疗后,意识状态未见改善,当日转至当地某三甲医院急诊,拟"意识障碍"收治入院。查外周血白细胞$21.83 \times 10^9/L$,中性粒细胞占比0.955,降钙素原9.32 ng/ml,C反应蛋白58.5 mg/L,血清肌酐132 μmol/L,考虑中枢神经系统感染(细菌性脑膜炎可能),予美罗培南抗感染,效果欠佳。请神经内科会诊,考虑病毒性脑炎不除外,遂加用更昔洛韦抗病毒治疗,8月26日因病情不能缓解由救护车转至我院急诊。

【既往史】

有高血压病史数十年,血压最高约160/100 mmHg,平日服用厄贝沙坦降压,血压控制良好。冠心病史数年,平素间断服用脑心通、速效救心丸等药物。

【体格检查】格拉斯哥昏迷量表(GCS)评分:睁眼、语言、运动分别为2、2、4分。血压133/81 mmHg,体温39.0℃,呼吸频率24次/分,脉率82次/分。神志不清,疼痛刺激可有反应。被动体位,查体不配合。双侧瞳孔等大、等圆,直径约 4 mm,对光反射可。颈项强直。全身浅表淋巴结无肿大。未见皮下出血点,未见皮疹。双肺呼吸音粗,未闻及干、湿性啰音。心率 82次/分,律齐,各瓣膜未闻及明显杂音。腹平坦,腹壁软,肝、脾肋下未触及,全腹无肌卫,压痛、反跳痛、墨菲征(Murphy sign)、麦氏点压痛及双肾叩击痛无法配合,肠鸣音 4 次/分。无双下肢水肿。四肢肌力、肌张力正常,生理反射正常。双侧病理征阳性。

【辅助检查】

血常规:白细胞 $5.58×10^9$/L,中性粒细胞占比 0.775,单核细胞占比 0.068。C 反应蛋白 75.8 mg/L,红细胞沉降率75 mm/h。其余血生化、G 试验、半乳甘露聚糖抗原(GM)试验、EB 病毒、巨细胞病毒(CMV)、T - spot、呼吸道病原体、类风湿因子、风湿因子、补体、自身免疫性抗体、淋巴细胞亚群等检查未见明显异常。

腰椎穿刺检查:压力>300 mmH$_2$O,淡黄色,微浑。白细胞$967×10^6$/L,红细胞 $90×10^6$/L,单个核细胞占比 0.15,多个核细胞占比 0.85,潘氏试验(++)。脑脊液生化:糖 2.5 mmol/L(同步血糖 5.2 mmol/L),氯 127 mmol/L,蛋白质 2 383 mg/L。脑脊液送检:需氧+厌氧+真菌+结核培养,均为阴性。脑脊液送 mNGS。

头颅 CT 平扫示双侧额顶叶多发缺血腔隙灶可能,脑萎缩(图 11 - 1)。胸部、全腹 CT 平扫未见明显异常。因患者无法配合,故暂缓行头颅 MRI 检查。

【初步诊断】

①中枢神经系统感染:细菌性脑膜/脑炎可能,病毒性脑膜/

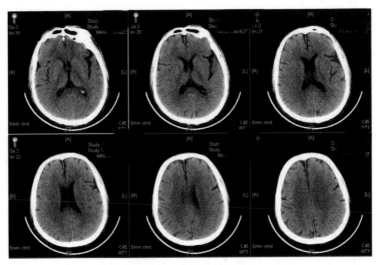

图 11 - 1　头颅 CT 平扫

　　双侧额顶叶可见多发小片状低密度灶,边缘欠清晰。脑室扩大,脑沟增宽,中线结构居中。示双侧额顶叶多发缺血腔隙灶可能,脑萎缩。

脑炎不除外;②高血压病;③冠心病。

【诊治经过】

　　来院后告病危,行心电监护,留置深静脉置管、胃管及尿管。因患者急性起病,且早期出现意识障碍,在积极应用甘露醇降颅内压的同时,抗感染方案覆盖病毒与细菌。因外院曾给予头孢曲松治疗,效果不佳,故经验性抗感染方案调整为:美罗培南(1.0 g,每 8 小时 1 次,静脉滴注)+万古霉素(1.0 g,每 12 小时 1 次,静脉滴注)+更昔洛韦(250 mg,每 12 小时 1 次,静脉滴注)。经积极降颅内压、减轻脑水肿以及抗感染治疗 2 天后患者神志转清,GCS 评分为 15 分。体温逐渐降至正常(图 11 - 2),一般情况明显好转。

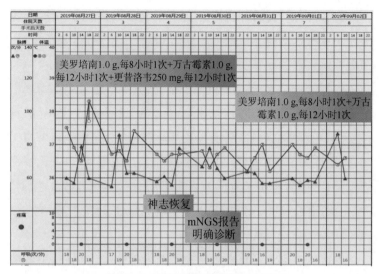

图 11-2　患者体温及抗感染方案记录

8 月 30 日脑脊液 mNGS 回报猪链球菌,序列数 195
(图 11-3)。当日复查腰椎穿刺:压力 190 mmH$_2$O,微黄,微
浑,白细胞 37×10^6/L,红细胞 20×10^6/L,单个核细胞占比
35/37,多个核细胞占比 2/37,潘氏试验(＋)。脑脊液生化:糖
2.0 mmol/L(同步血糖 8.9 mmol/L),氯 118 mmol/L,蛋白质
1 319 mg/L。

类型[a]	属			种		
	中文名	拉丁文名	检出序列数[b]	中文名	拉丁文名	检出序列数[b]
G$^+$	链球菌属	*Streptococcus*	219	猪链球菌	*Streptococcus suis*	195

图 11-3　患者脑脊液 mNGS 结果

患者神志转清后补充病史：退休后从事家猪屠宰工作，起病前左手示指远端曾不慎被刀切伤，当时有少量渗血，未予重视，简单擦拭后继续屠宰及从事猪肉售卖工作。

根据 mNGS 结果调整抗菌方案为：美罗培南（1.0g，每8小时1次，静脉滴注）＋万古霉素（1.0g，每12小时1次，静脉滴注）。患者病情稳定后，至眼科及耳鼻喉行相关检查，结果均无异常，继续美罗培南＋万古霉素抗感染治疗1周后，患者无特殊新发异常，抗菌药物降阶梯为青霉素G（640万U，每8小时1次）＋头孢曲松（2.0g，每12小时1次）继续抗感染治疗。

【临床结局及随访】

继续以上剂量青霉素G＋头孢曲松抗感染1周后，患者携治疗方案出院回当地医院继续治疗，同时告知患者猪链球菌感染有眼内炎、听力损害等严重并发症，嘱其密切关注眼痛、听力减退等症状。用药2周后患者持续体温平稳，神志清楚，精神佳，无特殊不适，遂停药。

2个月后入我院复查腰椎穿刺：压力 120 mmH$_2$O，无色，清，白细胞 4×10^6/L，红细胞 16×10^6/L，潘氏试验弱阳性（±）。脑脊液生化：糖 2.9 mmol/L（同步血糖 4.3 mmol/L），氯 124 mmol/L，蛋白质 775 mg/L。头颅 MRI 检查弥散加权成像（DWI）见纵裂池及左顶部脑沟异常信号影，其他序列均未见异常。考虑中枢感染伴脑膜或蛛网膜下隙改变可能，双侧额顶叶多发缺血灶，轻度脑萎缩。眼科、五官科随访，视力、听力功能均正常。

【最终诊断】

①猪链球菌性脑膜脑炎；②高血压病；③冠心病。

二 临床问题及讨论

1. 猪链球菌如何入侵人体

猪和/或人类致病过程主要有以下阶段:猪链球菌在宿主黏膜和/或上皮表面的黏附和定植→侵入深层组织并在血液中移位→突破血-脑屏障→引起中枢神经系统感染或全身炎症。本例患者从事屠宰和售卖猪肉相关工作,且发病前曾有手部切伤史,考虑病原体从皮肤表面黏附,进入深层组织后再入血,侵犯血-脑屏障,最终导致中枢神经系统感染。有文献报道,东南亚居民有生食猪肉的习惯,猪链球菌可通过肠道黏膜入血,引起中枢神经系统感染或全身炎症反应[1,2]。

2. 哪些人容易感染猪链球菌

泰国一项研究对 41 例猪链球菌感染患者的健康背景进行分析[3],发现在男性患者中,2 例有职业和行为猪接触史,1 例在患病前曾食用生牛肉;只有 1 例女性患者有猪接触史,临床发病前无皮肤损伤史;22 例患者既往健康,而 17 例患者有潜在疾病,包括酒精中毒、糖尿病和胃癌(分别为 14 例、2 例和 1 例)。3 例患者有潜在的心脏病,为风湿性心脏病(轻度二尖瓣狭窄、二尖瓣反流和主动脉瓣反流)、二尖瓣脱垂和人工二尖瓣狭窄。

3. 如何快速诊断猪链球菌中枢神经系统感染

首先,从流行病学出发,大多数患者为男性,占患者总数的 2/3 以上,需要及时询问是否有接触猪或猪肉的工作史,以及是否有生食猪肉等饮食习惯。

其次,猪链球菌引起的中枢神经系统感染多有发热(91%)、颈强直(86%)、意识改变(86%)和头痛(82%)[2]。

再次,腰椎穿刺脑脊液压力升高,白细胞、蛋白质升高,葡萄糖降低,脑脊液培养可有阳性发现;此外,mNGS也是诊断的重要手段。本例患者在来我院前,虽未行腰椎穿刺检查,但已经验性使用抗菌药物,这可能严重影响后续脑脊液培养阳性率,此时mNGS检测尤为重要。

4. 猪链球菌中枢神经系统感染容易产生哪些后遗症

猪链球菌感染起病迅速,且最易感染中枢神经系统,并易侵犯眼内和听神经,引起严重后遗症。一篇荟萃分析报道了在大多数研究中[4],听力丧失的发病率很高,主要是脑膜炎综合征的后遗症(占7%~93%),且通常是永久性的。前庭功能障碍或共济失调也很常见(占8%~80%)。此外,4%~60%的患者可出现视力下降。

5. 猪链球菌中枢神经系统感染的治疗方案如何选择

猪链球菌中枢神经系统感染首选青霉素治疗,还可选择头孢曲松治疗。近期的一项研究中[3],给所有患者静脉滴注头孢曲松2.0g,每12小时1次,疗程14天。其中2例患者在头孢曲松治疗14天后脑膜炎复发,但病情有所好转。本例患者因为初期曾给予头孢曲松治疗但效果不佳,且病情危重,因此选用万古霉素联合美罗培南治疗,病情稳定之后降级治疗,选用青霉素G联合头孢曲松治疗以保证疗效,且总疗程约需3周,以免复发。

6. 猪链球菌中枢神经系统感染治疗过程中何时需要加用激素治疗

猪链球菌中枢神经系统感染治疗过程中,特别要注意抗感染治疗后感染性炎症得到了控制，但对于如肝、肾等脏器功能的恢复，需要考虑到链球菌感染后继发的免疫激活，可能会出现继发性的免疫损伤，类似风湿热的免疫反应，很多时候会出现感染炎症恢复和脏器功能恢复不同步的情况。如果出现这类情况需要使用小剂量糖皮质激素以对抗过度激活的炎症反应。重要的是，地塞米松还可显著阻止猪链球菌诱导的蛋白质结构改变，并减弱细胞外调节蛋白激酶（extracellular regulated protein kinases，EPK）激活和基质金属蛋白酶 3（matrix metalloproteinase 3，MMP 3）表达，更能通过防止紧密连接蛋白重组和降解来改善屏障功能[5]。本例患者抗感染治疗效果佳，也没有出现脏器功能损伤，因此在整个治疗过程中未使用激素治疗。

三　专家点评

突发高热，随之快速出现意识障碍等中枢神经系统的定性表现，是急诊常见的综合征，大多要考虑脓毒症、重症感染、中枢神经系统感染等的可能。急诊医生在快速评估病情并给予急救的同时，需进行快速的针对性辅助检查以资鉴别。在完成血液、脑脊液等病原学快速送检的同时，病史的补充采集至关重要。病毒性脓毒症、细菌性脓毒症、侵袭综合征、细菌性中枢神经系统感染等的鉴别是此时的重点。

该患者起病急、进展快，高热后快速进展为意识障碍，炎性细胞明显增多，首先考虑细菌性中枢感染当无错，关键是要快速明确病原学诊断，但临床传统细菌培养阳性率低。根据我院前 15 年的数据统计，脑脊液培养阳性率不足 10%，故选择合适的病原学检查方法是急诊医生需面对的挑战。

mNGS 技术的出现,在一定程度上弥补了临床传统培养阳性率低的不足。本例患者通过 mNGS 发现脑脊液存在猪链球菌基因序列而得以诊断。当然,基因序列的存在,是否代表某种微生物的活性尚需结合临床特征来综合分析,该患者有屠宰职业暴露史,使得诊断更加明确。

猪链球菌感染曾在国内有过几次流行,近年来呈散发状态。起病急骤、炎症毒性表现突出、多系统多脏器受累是其临床特点,不及时有效治疗,常可致残、致死;单独表现为中枢神经系统感染的单系感染者较少。本例患者血液病原学检测阴性,而只有脑脊液检测到猪链球菌,也给大家带来一定的启示。

猪链球菌性脑膜炎的治疗,在生命支持的同时,抗感染选药不难,针对阳性球菌的抗菌药物大多敏感,选用时需考虑血-脑屏障的通透性和药物在脑脊液中的浓度。部分患者,在治疗后期可出现类似于免疫重建综合征样的表现,再次出现低热、肾功能异常,多需要小剂量糖皮质激素进行抗免疫治疗,以改善屏障功能。

复旦大学附属华山医院　**徐思远**

点评专家　**陈明泉**

参考文献

[1] SUSILAWATHI N M, Tarini N M A, Fatmawati N N D, et al. Streptococcus suis-associated meningitis, Bali, Indonesia, 2014 – 2017 [J]. Emerg Infect Dis, 2019,25(12):2235 – 2242.

[2] DUTKIEWICZ J, ZAJAC V, SROKA J, et al. Streptococcus suis: a re-emerging pathogen associated with occupational exposure to pigs or pork products. Part II — pathogenesis [J]. Ann Agric Environ Med, 2018,25(1):186 - 203.

[3] WANGKAEW S, CHAIWARITH R, THARAVICH-ITKUL P. et al. Streptococcus suis infection: a series of 41 cases from Chiang Mai University Hospital [J]. J Infect, 2006,52(6):455 - 460.

[4] Rayanakorn A, Goh B H, LEE L H, et al. Risk factors for Streptococcus suis infection: a systematic review and meta-analysis [J]. Sci Rep, 2018,8(1):13358.

[5] TENENBAUM T, MATALON D, ADAM R, et al. Dexamethasone prevents alteration of tight junction-associated proteins and barrier function in porcine choroid plexus epithelial cells after infection with Streptococcus suis in vitro [J]. Brain Res, 2008,1229:1 - 17.

12

反复发热伴双髋关节
疼痛的沙门菌感染

题 记

沙门菌感染多由饮食不当所致,可引起胃肠炎、肠热症、伤寒高热等表现,在急诊常会遇见,而骨关节感染相对少见,自然骨关节的沙门菌感染更是少见报道。本文报道了一例急诊的既往健康的72岁男性患者,因"发热、双髋关节疼痛伴加重1.5个月"就诊,后经髋关节积液穿刺培养后证实为D群沙门菌感染,经抗菌药物治疗后明显好转。同时还对沙门菌骨关节感染的文献进行了回顾,以期为该类疾病的急诊诊治提供帮助和依据。

一 病史摘要

【现病史】

患者男性,72岁,因"反复发热、双髋关节疼痛伴活动受限1月余"于2019年9月9日来诊。

患者1.5个月前无明显诱因出现发热(最高体温40℃)、畏寒、寒战,随即外院就诊。白细胞12.1×10^9/L,中性粒细胞占比0.751,降钙素原0.138 ng/mL,C反应蛋白3 mg/L,血培养阴性。2天后出现顽固性呃逆,6天后出现右髋关节疼痛,外院相关检查示右髋关节感染伴积液,住院予头孢唑肟治疗2周后,体温恢复正常,呃逆和髋关节疼痛好转后出院,序贯口服头孢地尼、克林霉素3~5天后停药。停药1周左右,患者再次出现发热(最高体温37.5℃),伴有畏寒、寒战,双髋关节疼痛伴活动受限,随后症状逐渐加重,不能站立,遂来我院急诊。

【既往史】

慢性支气管炎20余年,近期无发作。慢性荨麻疹病史2年,2个月前再次加重,胸、腹部出现皮疹;外院行双下肢"足三里"针灸治疗,治疗期间曾有头晕、大汗,后自行好转。

【体格检查】

体温38℃,呼吸频率18次/分,心率69次/分,血压118/78 mmHg。神志清楚,精神一般,查体配合。皮肤、黏膜无瘀点、瘀斑,口咽部无溃疡,浅表淋巴结未触及肿大。心、肺听诊无异常。腹平软,肝、脾肋下未触及。双髋关节局部皮温稍增高,无红肿。双髋关节屈曲40°~60°。双侧足跟叩击试验、屈展旋伸(fabere)征以及骨盆挤压试验阳性。

【辅助检查】

血常规:白细胞 $10.19×10^9$/L,中性粒细胞占比 0.78,降钙素原 0.08 ng/mL,C 反应蛋白 122.00 mg/L。

双髋关节增强 MRI:双侧髋关节感染、关节腔积液(图 12-1)。

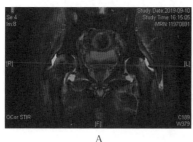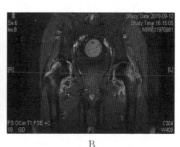

图 12-1 双髋关节增强 MRI

A. STIR 序列双侧股骨头、颈、上干及双侧髋白缘见多发斑片状高信号,双侧髋关节腔内积液;B. 抑脂增强序列见双侧髋关节囊条状强化。

【初步诊断】

①双髋关节感染;②慢性支气管炎;③慢性荨麻疹。

【诊治经过】

根据增强 MRI 结果,入院后即行局部麻醉下床旁右髋关节液穿刺术,缓慢抽出淡黄色脓液 30 mL(图 12-2)。关节液常规:白细胞 100～120 个/HP,中性粒细胞占比 0.80,淋巴细胞占比 0.20。李凡他(Rivalta)试验(++++)。关节液生化检查:乳酸脱氢酶 4 312 U/L(同步血乳酸脱氢酶 60 U/L),糖7.4 mmol/L(同步血糖 7.3 mmol/L)。标本送检病原学培养。同时予经验性抗菌治疗:莫西沙星(0.4 g,每日 1 次口服)联合多

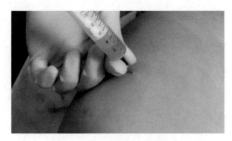

图 12-2　床旁右髋关节穿刺
针管内见抽出液

西环素(0.1g,每日2次口服)。用药第2天患者体温恢复正常。

　　随后治疗中关节液培养回报D群沙门菌(图12-3),药敏试验结果见图12-4。血培养和粪便培养阴性。关节液培养及药敏结果回报后,依据药敏,在原抗感染方案基础上加用复方磺胺甲噁唑片(2片,每日3次口服)。在急诊病房治疗7天后体温正常,髋关节疼痛明显减轻,未再呃逆,患者病情好转带药出院。

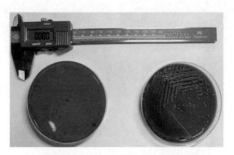

图 12-3　关节液培养回报D群沙门菌

【临床结局及随访】

　　出院1个月后随访,患者持续体温平稳,髋关节活动受限逐渐缓解,已可站立、缓慢行走,仍有双侧髋关节疼痛,以左侧为

检验结果：D群沙门菌

药敏结果：D群沙门菌　　　　　　　　　　　　耐药提示：
专家评语：

序号	抗菌药物	折点	结果	解释	序号	抗菌药物	折点	结果	解释
1	氨苄西林	<=13;>=17	6mm	耐药					
2	氨苄西林/舒巴坦	<=15;>=11	13mm	敏感					
3	头孢噻肟	<=25;>=23	32mm	敏感					
4	左氧氟沙星	<=13;>=17	24mm	敏感					
5	复方新诺明	<=10;>=16	22mm	敏感					

图 12 - 4　关节液培养及药敏试验结果

著,程度不剧烈。随访血检无明显异常,但复查双髋关节增强MRI示双侧股骨头、颈、上干及双侧髋臼缘见多发斑片状异常强化,且与首次增强 MRI 相比有进展,双髋关节积液与首次检查结果相仿(图 12 - 5)。考虑到患者临床症状明显好转,暂不调整抗菌药物的用药方案。

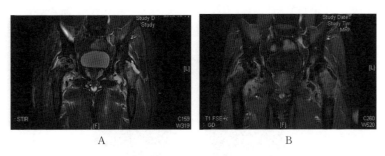

图 12 - 5　出院 1 个月后双髋关节增强 MRI

A 和 B 分别是 STIR 序列和抑脂增强序列。双侧股骨头、颈、上干及双侧髋臼缘见多发斑片状异常强化,与首次增强 MRI 相比有进展。

出院 4 个月随访,患者双下肢已行动自如,无双髋关节疼痛。双髋关节屈曲 120°~130°,双侧足跟叩击试验、屈展旋伸征以及骨盆挤压试验均阴性。复查双髋关节增强 MRI 示感染、关节积液表现与之前的检查结果相仿,部分呈陈旧性改变(图 12 - 6)。

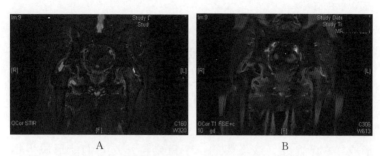

A   B

图 12 - 6　出院 4 个月双髋关节增强 MRI

A 和 B 分别是 STIR 序列和抑脂增强序列。较前相仿,部分呈陈旧性改变。

【最终诊断】

①双髋关节沙门菌感染;②慢性支气管炎;③慢性荨麻疹。

二 讨 论

1. 沙门菌骨关节炎特征

因发热伴关节疼痛和活动受限的化脓性骨关节炎在急诊并不少见,常见病原体为凝固酶阴性葡萄球菌和金黄色葡萄球菌,其次是链球菌、革兰阴性杆菌、肠球菌和厌氧菌。而沙门菌引起的骨关节感染相对罕见,仅占所有类型骨关节炎的 0.45%[1]。引起沙门菌骨关节炎的菌群主要为伤寒沙门菌(占 97.73%),其中又以肠伤寒沙门菌和鼠伤寒沙门菌为多见(占 61.36%)[2]。该类感染通常与血红蛋白病(如镰状细胞病)、免疫缺陷(如恶性肿瘤、使用免疫抑制药物、糖尿病、极端年龄)以及手术或外伤有关,而正常免疫人群更少见。沙门菌多累及单骨关节(主要为髋关节、膝关节），其他包括肋骨、胫骨干、股骨干、胸椎、腰椎、骨盆，甚至颅骨。

2. 发病机制

沙门菌最常见的入侵途径是经口入胃，在躲避胃酸消化的情况下进入回肠下段，在回肠集合淋巴结内的巨噬细胞中进行繁殖，之后侵犯肠系膜淋巴结进入胸导管，再进入血液，形成第一次菌血症。之后，潜伏在巨噬细胞中的细菌可再次释放入血，形成二次菌血症。该类菌的一个重要特性是它们能形成生物膜，其由 curli 菌毛（淀粉样蛋白菌毛）、纤维素、生物膜相关蛋白、O 抗原以及细胞外 DNA 构成。Curli 菌毛在表面黏附、细胞聚集和生物膜形成中起关键作用，并介导宿主细胞黏附和侵袭，同时还是宿主炎症反应的有效诱导剂[3]。当沙门菌侵入非吞噬细胞后能引起败血症，并通过生物膜造成远处器官的血源性播种与定植。重要的是，1‰～4‰的沙门菌感染为慢性携带状态，这种携带状态也与生物膜形成有关。本例患者入院前 2 个月有中医针灸治疗史，治疗过程中有高热、大汗，可能存在沙门菌经针刺入血，形成急性感染，后进入慢性携带状态，在患者抵抗力降低时，再次出现败血症并造成双髋关节感染。

3. 流行病学

沙门菌骨关节炎主要分沙门菌假体周围感染（periprosthetic joint infection，PJI）和沙门菌自然骨关节感染（natural bone/joint infection，NBJI）两类。在 2017 年的一篇报道中，总结了全球关于沙门菌 PJI 病例共 42 例，其中 31 例为髋关节感染（约占 73.81％），11 例为膝关节感染（约占 26.19％）[2]。在沙门菌 NBJI 方面：2019 年，印度发表了一项单中心病例报道，在

2017—2018 年的一年时间，该医疗中心一共出现 38 例沙门菌感染病例，仅有 3 例为肠外表现，均为 NBJI，占 7.89%，分别是右膝关节（关节液培养见肠伤寒沙门菌，环丙沙星 500 mg，每 12 小时 1 次，静脉滴注，连续使用 3 周后症状明显好转）、腰 4/5 椎间盘（血培养及术中脓液培养均见肠伤寒沙门菌，术后单用头孢呋辛 9 周后症状明显好转），以及右股骨远端（脓液送培养见肠伤寒沙门菌，术后单用头孢曲松 2 周后好转出院）。该文还总结了 2010—2019 年印度各地区所有健康患者沙门菌 NBJI 共 20 例，而除印度外全球范围内的沙门菌 NBJI 仅 15 例（其中，发达国家 12 例、发展中国家 3 例，这可能与发表偏倚有关）[4]。该类感染在印度这个国家的发病例数高于全球总体发病例数，可能与其目前经济和卫生发展状况有关。

与沙门菌 PJI 相比，沙门菌 NBJI 不仅仅局限于前述的髋关节和膝关节，而在肋骨、胫骨干、股骨干、胸椎、腰椎、骨盆等各类型骨均可累及，甚至是颅骨，但多发于单个骨关节，而本文所报道的病例为双侧髋关节同时感染。值得注意的是，未见小骨部位（如指骨、跖骨）感染的病例报道。

4. 治疗

在治疗方面，目前多依赖手术及抗菌药物联合治疗。值得一提的是，喹诺酮类药物可抑制沙门菌生物膜形成，破坏其定植，并具有良好的骨渗透性，故在治疗此类感染时，抗菌药物应包含喹诺酮类。

在手术指征方面，假体周围感染首选手术治疗，轻者需行开放式冲洗、清创，严重者需取出假体，在抗感染药物效果明确后，再行关节置换手术，并继续使用抗菌药物序贯治疗；而对于自然骨关节的沙门菌感染是否必须手术目前尚无明确定论。目前报道的病例中多数是手术联合抗菌药物治疗，但当多关节累及（如本文这个病例同时累及双髋关节）、患者基础条件差不能耐受手术，或者手术创伤大，术后有加重感染的风险时，可能宜首选保守治疗。

本病例在治疗之初抗菌药物已包含喹诺酮类，同时还有覆盖不典型病原体的多西环素，后根据药敏再加用复方磺胺甲噁唑片，根据药效和药敏，其药物选择是合理的。另外，患者双髋关节同时受累，在病原学明确的前体下，药物治疗后其症状和双髋关节功能也明显好转，故暂不选择手术。

5. 预后

在预后方面，多数病例预后良好；但有多系统累及、有基础疾病患者可能恢复延迟或预后不良。

2017 年的一篇文献报道了一位 57 岁男性患者，其血液、胸椎周围积液、胸腔积液均培养出沙门菌，经积极手术和抗菌药物治疗后曾好转，但在第 8 个月时患者出现意识不清，血培养再次见沙门菌，最终患者迅速死亡。报道总结了 9 例沙门菌脊柱感染病例，其中 7 例好转（占 77.78%）、2 例加重（占 22.23%）[5]。

而另一篇 2009 年的文章总结了 1944—2009 年 23 例沙门菌骨关节感染的患者中，19 例患者好转或康复（占 82.61%），2 例患者因其他原因死亡（占 8.70%），2 例患者最终因沙门菌感染加重而死亡（占 8.70%），1 例患者因严重感染而截肢（占 4.35%）[6]。综上所述，该类患者总体预后良好。

6. 总结

当有腹痛、腹泻、发热，临床表现为二次菌血症、相对缓脉、神志淡漠等沙门菌感染的临床表现,同时存在前述危险因素时,应特别注意是否有沙门菌感染。

治疗方面,假体周围感染首选手术治疗。而本病例治疗的有效性,提供了一个自然骨关节沙门菌感染单纯药物保守治疗的参考。当多关节累及、患者基础条件差不能耐受手术,或手术创伤大,术后有加重感染的风险时,可以首选保守治疗。至于疗程应根据患者情况而定,甚至可长期用药。

三 专 家 点 评

通过该病例,描述了沙门菌骨关节感染的特点、发病机制、流行病学、临床表现、诊治及预后。同时,该病例也有其自身的特殊性。首先,该患者既往无严重器质性疾病病史,免疫功能尚正常;其次,该患者是自然骨关节的感染,而且是双髋关节同时受累;再次,入侵途径上,本例患者在发病前外院行双下肢"足三里"针灸治疗,考虑存在皮肤入侵的可能性。治疗期间曾有头晕、大汗,后自行好转,可能是菌血症的表现。患者双侧髋关节同时感染,可能与双下肢均行针灸有关。

正是存在上述与常规骨关节沙门菌感染不同的特殊之处,所以在最初病原学甄别上有一定难度。在治疗最初即给予莫西沙星联合多西环素经验性治疗非常关键,后根据病原学及药敏结果,及时调整了抗菌方案。

随访患者髋关节 MRI 始终存在病变,原因之一可能是沙门菌感染引起了骨关节局部永久性结构破坏;另一原因可能是沙门菌在局部始终有定植,在局部始终造成局部破坏,破坏与修复作用达成新平衡。

复旦大学附属华山医院　马森林

点评专家　陈明泉

参考文献

［1］SANCHEZ A A, MAZUREK M T, CLAPPER M F. Salmonella osteomyelitis presenting as fibrous dysplasia. A case report［J］. Clin OrthopRelat Res，1996，(330):185-189.

［2］RAJGOPAL A, PANDA I, GUPTA A. Unusual Salmonella typhi periprosthetic joint infection involving bilateral knees: management options and literature review［J］. BMJ Case Rep，2017,(14):2017.

［3］PENG D. DHANASEKARAN D. Biofilm formation of salmonella ［M/OL］.（2016-03-07）［2022-04-15］. https://www.intechopen. com/chapters/50456.

［4］ROHILLA R, BHATIA M, GUPTA P, et al. Salmonella osteomyelitis: a rare extraintestinal manifestation of an endemic pathogen［J］. J Lab Physicians，2019,11(2):164-170.

［5］PAPAIOANNOU I, BAIKOUSIS A, KOROVESSIS P, et al. Multi-foci Salmonella enteritis osteomyelitis of thoracic spine with pleural effusion and fatal outcome. a unique case presentation and review of the literature［J］. J Orthop Case Rep，2017,7(1):69-74.

［6］SCHNEIDER L, EHLINGER M, STANCHINA C, et al. Salmonella enterica subsp. arizonae bone and joints sepsis. A case report and literature review［J］. OrthopTraumatol Surg Res，2009,95(3):237-242.

第二篇
临床思维

当矛盾凸显、线索太多时,高明的医生常能找到最准的方向,药到病除。

13

糖尿病酮症酸中毒基础上的混合感染

题 记

　　糖尿病合并感染常使得原发病加重,是急诊常见的临床问题。当糖尿病酮症酸中毒(DKA)发生时,常需思考是否存在感染性疾病的诱发因素,如何鉴别诊断,是急诊首诊医生的必要思考。当此类患者合并感染时,病情往往更为危急,急诊医生在处理原发病的基础上,对感染性疾病合并症的精准识别和及时处治,决定着患者的预后。本文报道了一位2型糖尿病的中年女性患者,发生溶血性葡萄球菌感染合并念珠菌感染的案例。

一 病史摘要

【现病史】

患者女性,42 岁,因"高热伴意识障碍 1 天"来诊。

患者于 2020 年 8 月 17 日无明显诱因出现发热,伴寒战,体温 40.3℃,气促伴烂苹果味,继而出现一过性意识不清,呼之不应,持续时间短,意识恢复后不能回忆。8 月 18 日来到我院急诊。追溯病史,患者入院前几日胃纳少,且患者体形消瘦,一般营养状况较差。

患者来院即入抢救室,血压 95/50 mmHg,体温 38℃,心率110 次/分,呼吸频率 20 次/分;指末血氧饱和度 99%(鼻导管吸氧 3 L/min);血气分析提示代谢性酸中毒;血常规检查示白细胞 $2.97×10^9$/L,血清淀粉样蛋白 A>288.00 mg/L,C 反应蛋白 232.59 mg/L;D - 二聚体 12.8 mg/L;生化检查示血糖 21 mmol/L,肌酐 145 μmol/L,钠 126 mmol/L,氯 87 mmol/L;尿常规检查示尿糖阳性,镜检白细胞 15~20 个/HP;胸部 CT(2020 - 8 - 18)检查示左肺下叶胸膜增厚(图 13 - 1),腹部 CT检查示膀胱壁厚薄欠均匀。予以扩容、升压、纠正酸中毒、控制血糖及抗感染等治疗。为进一步治疗,8 月 19 日收入急诊重症监护病房。

【既往史】

2 型糖尿病病史 17 年,平素不监测血糖,平日口服格列齐特缓释片(达美康)90 mg(早)、消渴丸 9 丸(晚)。

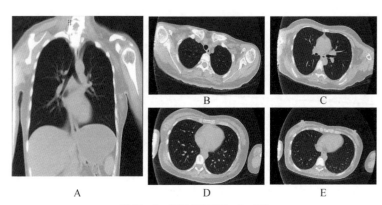

图 13-1 胸部 CT(2020-8-18)

示左肺下叶胸膜增厚。

【体格检查】

体温 37.4℃,血压 81/51 mmHg(多巴胺静脉泵入维持),神志清楚,问诊、查体配合。口唇无发绀,气管居中。颈部及胸部可见多处皮肤软组织破溃,部分结痂。双肺呼吸音粗,未闻及明显干、湿性啰音。心率 122 次/分,律齐,各瓣膜听诊区未闻及病理性杂音。全腹软,全腹未及压痛、反跳痛及肌紧张,肝、脾肋下未及。无双下肢水肿。四肢肌力及肌张力正常,双侧病理征阴性。

【实验室及辅助检查】

有关新冠肺炎检查:新冠病毒核酸阴性,新冠病毒抗体IgM、IgG 阴性。

血常规:白细胞 2.97×10^9/L,血红蛋白 123 g/L,血小板 153×10^9/L,血清淀粉样蛋白 A>288 mg/L,C 反应蛋白232.59 mg/L。

血生化:钾 4.4 mmol/L,钠 126 mmol/L,氯 87 mmol/L,葡萄糖 21 mmol/L,肌酐 145 μmol/L,乳酸脱氢酶 471 U/L,淀粉

酶 127 U/L,血氨＜9.0 μmol/L。

凝血功能:凝血酶原时间 12.7 s,活化部分凝血活酶时间 30.2 s,国际标准化比值 1.09,纤维蛋白原 7.16 g/L,D-二聚体 12.8 mg/L。

尿常规:尿葡萄糖(＋＋＋＋),尿酮体(＋＋),尿蛋白(＋),白细胞 15～20 个/HP,红细胞 9～10 个/HP。

血气分析(鼻导管吸氧 3 L/min):pH 值 7.45,二氧化碳分压 25.6 mmHg,氧分压 123 mmHg,血氧饱和度 99.2%,血红蛋白 107 g/L,钾 3.3 mmol/L,钠 126 mmol/L,钙 1.06 mmol/L,氯 94 mmol/L,血糖 19.6 mmol/L,乳酸 3.8 mmol/L,碱剩余－6.2 mmol/L,碳酸氢根 17.8 mmol/L。

血细胞分析:白细胞 26.02×10^9/L,中性粒细胞占比 0.923,血红蛋白 100 g/L,血小板 126×10^9/L。

降钙素原＞100 ng/mL。

糖化血红蛋白 13.4%。

心电图:①窦性心动过速;②T 波改变(Ⅰ、aVL 低平,Ⅱ、Ⅲ、aVF 低平,V4、V5、V6 低平)。

肺 CT:左肺下叶胸膜增厚,请结合临床随访(见图 13-1)。

上腹部 CT:左肾低密度影,必要时行腹部增强 CT。

下腹部 CT:①膀胱壁厚薄欠均匀,建议随访;②右侧附件饱满伴低密度影,必要时行妇科超声检查。

【初步诊断】

①2 型糖尿病酮症酸中毒? ②脓毒性休克,泌尿系感染,皮肤软组织感染? ③肺栓塞? ④急性肾损伤;⑤电解质紊乱:低钠低氯血症。

二 临床关键问题及处理

关键问题1. 患者意识障碍的原因是什么,是糖尿病酮症酸中毒,还是脓毒性休克

从病史特点来看,本患者为中年女性,既往有2型糖尿病史17年,平素血糖监测不规范,控制不佳,存在感染的高危因素。本次高热起病,伴寒战,有气促,后出现一过性意识不清,意识恢复后不能回忆,来院时血压低,需要血管活性药物支持,入院后随访血白细胞及PCT均明显增高,符合脓毒性休克的发展特点。同时追溯病史,患者来院前几日胃纳少,且患者体形消瘦,一般营养状况较差,来院时急诊查血糖明显升高,尿糖、尿酮体阳性,血气分析提示代谢性酸中毒,符合糖尿病酮症酸中毒的表现。故结合患者发病情况、查体及辅助检查等结果,考虑患者为糖尿病酮症酸中毒和脓毒性休克的诊断明确。

入院后经验性予以头孢唑肟钠(2.0g,每12小时1次,静脉滴注)联合左氧氟沙星(0.3g,每日1次,静脉滴注)抗感染,多巴胺升压,胰岛素控制血糖,积极补液扩容,纠正酸中毒及电解质紊乱,并进一步完善相关检查,积极病原学检测。经积极抗感染及液体复苏治疗后,患者体温下降,入院第3天停用血管活性药物,自主进食,精神状态逐步好转。

住院期间完善超声心动图检查示心内结构及血流未见明显异常,心脏射血分数(EF)62%,患者入院第2天脑钠肽(BNP)及心肌酶明显升高,随后动态复查BNP及心肌酶均明显下降(图13-2、图13-3),故考虑脓毒症心肌损害可能性大。随着

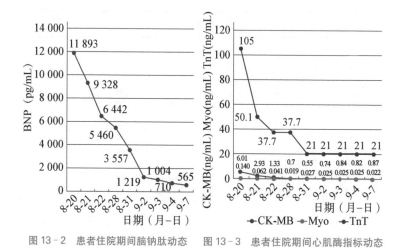

图 13‑2 患者住院期间脑钠肽动态变化

图 13‑3 患者住院期间心肌酶指标动态变化

脓毒症的治疗,身体得到良好恢复。

自此,结合相关病史和诊治反应,考虑患者意识障碍的原因以脓毒性休克为主,糖尿病急性并发症在其中起到协同作用。

中段尿培养(2020‑8‑22)示光滑念珠菌(图 13‑4A),血培养(2020‑8‑24)示大肠埃希菌(见图 13‑4B)。根据病原学培养及药敏结果,将抗感染方案调整为亚胺培南西司他丁(2.0 g,每 8 小时 1 次,静脉滴注)+左氧氟沙星(0.3 g,每日 1 次,静脉滴注)+氟康唑(400 mg,每日 1 次,静脉滴注)。

调整治疗方案后,患者精神渐萎,痰量增多,仍间断发热,1 周后出现烦躁及呼吸急促,指末血氧饱和度波动于 90%~94%,予以完善肺动脉 CT 血管造影,未见明显栓塞表现,提示两肺炎症进展,两侧胸腔积液,右肺下叶膨胀不全(图 13‑5)。

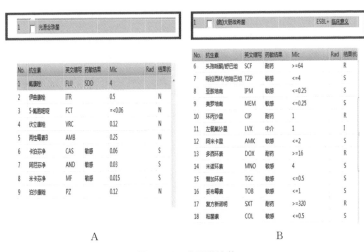

图 13-4　病原学培养

A. 中段尿培养，示光滑念珠菌；B. 需氧血培养，示大肠埃希菌。

左侧（A）：1 □ 光滑念珠菌

No.	抗生素	英文缩写	药敏结果	Mic	Rad	结果状
1	氟康唑	FLU	SDD	4		
2	伊曲康唑	ITR		0.5		N
3	5-氟胞嘧啶	FCT		=<0.06		N
4	伏立康唑	VRC		0.12		N
5	两性霉素B	AMB		0.25		N
6	卡泊芬净	CAS	敏感	0.06		S
7	阿尼芬净	AND	敏感	0.03		S
8	米卡芬净	MF	敏感	0.015		S
9	泊沙康唑	PZ		0.12		N

右侧（B）：1 □ (俭)大肠埃希菌　　ESBL+ 临床意义

No.	抗生素	英文缩写	药敏结果	Mic	Rad	结果状
6	头孢哌酮/舒巴坦	SCF	耐药	>=64		R
7	哌拉西林/他唑巴坦	TZP	敏感	<=4		S
8	亚胺培南	IPM	敏感	<=0.25		S
9	美罗培南	MEM	敏感	<=0.25		S
10	环丙沙星	CIP	耐药	1		R
11	左氧氟沙星	LVX	中介	1		I
12	阿米卡星	AMK	敏感	<=2		S
13	多西环素	DOX	耐药	>=16		R
14	米诺环素	MNO	敏感	4		S
15	替加环素	TGC	敏感	<=0.5		S
16	妥布霉素	TOB	敏感	<=1		S
17	复方新诺明	SXT	耐药	>=320		R
18	粘菌素	COL	敏感	<=0.5		S

A　　　　　　　　　　B

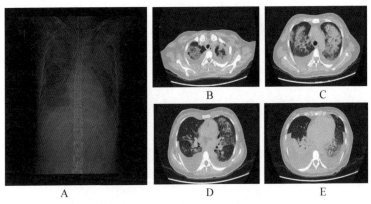

图 13-5　肺动脉 CT 血管造影

示两肺炎症进展，两侧胸腔积液，右肺下叶膨胀不全。

关键问题 2. 在强有力的抗感染及降糖消酮治疗下，为何肺部炎症性表现仍在加重，病情出现恶化

依据相关检查结果，血糖及酮体基本恢复正常，但肺部炎症

性表现的加重却在提醒临床医生感染是否真正得到控制。

要解决感染事件首先要明确其原发感染灶及可能的入侵途径。

首先,考虑皮肤软组织来源可能。入院后查体发现前胸及颈部多处皮肤破溃及结痂,追问病史,患者反复出现皮肤破溃,且有反复抓挠史,破溃部位不易愈合,提示皮肤屏障的破坏是可能的入侵途径。

其次,考虑泌尿系统来源可能。患者急诊抢救室查尿常规示镜检白细胞增多,入院后完善病原学检查示光滑念珠菌(尿培养)及大肠埃希菌(血培养),是泌尿道感染常见病原体。

在早期治疗中随访患者白细胞、中性粒细胞、降钙素原等炎症指标持续较高(图 13 - 6),提示感染未得到有效控制。而患者住院期间复查肺 CT 血管造影发现肺部炎症较前明显进展,但患者在急诊抢救室期间肺 CT 检查提示基本正常,排除误吸等因素,考虑存在血行播散引起肺部感染的可能。

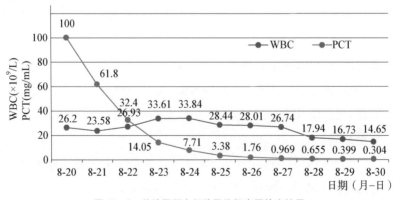

图 13 - 6　住院期间白细胞及降钙素原检查结果

　　综上所述，结合前期病原学药敏试验结果，调整抗菌方案为美罗培南（1.0 g，每 6 小时 1 次）联合卡泊芬净继续抗菌治疗。同时考虑患者病情波动与肺部炎症进展相关，遂行纤维支气管镜检查，取肺泡灌洗液送 NGS，结果示溶血性葡萄球菌（序列数 1688）、光滑念珠菌（序列数 101）、白念珠菌（序列数 26）、人类疱疹病毒 1 型（单纯疱疹病毒，序列数 470）（图 13 - 7）。

　　关键问题 3. 如何根据病原学检查结果制订抗感染方案

　　患者肺泡灌洗液 NGS 结果与前期血、尿培养结果不相匹配，且根据前期血、尿培养结果制订的抗菌治疗方案效果欠佳，此时对于病原学的解读当如何取舍，下一步治疗方案应如何制订？

　　需要说明的是，患者病程中无咳痰，且对治疗配合不佳，治疗前期无法留取痰液标本，后随病情变化完善了纤维支气管镜检查及肺泡灌洗，灌洗液 NGS 检出光滑念珠菌和白念珠菌，而早在病初行中段尿培养也曾回报光滑念珠菌。

　　溶血葡萄球菌及念珠菌都是常见皮肤定植细菌，一般认为是假阳性或非致病菌。结合本例患者，若肺炎为皮肤来源血行播散所致，则存在混合感染可能。再者，本例患者有长达 17 年 2 型糖尿病病史，且既往不监测血糖，入院查糖化血红蛋白明显升高，提示既往血糖控制差，存在免疫抑制基础，不除外条件致病菌感染。

　　结合病原学与临床疗效，最终考虑患者肺炎为葡萄球菌合并念珠菌的混合感染可能，加用利奈唑胺（0.6 g，每 12 小时 1 次），继续原美罗培南及卡泊芬净治疗。

1.细菌列表

类型[a]	种[b]				属		
	中文名	拉丁名[c]	序列数[d]	相对丰度[e]	中文名	拉丁名	序列数
G⁺	溶血葡萄球菌	*Staphylococcus haemolyticus*	1688	91.69%	葡萄球菌属	*Staphylococcus*	1787

类型[a]：G⁺：革兰阳性菌；G⁻：革兰阴性菌

2.真菌列表

种				属		
中文名	拉丁名	序列数	相对丰度	中文名	拉丁名	序列数
光滑念珠菌	*Candida glabrata*	101	74.26%	念珠菌属	*Candida*	127
白色念珠菌	*Candida albicans*	26	19.12%	念珠菌属	*Candida*	127

3.病毒列表

中文名	拉丁名	序列数	相对丰度
人类疱疹病毒1型（单纯疱疹病毒）	Human herpesvirus 1	470	100.00%

A

1.细菌列表

类型[a]	种[b]				属		
	中文名	拉丁名[c]	序列数[d]	相对丰度[e]	中文名	拉丁名	序列数
G⁺	溶血葡萄球菌	*Staphylococcus haemolyticus*	480	9.81%	葡萄球菌属	*Staphylococcus*	536

类型[a]：G⁺：革兰氏阳性菌；G⁻：革兰氏阴性菌

2.真菌列表

种				属		
中文名	拉丁名	序列数	相对丰度	中文名	拉丁名	序列数
光滑念珠菌	*Candida glabrata*	27	7.54%	念珠菌属	*Candida*	48
白色念珠菌	*Candida albicans*	13	3.63%	念珠菌属	*Candida*	48

3.病毒列表

中文名	拉丁名	序列数	相对丰度
人类疱疹病毒1型（单纯疱疹病毒）	Human herpesvirus 1	50	79.37%

B

图 13-7 肺泡灌洗液 NGS(2020-8-30)

示溶血性葡萄球菌、光滑念珠菌、白念珠菌、人类疱疹病毒1型（单纯疱疹病毒序列）。A. DNA 测序结果；B. RNA 测序结果。

【临床结局】治疗后第 2 周复查胸部 CT(2020－9－3)（图 13－8），示肺部炎症较前明显吸收，同时血常规白细胞数及降钙素原（见图 13－6）逐步恢复至基本正常；复查血培养阴性，中段尿培养转阴，颈部及前胸皮肤破溃处结痂，顺利出院。

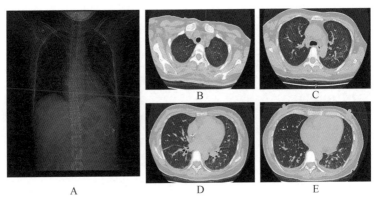

图 13－8　胸部 CT(2020－9－3)
示肺部炎症较前明显吸收。

【最终诊断】

①脓毒性休克（溶血性葡萄球菌、念珠菌属）；②2 型糖尿病酮症酸中毒。

三 专 家 点 评

该病例为典型的糖尿病血糖控制不佳基础上合并严重感染，进而进展到脓毒症休克的状态。急诊医生在早期抢救室初步检查后发现突出矛盾为糖尿病酮症酸中毒的基础上继发的重症感染。在初步稳定病情、详细询问病史及认真仔细查体的基础上,发现患者皮肤软组织感染,多次破溃,存在细菌入血的可能性,并经过影像学、NGS 技术和细菌培养等确认感染源及致病菌,进行有针对性的治疗,最终取得治疗成功。该例为急诊特别是抢救室和监护室的常见感染患者,此类患者起病急,病情进展快,这就要求临床医生能够快速甄别疾病,抓主要矛盾进行精准干预,以期取得治疗成功。

上海市东方医院　　杨　倩　　包晓玮

点评专家　　唐伦先

14

外伤后金黄色葡萄球菌脑膜炎

题　记

　　细菌性脑膜炎是一类急诊常见的急危重症,大多起病急,进展快,病情重,急诊医生常常需要在病原体尚未明确的情况下采取经验性治疗。此时,病原体的入侵途径是重要的病史采集内容,往往决定着用药的方向。本文报道一例在头部外伤10天后逐渐出现中枢神经系统(CNS)感染表现的患者,最终医生以感染入侵途径为突破口,获得治疗成功。

一 病 史 摘 要

【现病史】

患者男性,71岁,因"头部外伤半个月,发热4天"于2020年9月14日就诊我院急诊科。

患者半个月前外出时不慎摔伤,头部着地,右侧额部出现一伤口长约5cm,较深,周围可见渗血,同时伴有腹部疼痛,无意识丧失,无发热,无二便失禁,无头晕、头痛,无视物模糊,无恶心、呕吐,无胸闷、胸痛,无心悸、气促等不适,未就诊。患者自行应用活血化瘀药物贴(具体名称不详)治疗1周后,腹痛症状缓解,但是出现胸背部疱疹样皮疹及右侧额部包块。遂就诊于外院皮肤科,考虑"带状疱疹",予以甲钴胺、抗病毒药物等治疗后,患者胸背部皮疹缓解,但是右侧额部包块较前增大,未予重视。入院4天前,患者出现发热,最高体温38.5℃,无明显畏寒寒战,无其他不适主诉,物理降温无效。1天前(2020-9-13),家属发现患者意识模糊,呼唤应答迟钝,遂送诊我院神经外科。查血白细胞$8.90×10^9$/L,中性粒细胞占比0.902,C反应蛋白>240.00mg/L,头部CT检查示右侧额颞部皮下结节,予头孢呋辛钠抗感染、扩容补液等对症治疗。现患者仍神志欠清,呈昏睡状态,有间断发热,同时监测血糖发现偏高,以"脓毒血症、头皮血肿伴感染"收治我院急诊病房。

【既往史】

有高血压病史30余年,血压最高可达165/95mmHg左右,长期口服氨氯地平,血压控制尚可。否认冠心病、糖尿病、慢性呼吸系统疾病、脑梗死、慢性肝肾功能不全等其他慢性病病史。否认重大手术史。否认药物、食物过敏史。

【体格检查】

体温 37.5℃,脉率 118 次/分,呼吸频率 26 次/分,血压 144/74 mmHg,脓毒症相关性器官功能衰竭评价(SOFA)3 分,急性生理学和慢性健康状况评价Ⅱ(APACHE Ⅱ)11 分。昏睡状态,问答及查体不能合作。右侧额部见一 5 cm×5 cm 肿块,局部皮肤潮红,皮温高,未触及波动感,无破溃。腹软,无肌卫,肝、脾肋下未及,移动性浊音阴性。四肢肌张力正常,肌力不能查及。双侧病理反射未引出。

【实验室及辅助检查】

血常规:白细胞 8.90×10⁹/L,中性粒细胞占比 0.902,淋巴细胞占比 0.046,血红蛋白 141 g/L,血小板 187×10⁹/L,C 反应蛋白>240.00 mg/L;降钙素原 29.3 ng/mL,IL-6 150 pg/mL。

尿常规:尿葡萄糖(++++),尿胆原(+),尿蛋白(+),尿隐血(+++),酸碱度 5.5,尿比重 1.023,淡黄色,透明度清,红细胞 17.10×10⁶/L,白细胞 7.60×10⁶/L。

血生化:血糖 33.9 mmol/L,肌酐 121 μmol/L,谷丙转氨酶 42 U/L,谷草转氨酶 54 U/L,结合胆红素 8.6 μmol/L,非结合胆红素 9.0 μmol/L,钾 3.7 mmol/L,钠 136 mmol/L。

凝血功能:D-二聚体 4.73 mg/L,凝血酶原时间 15.2 s,活化部分凝血酶原时间 33.2 s,纤维蛋白原 7.09 g/L。

胸部 CT:双肺上叶结节,双肺散在慢性炎症,主动脉及部分冠状动脉硬化(图 14-1)。

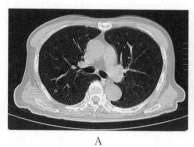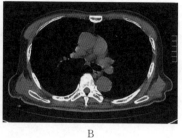

图 14-1 胸部 CT

A. 肺窗;B. 纵隔窗。

头颅 CT:①右侧额颞部皮下结节;②左侧岛叶、双侧基底节区腔隙性梗死灶;③老年脑、脑白质变性(图 14-2)。

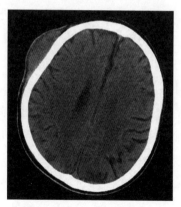

图 14-2 头颅 CT

【初步诊断】

①意识障碍,原因待查:CNS 感染(细菌性病毒性)? 高渗性高血糖昏迷? ②脓毒血症;③高血压 2 级(很高危组);④2型糖尿病。

【急诊处理】

（1）抗感染：阿昔洛韦，500 mg，每 8 小时 1 次，静脉滴注；头孢曲松，2 g，每日 1 次，静脉滴注。

（2）对症支持治疗：促醒，控制血糖，补充白蛋白、营养等。

（3）收治急诊病房。

二 临床关键问题及处理

关键问题 1. 患者意识障碍的病因是什么

本患者为老年男性，外伤后额部包块进行性增大，继而出现发热、意识障碍来诊，血检发现炎症感染指标及血糖异常升高。患者总体呈现急性病程的特点。为阻止病情进一步发展，在对症处理的同时应首先明确患者意识障碍的原因。

主要鉴别诊断如下。

（1）脓毒性休克：患者意识障碍伴体温升高，同时血检发现炎症感染指标明显升高，提示感染存在，但入院时生命体征平稳，对症治疗下血压不低，平素血压控制尚可，脓毒性休克致使脑灌注不足的依据不够充分，暂不予考虑。

（2）CNS 感染：患者发热伴进展性意识障碍，符合 CNS 感染的临床特征，为进一步明确诊断需完善腰穿行脑脊液相关检查。

（3）糖尿病高渗性昏迷：患者否认糖尿病病史，未进行饮食控制及运动，此次入院血糖 33.9 mmol/L，尿糖（＋＋＋＋），结合患者意识障碍情况，考虑糖尿病高渗性昏迷可能，予充分降糖、扩容等治疗以观察疗效。

(4) 外伤性脑功能障碍:患者在头部外伤 10 天后逐渐出现意识障碍,且病前有发热,就诊完善头颅 CT 检查示颅内未见明显异常,故暂不予以考虑。

基于以上考虑,入院后继续予阿昔洛韦联合头孢曲松抗感染,辅以降糖、扩容等治疗,并积极完善相关辅助及病原学检查。

入院后第 2 天,特异性病原菌检查回报梅毒螺旋体特异性抗体 291.3 阳性,梅毒螺旋体非特异性抗体 1:16 阳性,诊断为 Ⅰ 期梅毒。第 3 天中段尿培养、血培养(双侧阳性)均回报金黄色葡萄球菌(图 14 - 3A、B)。同时完善腰椎穿刺,脑脊液常规、生化:无色、清,潘氏试验阳性;白细胞 $7 \times 10^6/L$,总蛋白 1850 mg/L,葡萄糖 8.7 mmol/L,氯 143 mmol/L。脑脊液同时送检病原学培养及 NGS,回报细菌和真菌培养阴性,检出金黄色葡萄球菌(见图 14 - 3C)。至此,结合病史,考虑患者"中枢神经系统感染"诊断明确,遂加用万古霉素(1g,每 12 小时 1 次,静脉滴注)治疗,患者意识状态渐好转,从呼之可应到对答切题。

检测结果:金黄色葡萄球菌 菌落计数:6万cfu/ml;

药敏结果	金黄色葡萄球菌			鉴定评语:	
序 No	抗 菌 药 物 Antibacterials	抑菌圈直径 K-B(mm)	最低抑菌浓度 MIC(mg/1)	敏 感 度 Sensitivity	折 点 MIC/K-B
1	头孢西丁筛选		Neg	阴性	
2	苄青霉素		0.06	敏感	
3	诱导克林霉素耐药		Neg	阴性	
4	β-内酰胺酶			阴性	
5	磷霉素	33			12-16
6	头孢洛林		0.25	敏感	<=1;>=8
7	克林霉素		0.25	敏感	<=0.5;>=4
8	达托霉素		1	敏感	<=1;-
9	红霉素		0.5	敏感	<=0.5;>=8
10	庆大霉素		<=0.5	敏感	<=4;>=16
11	左氧氟沙星		0.25	敏感	<=1;>=4
12	利奈唑胺		2	敏感	<=4;>=8
13	莫西沙星		<=0.25	敏感	<=0.5;>=2
14	苯唑西林		<=0.25	敏感	<=2;>=4
15	利福平		<=0.5	敏感	<=1;>=4
16	替考拉宁		<=0.5	敏感	<=8;>=32
17	复方新诺明		<=10	敏感	<=40;>=80
18	万古霉素		<=0.5	敏感	<=2;>=16

A

检测结果:金黄色葡萄球菌;

药敏结果 金黄色葡萄球菌			鉴定评语:		
序 No	抗菌药物 Antibacterials	抑菌圈直径 K-B(mm)	最低抑菌浓度 MIC(mg/1)	敏感度 Sensitivity	折点 MIC/K-B
1	头孢西丁筛选		Neg	阴性	
2	苄青霉素		0.12	敏感	
3	诱导克林霉素耐药		Neg	阴性	
4	β-内酰胺酶			阴性	
5	磷霉素	32		敏感	13-15
6	头孢洛林		0.25	敏感	<=1;>=8
7	克林霉素		0.5	敏感	<=0.5;>=4
8	达托霉素		1	敏感	<=1;-
9	红霉素		0.5	敏感	<=0.5;>=8
10	庆大霉素		<=0.5	敏感	<=4;>=16
11	左氧氟沙星		0.25	敏感	<=1;>=4
12	利奈唑胺		2	敏感	<=4;>=8
13	莫西沙星		<=0.25	敏感	<=0.5;>=2
14	苯唑西林		0.5	敏感	<=2;>=4
15	利福平		<=0.5	敏感	<=1;>=4
16	替考拉宁		<=0.5	敏感	<=8;>=32
17	复方新诺明		<=10	敏感	<=40;>=80
18	万古霉素		1	敏感	<=2;>=16

B

1.细菌列表

类型[a]	种[b]				属		
	中文名	拉丁名[c]	序列数[d]	相对丰度[e]	中文名	拉丁名	序列数
G[+]	金黄色葡萄球菌	Staphylococcus aureus	452	62.87%	葡萄球菌属	Staphylococcus	489

C

1.细菌列表

类型[a]	种[b]				属		
	中文名	拉丁名[c]	序列数[d]	相对丰度[e]	中文名	拉丁名	序列数
G[+]	金黄色葡萄球菌	Staphylococcus aureus	3748	97.94%	葡萄球菌属	Staphylococcus	3998

D

图 14-3 病原学检查(示金黄色葡萄球菌)

A. 中段尿培养;B. 血培养;C. 脑脊液;D. 穿刺液。

综上所述,本患者意识障碍原因以 CNS 感染为主要原因可能性大,糖尿病高渗性昏迷可能有协同作用。

关键问题 2. CNS 感染的入侵途径是什么

综合病史及相关检查结果推断,最大的可能是病原体通过皮肤软组织入侵,经血行播散,最终跨过血-脑屏障进入 CNS。

患者病程中标志性临床事件主要为头皮包块和意识障碍。在发生时间上,外伤后有头皮外伤,其后出现头皮包块在先,且病程中有增大并出现红肿、皮温升高,发热伴意识障碍在后,二者可能存在一定的相关性。外伤后短期内头皮包块的形成与进展,往往提示头皮血管的破损,即所谓的包块其实是血肿。其后包块出现红肿与皮温升高,提示局灶性软组织感染的可能,此时血肿即进展成为脓肿。最初头皮外伤时的直接入侵是致病微生物最可能的入侵方法。随后出现的发热和意识障碍则是病原菌随血行播散导致中枢感染的表现。此外,患者长期糖尿病史提示有免疫抑制基础状态,为血行播散性感染的高危因素。

为验证此推断,首先需证实以下内容:①头皮包块实为头皮脓肿,且发生在最先;②致病微生物与 CNS、血行、尿路感染相同。故而,首先需进一步完善头皮包块的定性检查,并尽可能穿刺获取标本送检病原学。

在入院第 1 天,即完善头皮包块超声检查,示右额部肿块区皮下异常回声,炎性病变可能(图 14 - 4)。入院第 3 天,在腰椎穿刺的同时亦完善头皮包块的穿刺,穿刺液同时送检病原学培养及 NGS,回报细菌和真菌培养阴性,NGS 检出金黄色葡萄球菌、人类疱疹病毒 3 型(见图 14 - 3D)。入院第 10 天,患者头皮脓肿成熟,有波动感,联合神经外科予以清创,引流出脓性液体。

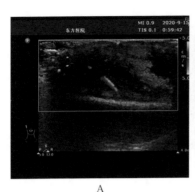 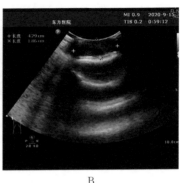

A   B

图 14 - 4   头皮肿物超声

示右额部肿块区皮下异常回声,炎性病变可能。

至此我们发现,患者存在头皮脓肿,并有血、尿、CNS 多部位感染,且病原学检查及药敏试验结果相同,强烈提示血行播散性感染的可能。初步验证了最初的猜想,即患者 CNS 感染的入侵途径为血行播散,来源于皮肤的可能性大。

治疗中患者意识逐渐改善,体温平复,但随访血常规发现血小板下降至 $31 \times 10^9 / L$(图 14 - 5)。

关键问题 3. 本例患者血小板减少的病因是什么? 下一步应当如何治疗

本例患者治疗过程中出现血小板减少,主要鉴别以下两方面原因:①感染性因素。患者有糖尿病,基础免疫功能较差,在此基础上暴发多重病原菌感染(带状疱疹、梅毒、多部位金葡菌感染),在骨髓抑制状态与纤溶亢进消耗的多重作用下,最终致使血小板减少。②药物性因素。阿昔洛韦致药物性免疫性血小板减少(DIPT)病例在国内外均有报道[1,2],但此类血小板减少多出现在开始阿昔洛韦治疗后的 3~10 天。

基于上述思考,根据中国严重脓毒症休克治疗指南,当血小板<50×10⁹/L 时,应当考虑注射重组人血小板生成素(rhTPO),遂住院期间加用重组人血小板生成素(特比澳)刺激血小板生成,并在明确脓毒症病原为金黄色葡萄球菌后,于入院第 10 天停阿昔洛韦,此后随访血小板明显回升(见图 14-5)。

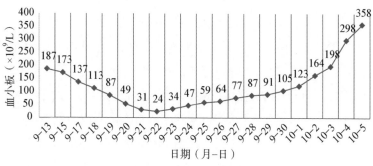

图 14-5 患者血小板变化情况

入院后 15 天,复查血常规、炎症感染指标基本恢复正常。

入院后 27 天患者各项指标正常,神志清,体温平复(图 14-6),无明显不适主诉,予以出院。

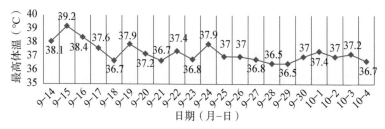

图 14-6 患者住院期间体温变化情况

【最终诊断】

①CNS 感染(金黄色葡萄球菌);②脓毒血症:播散性金黄色葡萄球菌感染,血流感染、尿路感染、头皮脓肿;③高血压 2 级(很高危组);④2 型糖尿病;⑤梅毒;⑥带状疱疹。

三 讨 论

1. CNS 感染治疗选择抗菌药物的一般原则是什么

CNS 感染指各种病原体包括病毒、细菌、真菌、寄生虫等侵犯 CNS 实质、脑膜、血管引起的急性和慢性疾病。CNS 感染途径主要有血行感染、直接感染、神经干逆行感染等。对于 CNS 感染在病原菌未明确前,应根据临床资料作出病原菌判断,尽快开始经验性治疗。CNS 因存在血-脑屏障,正常状态下抗生素不可通过血-脑屏障,在颅内炎症状态下血-脑屏障通透性增加,某些抗生素可通过血-脑屏障进入 CNS 治疗颅内感染。

关于颅内感染的抗生素选择问题:①大部分青霉素类药物对正常脑脊液的透过性差、对炎性脑脊液的透过性提高。青霉素、氨苄西林可用于治疗脑膜炎奈瑟菌,氨苄西林可治疗单核细胞增多性李斯特菌、流感嗜血杆菌,苯唑西林可治疗甲氧西林敏感的葡萄球菌。②头孢菌素同青霉素一样对正常血-脑屏障透过性差,第 3、4 代头孢菌素类抗生素能透过炎性脑脊液。头孢曲松或头孢噻肟用于治疗肺炎链球菌、产酶流血嗜血杆菌、克雷伯菌、大肠埃希菌引起的细菌性脑膜炎,头孢他啶与氨基糖苷类联合可治疗铜绿假单胞菌引起的 CNS 感染。③万古霉素对炎性脑脊液的透过性好,与头孢曲松联合可治疗对青霉素耐药的肺炎链球菌引起的 CNS 感染；与磷霉素联合可治疗对甲氧西林耐药的葡萄球菌引起的 CNS 感染。④亚胺培南有增加痫性发作的风险，不应用于 CNS 感染。美罗培南对炎性脑脊液的透过性好，可用于治疗多重耐药的革兰阴性杆菌、严重需氧菌和厌氧菌混合的 CNS 感染。⑤莫西沙星可用于治疗对青霉素耐药的肺炎链球菌 CNS 感染；环丙沙星联合氨基糖苷类可治疗铜绿假单胞菌引起的感染。大部分氟喹诺酮类药物的耐受性限制了其高剂量，因此它们在治疗 CNS 感染的适应证是有限的。⑥大环内酯类和四环素类对正常和炎性脑脊液的透过能力均差。⑦氨基糖苷类中的阿米卡星和庆大霉素能透过炎性脑脊液，可与其他药联合治疗铜绿假单胞菌引起的 CNS 感染，也可通过鞘内注射的方式给药。⑧甲氧苄啶、磺胺甲噁唑、复方磺胺甲噁唑、磺胺嘧啶可透过血-脑屏障，脑膜呈化脓性炎症时脑脊液中药物浓度可达血浓度的 $80\% \sim 90\%$。⑨甲硝唑、替硝唑对正常脑膜有很好的穿透性，炎性脑膜时脑脊液中药物浓度为血药浓度的 90%。可联合其他药物用于脑脓肿的治疗。

2. 金黄色葡萄球菌所致 CNS 抗感染治疗如何选用抗生素

CNS 周围的屏障以及多重耐药菌的出现对有效治疗 CNS 感染提出了挑战。万古霉素是一种糖肽类抗生素，用于治疗和预防由革兰阳性菌引起的各种细菌感染，包括耐甲氧西林金黄色葡萄球菌(MRSA)，也用于肠球菌、链球菌和甲氧西林敏感的金黄色葡萄球菌(MSSA)等引起的感染。万古霉素被推荐作为颅内感染的一线治疗药物。然而，通过静脉输注给药时，万古霉素在脑脊液中的渗透是有限的。静脉输注万古霉素未能改善对万古霉素敏感细菌感染的脑膜炎临床和实验室指标时，可考虑玻璃体内注射给药。一般来说，玻璃体内注射给药仅限于那些全身性抗菌药物未能治愈的重症病患[3]。

3. 脓毒症相关血小板减少症的病因及临床意义

脓毒症相关血小板减少症是重症监护病房（ICU）常见的并发症。脓毒症相关的血小板减少症病因，主要有感染、DIC、骨髓抑制、药物因素、补液、创伤以及外科手术等[4]。目前已经较为明确的脓毒症相关血小板减少症的病理生理机制有：①感染发生时，病原菌及其产物直接损伤巨核细胞，使血小板产生减少。由于病毒或细菌感染，导致细菌内毒素及造血负调控因子直接作用于骨髓，抑制骨髓巨核细胞功能[5]。②细菌及其代谢产物通过免疫途径，激活了补体而破坏血小板，同时部分患者体内出现抗自身血小板抗体，使血小板破坏进一步增多[6]。③重症感染导致DIC引起血小板破坏和消耗增多，通过损伤血管内皮细胞增加血小板在微循环附着，抑制了纤维蛋白溶解系统，同时激活了血小板、促进血小板的聚集与释放，形成DIC，最终导致血小板的大量消耗。④血小板向肺毛细血管和肝血窦迁移、聚集和阻滞，导致血中血小板减少。脓毒症患者的血小板减少可反映病情危重程度以及预后结局，对于脓毒症患者，血小板$\leqslant100\times10^9/L$与其28天死亡风险独立相关，同时死亡风险随着血小板数量的减少而增加[7]。

4. 脓毒症相关血小板减少症的治疗

脓毒症合并血小板减少症的发生，可以增加脓毒症患者的病死率，而早期纠正血小板减少有助于减少脓毒症患者病死率。根据中国脓毒症/脓毒性休克急诊治疗指南（2018）[8]：当严重脓毒症患者血小板$\leqslant10\times10^9/L$且不存在明显出血，以及当血小板≤$20×10^9$/L 有明显出血风险时,建议预防性输注血小板;存在活动性出血或需进行手术、有创操作的患者,应将血小板提升至 $50×10^9$/L。

四 专 家 点 评

该病例因为发热、意识障碍入院,是急诊的常见患者。本患者既往有梅毒病史,近期带状疱疹病毒感染以及头部外伤未得到良好治疗,入院检查发现糖尿病,在此基础上发生以 CNS 感染为主要临床表现的综合征,有脏器功能损伤,血、尿、脑脊液培养均阳性,诊断为脓毒症,致病菌为金黄色葡萄球菌,经过针对性抗感染治疗后痊愈。这种病例多以急诊入院,对接诊医生而言,早期稳定生命体征,在脏器功能支持基础上,积极寻找感染源至关重要。

上海市东方医院　赵冬旸　刘里东

点评专家　唐伦先

参考文献

[1] HONG X W, WANG X Q, WANG Z Y. A rare case report of acyclovir-induced immune thrombocytopenia with tongue hematomas as the first sign, and a literature review [J]. BMC Pharmacd Toxicol,2017,18(1):12.

[2] FEKETE G L, FEKETE L, ANCUCEANU R, et al. Acyclovir-induced immune thrombocytopenia:case report and review of the literature [J]. Exp Ther Med,2020,20(4):3417-3420.

［3］ SPILF. Practice guidelines for acute bacterial meningitidis（except newborn and nosocomial meningitis）［J］. Med Mal Infect，2009，39 (6)：356-367.

［4］ KATZ J N，KOLAPPA K P，BECKER R C. Beyond thrombosis： the versatile platelet in critical illness［J］. Chest，2011，139(3)：658- 668.

［5］ de STOPPELAAR S F，van't VEER C，van der POLL T. The role of platelets in sepsis［J］. Thromb Haemost，2014，112(4)：666- 677.

［6］ CINES D B，BUSSEL J B LIEBMAN H A，et al. The ITP syndrome：pathogenic and clinical diversity［J］. Blood，2009，113 (26)：6511-6521.

［7］ THIERY-ANTIER N，BINQUET C，VINAULT S，et al. Is thrombocytopenia an early prognostic marker in septic shock？［J］. Crit Care Med，2016，44(4)：764-772.

［8］ 中国医师协会急诊医师分会,中国研究型医院学会休克与脓毒症专业委员会. 中国脓毒症/脓毒性休克急诊治疗指南(2018)［J］. 临床急诊杂志,2018,(9)：567-588.

15

创伤弧菌引起的脓毒症

题 记

创伤弧菌脓毒症是由创伤弧菌(*Vibrio vulnificus*)感染导致的危急重症,伴有起病急、疾病进展迅猛、早期识别及救治困难等特点。50%～70%的患者在 48 小时内即死于脓毒性休克及多脏器功能衰竭。该疾病散发少见,由此造成延误诊治的案例时有发生。本文报道了一例 72 岁男性患者,因右手拇指和左手小指肿痛伴发热来诊,血培养确认为创伤弧菌感染,经过清创、抗感染等最终获得治疗成功。

一 病 史 摘 要

【现病史】

患者男性,72 岁,因"右手拇指和左手小指肿痛伴发热 4 天"来诊。

患者于入院前 4 天出现右手拇指和左手小指肿痛伴局部皮温升高,未予重视。后两手指红、肿、热、痛加重,并出现发热,最高体温达 39.4℃,伴畏寒、寒战,遂至我院急诊。查血常规:白细胞 17.57×10⁹/L,中性粒细胞占比 0.888,C 反应蛋白 94.2 mg/L,降钙素原 5.53 ng/mL,急诊予以头孢米诺抗感染等治疗后患者症状改善不明显,为进一步诊治收入院。自发病来,患者食欲差,精神萎,体重无明显变化,有腹泻,小便正常。

【既往史】

乙型病毒性肝炎病史,具体治疗情况不详。曾因胆结石行胆囊切除手术。否认其他重要既往史、个人史、婚育史以及家族史。

【体格检查】

体温 39.6℃,脉率 103 次/分,呼吸频率 20 次/分,血压 108/63 mmHg[多巴胺 8 μg/(kg·min)维持],血氧饱和度 96%。患者神清、面色苍白,心、肺听诊未见异常,腹平软,下肢不肿。右手拇指和左手小指红肿伴活动受限(图 15-1),右前臂皮肤红肿,未见破溃、流脓等。

【实验室及辅助检查】

血常规:白细胞 17.57×10⁹/L,中性粒细胞占比 0.888,血

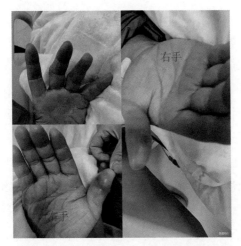

图 15 - 1　右手拇指和左手小指红肿伴活动受限

红蛋白 158 g/L,红细胞 4.73×10^{12}/L,血小板 109×10^9/L;C反应蛋白>94.2 mg/L。

降钙素原 5.53 ng/mL。

心肌酶谱＋脑钠肽:肌酸激酶同工酶(CK - MB)2.0 ng/mL,肌红蛋白 120 ng/mL,心肌肌钙蛋白 I 0.008 ng/mL,脑钠肽 200.6 pg/mL。

肝功能:总胆红素 30.2 μmol/L,谷丙转氨酶 91 U/L,谷草转氨酶 48 U/L,乳酸脱氢酶 759 U/L。

肾功能:尿素氮 7.1 μmol/L,肌酐 54 μmol/L。

血乳酸 3.1 mmol/L。

电解质:钾 3.95 mmol/L,钠 129.9 mmol/L,氯 94.7 mmol/L。

【初步诊断】①脓毒血症:双手指软组织感染[脓毒症相关性器官功能衰竭评价(SOFA 2 分)];②胆结石;③乙型病毒性肝炎。

【鉴别诊断】

(1) 丹毒：又称淋巴管炎，好发于面部和小腿的一种急性细菌感染性皮肤病，病原菌为溶血性链球菌，临床以红、肿、热、痛为主要表现，其淋巴管受累严重，皮损表现为炎症区域明显高出周围皮肤，且与周围正常皮肤分界清楚。与本例患者发病不符，故不予考虑。

(2) 气性坏疽：是指由产生气体的厌氧梭状芽胞杆菌引起的感染性疾病，形成深至肌肉组织的炎症及坏死，多继发于开放性创口，少数为自发性。与本例患者发病不符，故不予考虑。

(3) 痛风：突发红、肿、热、痛，以拇指关节为主，发热少见，往往有反复发作病史，实验室检查血尿酸高，红细胞沉降率偏快，而血常规和降钙素原多正常，血培养为阴性。结合本例患者的血常规、降钙素原和高热特点，该病可能性小，不予考虑。

【诊治经过】

患者因"右手拇指和左手小指肿痛伴发热 4 天"至我院急诊，完善血培养后给予头孢米诺(2 g，每 12 小时 1 次)经验性抗感染、补液支持治疗。常规治疗 2 小时后，患者出现烦躁不安、心悸(心率 119 次/分)，血压降至 62/34 mmHg，立即予以补液扩容、多巴胺升压，联合万古霉素(0.5 g，每 12 小时 1 次)抗感染。复查血常规：血红蛋白 135 g/L，红细胞 4.17×10^{12}/L，白细胞 15.52×10^9/L，中性粒细胞占比 0.912，血小板 108×10^9/L，C 反应蛋白 136.31 mg/L，降钙素原 37.48 ng/mL。急诊收入院。

来院 24 小时后，细菌室血培养口头回报革兰阴性杆菌。停用万古霉素，继续予以"头孢米诺"抗感染治疗。48 小时后细菌室血培养示创伤弧菌(图 15-2)。

○ **2021-06-21 09:50:45 检验科细菌 血**

申请时间：2021-06-19 00:28:52 　　标本类型：血
采样时间：2021-06-19 00:28:53 　　标本说明：
送检时间：2021-06-21 00:00:00 　　就诊科室：急诊内科
发布时间：2021-06-21 09:50:45 　　申请病区：
临床诊断：　　　　　　　　　　　　床位号：
备注：

▌检验报告

鉴定结果：创伤弧菌(检出)
菌落计数：
发现方式：
综合评价：

图 15-2　急诊血培养检出创伤弧菌

　　其后患者女儿补充病史：患者发病 1 天前有徒手清洗发霉实木手链史，2 天前曾洗过梭子蟹，并被蟹钳夹伤过。明确了致病菌以及接触史，遂改用头孢唑肟(2 g，每 12 小时 1 次)联合左氧氟沙星(0.5 g，每日 1 次)治疗，5 天后病情较前明显好转。但局部组织有坏死，红肿、胀痛不能缓解，给予切开清创坏死组织，先后以 3%过氧化氢(双氧水)、2.5%碘附、生理盐水冲洗创面，给予抗感染治疗 1 周后患者的血常规、降钙素原转为正常，血培养阴性，予以出院。出院后，口服头孢克肟联合左氧氟沙星序贯治疗 1 周，并定期门诊换药。2 周后患者痊愈。

【最终诊断】

　　①脓毒性休克，创伤弧菌败血症，双手指软组织感染；②胆结石；③慢性乙型病毒性肝炎。

☱ 讨 论

1. 创伤弧菌流行病学、感染途径以及易感人群

近年来创伤弧菌相关的脓毒症病例在全世界呈散发状态。随着全球气候变暖，发病逐渐上升，且具有较明显的区域性和季节性特点。超过95%的致死性创伤弧菌感染发生在亚热带地区，尤其是北半球的西太平洋和大西洋沿岸（主要包括美洲、欧洲、日本、新加坡、泰国等地）。

我国主要发生于台湾地区、香港地区及东南沿海等地。多在3~11月份，尤其在夏季、海面水温23~29℃时为发病高峰，少数病例也可见于寒冷水域[1]。人们常因生食带菌海产品和肢体破损创口接触带菌海水等感染发病。易感人群包括慢性肝病（如肝硬化、酒精性肝病等）、长期嗜酒、血色病、免疫功能低下患者。男性明显多于女性，男女发病之比为（3~8）∶1[2,3]。绝大多数病例发生在暴露后7~14天之内。

2. 创伤弧菌感染的临床表现

创伤弧菌在临床上通常可以引起3种不同的表现：胃肠道感染、伤口感染和原发性败血症。败血症是最常见的临床问题之一，常伴有皮肤和软组织感染，一般病死率>50%。创伤弧菌感染的非典型表现包括肺炎、脑膜脑炎、腹膜炎和化脓性脊柱炎[4]。

3. 治疗[5]

（1）初始液体复苏：对于存在组织低灌注的患者（血乳酸>2 mmol/L），初始3小时内以不少于30 mL/kg的液体复苏，首

选晶体液。初始液体复苏后,应反复评估血流动力学,以指导进一步补液。

(2) 抗菌药物的选择:在诊断成立 1 小时内尽快静脉使用敏感抗菌药物治疗。美国疾病预防控制中心(CDC)以第 3 代头孢菌素类抗生素联合四环素类药物作为治疗创伤弧菌感染的推荐方案。全球范围内创伤弧菌对多种抗菌药物存在不同程度的耐药性,而且不同海域创伤弧菌的耐药性具有明显差异性。在我国创伤弧菌对链霉素、庆大霉素和头孢唑啉的耐药性分别为 45.45%、93.94% 和 100%,所以创伤弧菌脓毒症的早期诊断一旦确立,推荐早期、足量、联合使用第 3 代头孢菌素类抗生素(如头孢哌酮等)联合喹诺酮类药物(如左氧氟沙星等)治疗 7~10 天。不推荐单独使用亚胺培南西司他丁钠、多西环素治疗。

(3) 外科干预:感染灶的处理及尽早外科干预有助于改善预后,创伤弧菌脓毒症多学科团队(MDT)小组成员或有相应经验的外科医生应尽快前往现场,评估是否需要急诊手术处理感染灶。

(4) 急诊外科手术的指征:①局部张力性水疱或血性水疱;肿胀伴皮肤瘀斑或皮肤坏死;皮下组织木质硬结(触诊不能分辨筋膜平面和肌肉群);皮下捻发音。②全身严重的中毒症状、脓毒性休克;全身情况进行性恶化难以纠正。③实验室检查肌酸激酶明显升高;坏死性筋膜炎风险实验室评分(LIRNEC)评分>6 分(表 15-1)。

有下列情况之一者,应立即考虑急诊外科处理:有上述①中的任意一项;局部症状及体征不典型时,伴有②或③中的任意一项。

183

表 15 - 1　LRINEC 评分

项　　目	得　　分
C 反应蛋白(mg/L)	
＜150	0
≥150	4
白细胞(×10^6/L)	
＜15	0
15～25	1
＞25	2
血红蛋白(g/L)	
＞135	0
110～135	1
＜110	2
血钠(mmol/L)	
≥135	0
＜135	2
肌酐(μmol/L)	
≤141	0
＞141	2
血糖(mmol/L)	
≤10	0
＞10	1

注:LRINEC 预测坏死性筋膜炎的价值,＜6 分可能性小;6～8 分可疑;＞8 分强烈提示。

4. 预后

创伤弧菌感染可危及生命,良好的预后取决于早期诊断和适当的治疗。研究一种预测创伤弧菌感染患者预后的标志物是目前的研究热点。急性生理与慢性健康评分Ⅱ(APACHE Ⅱ)和急诊脓毒症病死率评分(MEDS)被认为是原发败血症或创伤性脓毒血症引起伤口感染的有用预后指标[6,7]。在另一项研究中,创伤弧菌 DNA 载量水平与病死率显著相关[8]。在韩国的一项回顾性研究中发现,患者初始 pH 值水平是最简单、最准确的死亡预测指标[9]。综上所述,入院时 pH 值水平、APACHE Ⅱ评分、创伤弧菌 DNA 载量在某种程度有助于预测创伤弧菌感染患者的预后。

5. 总结

创伤弧菌感染是我国多数地区相对少见的急重症,创伤弧菌脓毒症的早期诊断一旦确立,应当早期、足量、联合使用第 3 代头孢菌素类抗生素(如头孢哌酮等)联合喹诺酮类药物(如左旋氧氟沙星等)治疗 7～10 天。必要时采取积极外科干预措施,包括外科手术、切开减张引流。预后主要取决于早期诊断和适当治疗,入院时 pH 值水平、APACHE Ⅱ评分、创伤弧菌 DNA 载量在某种程度上有助于预测创伤弧菌感染患者的预后。

三 专 家 点 评

近年来创伤弧菌感染的病例明显增加,主要是因为携带在海产品中的创伤弧菌在室温下大量繁殖,人们常因生食带菌海产品或肢体破损创口接触带菌海水等而感染发病。

本文较系统地阐述了创伤弧菌的流行病学、感染途径、易感人群、治疗以及预后。该病例给我们的启示如下:①并非所有患者都能提供明确的发病原因,部分患者需要经验丰富的临床医生仔细询问病史才会发现病因。②创伤弧菌脓毒症进展凶猛,病死率高,其救治常常需要急诊、重症、烧伤、麻醉、护理等多学科联合,尽早使用敏感抗生素成为治疗的关键。由于其常年散发,临床少见。因此,成立创伤弧菌脓毒症诊治的 MDT 小组,建立专病救治流程并进行管理，可提高救治效率。③对于创伤弧菌抗感染治疗需要依据药敏试验后针对性治疗，而我院不具备创伤弧菌药敏试验条件，经过查阅文献发现创伤弧菌对第3代头孢菌素类抗生素联合喹诺酮治疗较敏感。因此，我们选择的治疗方案是合适的。

上海市同济医院　戴国兴　魏建铭

点评专家　吴先正

参考文献

［1］卢中秋，邹长林，李秉熙.12例创伤弧菌败血症的流行病学特点［J］.中华流行病学杂志，2003，24（10）：900.

［2］BROSS M H，SOCH K，MORALES R，et al. Vibrio vulnificus infection：diagnosis and treatment［J］. Am Fam Physician，2007，76（4）：539－544.

［3］NAZIR S，BROWN K，SHIN A K，et al. Vibrio ruinificus infection and liver cirrhosis：a potentially lethal combination［J］. BMJ Case Rep，2016，2016：bcr2016214772.

［4］YUN N R，KIM D M. Vibrio vulnificus infection：a persistent threat to public health［J］. Korean J Intern Med，2018，33（6）：1070－1078.

［5］洪广亮，卢才教，赵光举，等.创伤弧菌脓毒症诊疗方案（2018）［J］.中国急救医学，2018，27（6）：594－598.

［6］CHOU T N，CHAO W N，YANG C，et al. Predictors of mortality in skin and soft-tissue infections caused by Vibrio vulnificus［J］. World J Surg，2010，34（7）：1669－1675.

［7］CHEN S C，CHAN K S，CHAO W N，et al. Clinical outcomes and prognostic factors for patients with Vibrio vulnificus infections requiring intensive care: a 10-yr retrospective study [J]. Crit Care Med, 2010,38(10):1984 – 1990.

[8] KIM D M, JUNG S I, JANG H C, et al. Vibrio vulnificus DNA load and mortality [J]. J Clin Microbiol 2011,49(1):413 – 415.

[9] YUN N R, KIM D M, LEE J, et al. PH level as a marker for predicting death among patients with Vibrio vulnificus infection, South Korea, 2000 – 2011 [J]. Emerg Infect Dis, 2015,21(2):259 – 264.

16

反复发作的产气克雷伯菌性脓毒症

题　记

　　临床工作中有这样一条默认的"公理"：当事出反常，必然有所未知。本文报道的一例患者以发热伴腹泻起病，快速进展为休克，血培养检出产气克雷伯菌，本以为仅仅是"腹腔感染"，治疗很快好转出院。但仅 1 天后再次因高热回到急诊，反复发作的脓毒症使急诊与重症医生一度陷入深思。最终经过反复推敲查找，"蓦然回首"，发现真相就"藏在眼皮底下"。

一 病史摘要

第1次入院

【现病史】

患者女性,69岁。因"反复发热2周,加重伴腹泻1天"于2020年8月18日入院。入院前2周无明显诱因发热,最高体温38.8℃,伴畏寒、寒战,无关节疼痛等其他不适。患者于附近医院就诊,予头孢曲松(每日2.0g,静脉滴注)治疗3天,此后体温仍有反复,最高达38.6℃,自行服用头孢拉定0.25g,每日2次,效果欠佳。入院当天早晨患者再次发热,体温39.0℃,伴腹泻,排便呈胶冻状,有畏寒、寒战,我院急诊时测血压78/54mmHg,心率131次/分,对症处理后以"脓毒症"收入院。

【既往史】

有骨质疏松症病史多年,目前服用醋酸钙胶囊、维生素D_3胶囊。发现溶血性贫血7个月余,未行骨髓穿刺检查;2020年4月开始口服泼尼松治疗,起始剂量60mg,每日2次。目前泼尼松(20mg,每日2次)联合硫唑嘌呤(50mg,每日2次)维持治疗中。2006年因乳腺癌于我院行乳腺癌根治术,术后恢复可。高血压7年,冠心病多年。无传染病史,无过敏史。

【体格检查】

体温38.3℃,血压78/54mmHg,心率131次/分,呼吸频率20～30次/分。神清,精神萎;口唇无发绀;颈软,肝颈反流征阴性;右侧乳腺癌根治术后改变;气稍促,两肺呼吸音粗,两肺未闻及干、湿性啰音,未闻及哮鸣音,未闻及胸膜摩擦音;心律齐,各瓣膜区未闻及病理性杂音；全腹平软，无压痛、反跳痛及肌卫，肝、脾肋下未及，移动性浊音（一）；双下肢无水肿；四肢肌张力正常，四肢肌力Ⅴ级；正常生理反射存在，病理征未引出。

【实验室及辅助检查】

血常规：白细胞 $38.3×10^9$/L，C反应蛋白 169.24 mg/L，中性粒细胞占比 0.971，血红蛋白 96 g/L，血细胞比容 26.9%，平均红细胞体积（MCV）90.3 fL，平均红细胞血红蛋白浓度（MCHC）357 g/L，血小板 $162×10^9$/L。

降钙素原 95.39 ng/mL，IL-6 1 269.00 pg/mL。

凝血功能：纤维蛋白降解产物 50.3 μg/mL，D-二聚体 30.91 mg/L。

血生化：总蛋白 55.1 g/L，白蛋白 28.0 g/L，球蛋白 27.1 g/L，白球蛋白比例 1.0，总胆红素 23.2 μmol/L，直接胆红素 5.1 μmol/L，γ-谷氨酰转肽酶 1 004 U/L，谷丙转氨酶 81 U/L，谷草转氨酶 102 U/L，钾 3.23 mmol/L，钠 123.5 mmol/L，氯 93.9 mmol/L，肌酐 86 μmol/L，尿素氮 8.53 mmol/L，尿酸 283 μmol/L，葡萄糖 8.34 mmol/L，高敏肌钙蛋白 T 97.6 ng/L，肌红蛋白 172.2 ng/mL，血淀粉酶 136 U/L，脂肪酶 481 U/L。脑钠肽 41 pg/mL。

尿常规：白细胞 0 个/HP，红细胞 10~18 个/HP，余基本正常。

血气分析：pH值 7.493，二氧化碳分压 3.45 kPa，氧分压 7.7 kPa，动脉血氧饱和度 91.7%，乳酸 6.2 mmol/L，碳酸氢根 19.9 mmol/L。

胸部CT：右乳腺癌根治术后；两肺纹理增多，两肺散在纤维灶,两侧胸膜增厚,动脉硬化。

腹部CT:脾略大,升结肠局部积气扩张,余腹部CT平扫未见明显异常。

超声心动图:心脏位于胸骨左缘,各腔室内径正常,室间隔、左心室后壁厚度正常,静息状态下左心室各节段收缩活动未见明显异常。心包腔内未见明显无回声区。主动脉瓣、二尖瓣、三尖瓣轻度反流,左心室松弛性减低。

【初步诊断】

①脓毒性休克,腹腔感染? 肠道感染? ②肝功能不全;③溶血性贫血;④电解质紊乱:低钾、低钠、低氯血症;⑤高血压;⑥冠心病;⑦骨质疏松症。

【诊治经过】

入院后进一步完善病原学检查,暂予美罗培南抗感染,辅以对症支持治疗。基础疾病治疗同前。血培养(15小时报阳)(图16-1)和血NGS(图16-2)均回报产气克雷伯菌;尿培养阴性;大便培养:未检出霍乱弧菌、副溶血弧菌、沙门志贺菌,检出白念珠菌(氟康唑耐药)。

患者反复述及胸背部不适感,且有乳腺癌史,D-二聚体高,故完善肺动脉CT血管造影和骨扫描。肺动脉血管造影CT示两肺下叶小分支栓塞。骨扫描示:①全身骨显像未见恶性肿瘤骨转移病灶;②第3、5、12胸椎及第3腰椎椎体楔形变;考虑第7胸椎血管瘤;③骨质疏松症,胸腰椎退行性改变。

治疗过程如下:

8月18~22日:美罗培南(1.0g,每8小时1次,输注时间维持2小时)。

191

培养结果：**产气克雷伯菌**

MIC法（单位：μg/ml）

抗菌药物	折点		检测结果	结果解释
哌拉西林/他唑巴坦	≤16	≥128	≥128	耐药
头孢他啶	≤4	≥16	≥64	耐药
头孢哌酮/舒巴坦	≤16	≥64	16	敏感
头孢吡肟	≤2	≥16	0.5	敏感
氨曲南	≤4	≥16	≥64	耐药
亚胺培南	≤1	≥4	1	敏感
美洛培南	≤1	≥4	≤0.25	敏感
阿米卡星	≤16	≥64	≤2	敏感
妥布霉素	≤4	≥16	≤1	敏感
环丙沙星	≤0.25	≥1	≤0.25	敏感
左旋氧氟沙星	≤0.5	≥2	≤0.12	敏感
多西环素	≤4	≥16	1	敏感
米诺环素	≤4	≥16	4	敏感
替加环素	≤2	≥8	≤0.5	敏感
粘菌素	≤2	≥4	≤0.5	敏感
复方新诺明	≤40	≥80	≤20	敏感

培养结果：**无厌氧菌生长**

培养结果：**产气克雷伯菌**

K-B法（单位：mm）

抗菌药物	折点		检测结果	结果解释
头孢唑啉（非尿路）	≥23	≤19	6	耐药
头孢唑啉（尿路）	≥15	≤14	6	耐药
庆大霉素	≥15	≤12	23	敏感
氨苄西林	≥17	≤13	6	耐药
氨苄西林/舒巴坦	≥15	≤11	6	耐药
头孢呋辛	≥18	≤14	6	耐药
头孢呋辛酯	≥23	≤14	6	耐药
头孢西丁	≥18	≤14	6	耐药
头孢噻肟	≥23	≤19	15	耐药
阿莫西林/克拉维酸	≥18	≤13	6	耐药
头孢他啶/阿维巴坦	≥21	≤20	23	敏感

图 16-1　血培养（15 小时报阳）

示产气克雷伯菌。

类型[a]	种[b]				属		
	中文名	拉丁名[c]	序列数[d]	相对丰度[e]	中文名	拉丁名	序列数
G⁻	产气克雷伯菌	*Klebsiella aerogenes*	212	24.94%	克雷伯菌属	*Klebsiella*	230

图 16-2　血 NGS（2020-8-18）

示产气克雷伯菌，序列数212。

8月20日:加用氟康唑(0.4 g,每日1次)。考虑患者长期服用激素,无法排除侵袭性真菌感染,后续大便培养检出白念珠菌(氟康唑耐药),于8月24日停药。

8月23~27日:改用头孢哌酮舒巴坦(3.0 g,每8小时1次)。

8月27~30日:体温平,停用所有抗生素。

8月31日至9月12日:再次加用头孢哌酮舒巴坦(3.0 g,每8小时1次)。由于降钙素原指标反复,从0.32 ng/mL突然升高至2.59 ng/mL,考虑可能抗生素停用过早,再次加用头孢哌酮舒巴坦,期间仅9月4日出现一过性体温升高(腋温37.9℃),但随访血常规及降钙素原指标无明显改变。

9月12日:出院。出院前复查血培养阴性,住院期间随访血红蛋白,泼尼松减量至10 mg口服,每日2次。

第1次住院期间抗菌治疗方案调整见表16-1。

表16-1 患者第1次住院期间抗菌治疗方案调整

日期	8-18	8-19	8-20	8-21	8-22	8-23	8-24	8-25	8-26	8-27	8-28~8-30	8-31	9-1~9-12
抗菌药使用		美罗培南											
			氟康唑										
							头孢哌酮舒巴坦						头孢哌酮舒巴坦

【出院诊断】

①脓毒性休克,腹腔感染可能性大;②肺栓塞;③肝功能不全;④溶血性贫血;⑤电解质紊乱:低钾血症、低钠血症、低氯血症;⑥高血压病;⑦冠心病;⑧骨质疏松症;⑨右乳腺癌术后。

第二次入院

【现病史】

患者于2020年9月12日出院,出院当天下午仍有低热。9月13日上午体温开始上升,中午体温39.0℃,伴畏寒、寒战、乏力,无咳嗽、咳痰,无腹痛、腹泻、呕吐,无尿频、尿痛,无皮疹及关节肿痛等伴随症状,再次急诊就诊。测血压98/60 mmHg,指末血氧饱和度97%,予对症补液、多巴胺升压、抗感染等治疗,复测体温40.4℃,以"脓毒症"再次收入院。

【辅助检查】

血常规(2020 - 09 - 13):C反应蛋白88.89 mg/L,白细胞14.4×10⁹/L,中性粒细胞占比0.649,血红蛋白121 g/L,血小板164×10⁹/L,D-二聚体5.07 mg/L。

血生化:总胆红素25.3 μmol/L,直接胆红素9.2 μmol/L,碱性磷酸酶139 U/L,γ-谷氨酰转酞酶161 U/L,谷丙转氨酶32 U/L,谷草转氨酶38 U/L,钾3.69 mmol/L,钠128.3 mmol/L,氯95.9 mmol/L,钙2.31 mmol/L,磷1.55 mmol/L,镁0.67 mmol/L,葡萄糖10.66 mmol/L,血淀粉酶83 U/L,脂肪酶323 U/L,心肌酶谱、肾功能、脑钠肽均正常。

血培养:12小时报阳,查见产气克雷伯菌,药敏与前相同。

【诊治经过】

此次入院,没有找到任何发病诱因,没有其他特殊的伴随症状,临床查体未见特殊,再次完善胸部CT检查,未见明显异常。

9月15日行上腹部CT平扫+增强检查(图16-3),示:①胰头区脂肪浸润,余上腹部增强CT未发现明显病变(见

图 16 - 3C);②第 12 胸椎(T_{12})椎体压缩性骨折伴周围软组织
稍肿胀,第 3 腰椎(L_3)椎体压缩性改变。仔细阅片后发现,患者
T_{12} 椎体改变明显,考虑椎体感染可能性大。回顾 8 月 18 日腹
部 CT(见图 16 - 3B)就已出现类似征象,而追溯患者既往(2020
年 4 月 5 日)腹部 CT 未见类似改变(见图 16 - 3A)。

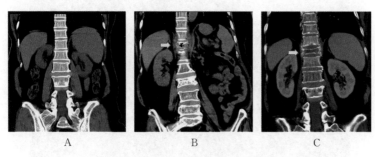

图 16 - 3　患者不同时期胸椎影像

A. 4 月 5 日腹部 CT 示 T_{12} 椎体完好;B. 8 月 18 日腹部 CT 示 T_{12} 椎体破坏伴
周围软组织渗出改变;C. 9 月 16 日上腹部增强 CT 示 T_{12} 椎体压缩性骨折伴周围
软组织稍肿胀。

9 月 16 日进一步行腰椎 MRI 平扫＋增强检查(图 16 - 4),
示:①第 11 胸椎(T_{11})至第 1 腰椎(L_1)椎体骨质破坏,考虑炎
症;②第 5 腰椎(L_5)、第 1 骶椎(S_1)椎间盘突出;③腰椎退行性
改变,L_3 椎体压缩性改变。

反复追问患者及其家属,患者近半年内反复诉背部疼痛,隐
痛、能耐受。多次调阅之前摄片对比后考虑新发骨质破坏明确,
同时结合血培养结果,考虑产气克雷伯菌导致椎体感染可能
性大。

第 2 次住院期间抗菌治疗方案调整见表 16 - 2。

9 月 13～16 日:美罗培南 1.0 g,每 8 小时 1 次。

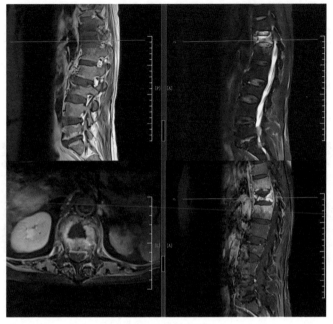

图 16－4　腰椎 MRI 平扫＋增强(2020－9－16)

示 T_{12} 椎体骨质破坏明显伴周围软组织肿胀明显。

9 月 16～22 日:头孢哌酮舒巴坦 3.0 g,每 8 小时 1 次,9 月 21 日再次发热。

9 月 22～25 日:左氧氟沙星(0.5 g,每日 1 次)＋替加环素 (50 mg,每 12 小时 1 次),9 月 25 日再次高热。

9 月 25 日至 10 月 16 日:美罗培南 1.0 g,每 8 小时 1 次。

10 月 16～29 日:莫西沙星 0.4 g,每日 1 次。

10 月 16 日至 11 月 3 日:头孢吡肟 2.0 g,每 12 小时 1 次。

11 月 4 日转至华山医院感染科,予头孢吡肟 0.5 g,每 12 小时 1 次静脉滴注抗感染,5 天后改为多西环素＋左氧氟沙星口

表 16-2 患者第 2 次住院期间抗菌治疗方案调整

日期	9-13~9-16	9-16~9-22	9-22~9-25	9-25~10-16	10-16~10-29	10-16~11-3	11-4~11-9	11-9~11-23
抗菌药使用	美罗培南				美罗培南			
		头孢哌酮舒巴坦						
			左氧氟沙星					
			替加环素					
					莫西沙星			
							头孢吡肟	
								多西环素 左氧氟沙星

服,患者体温持续正常,2 周后出院。10 个月后随访,患者未再发热;腰痛缓解未再发作,可自行行走,生活完全自理;多次复查血红蛋白维持在 $110\sim120\,\mathrm{g/L}$;激素逐渐减量,直至停药。

【临床结局与随访】

1 年后,患者腰酸、腰痛基本缓解,但再次出现贫血来院就诊,收住血液科完善骨髓穿刺。报告显示:①骨髓造血组织增生明显活跃,脂肪组织减少;②髓细胞系细胞增生,原始幼稚前体细胞散在可见,未见明显前体细胞异常定位(ALIP)结构,以中晚幼粒及成熟粒细胞为主;③红细胞系细胞增生,幼红细胞簇可见,见于骨小梁间区;④巨核细胞增生,可见多形性改变;⑤纤维组织局灶性增生;⑥戈莫理染色(Gomori 染色)(++)。骨髓涂片:有核细胞增生低下,红细胞系可见轻度骨髓染色体。核型分析(G 带):骨髓染色体核型分析 G 带 46,XX,自身免疫性溶血性贫血诊断明确。

此时复查脊柱 MRI(2021-11-2)示 T_{12} 椎体压缩性骨折,

周围软组织机化,无炎症反应(图 16 - 5)。

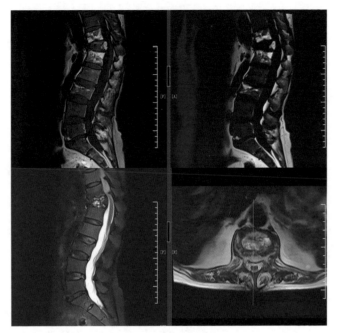

图 16 - 5　脊柱 MRI

示 T_{12} 椎体压缩性骨折,周围软组织机化,无炎症反应。

【最终诊断】

①脓毒性休克,脊柱感染(产气克雷伯菌);②溶血性贫血;③骨质疏松症;④右乳腺癌术后。

二 讨 论

1. 诊断经验探讨

患者初次就诊时主诉发热伴消化系统不适,而腰痛不突出或者被掩盖,因此,当时考虑可能是腹腔感染来源的脓毒症,经抗菌治疗亦取得良好疗效出院。但是,抗感染治疗中断后,该患者迅速出现体温反复,此时引起临床医生的关注与警觉,在仔细查找下终于发现藏在"眼皮底下"的线索,将感染灶定位于脊柱,最终治疗成功。该例患者病程辗转反复、一波三折,其实在病初早有线索,未尝不可做到早期诊断。

首先,主诉往往提示第一诊断,只有抓住主要矛盾,找到真正关键的问题所在,方能为接下来的诊治提供准确的方向。本例患者虽然主诉发热伴腹泻,但稍加思索即可发现,患者发热在先、腹泻在后,而且消化系统不适发生于体温峰值进一步升高后,来院腹部查体和影像学检查亦未发现特殊,这与一般的腹腔来源感染的病程进展不甚相符甚至发生次序相反。由此可以初步判断,腹泻及腹部不适可能是全身炎症反应下的非特异性表现,消化系统可能并非原发病灶所在。

其次,患者为中老年女性,既往有肿瘤及自身免疫性疾病病史,且长期服用激素及免疫调节药物,自身免疫状态异于常人,本身存在感染的高危因素,在急性感染病原菌入侵后亦容易出现感染重症化倾向,病情可迅速进展。患者在来院前已发热2周,虽然曾接受头孢曲松、头孢拉定抗感染治疗,但疗效不佳,整体表现为部分治疗性改变,提示本次起病可能并非急性感染,而是亚急性感染基础上的失代偿性加重。

第三,产气克雷伯菌,既往称产气肠杆菌,2017年国际原核生物分类官方期刊发布公告,更名为产气克雷伯菌。其为革兰阴性粗短杆菌,有鞭毛,无芽胞,广泛存在于水、土壤等环境中,是重要的条件致病菌,毒力较肺炎克雷伯菌相对低,并非腹腔感染或血流感染的常见致病菌。产气克雷伯菌一般多见于尿液、引流液、痰液或胆汁标本,血培养阳性的比例较低;常见于外科术后的一些患者中。但该患者发病前没有任何外科干预性治疗,也没有针灸等可能的侵入性操作,故当时没有在第一时间考虑到除了血流感染的产气克雷伯菌腹腔内感染,还有其他隐匿的病灶存在。

基于以上思考,结合患者入院后诊治经过,患者在感染控制良好情况下治疗中断即迅速出现病情反复,且前后 2 次住院血培养都在短时间内报阳为同一种条件致病细菌,故不能除外有病原菌持续释放入血的可能,也就是说存在一个未被找到的感染灶。经过仔细追问病史,发现患者腰痛有近半年,调阅之前摄片对比前后影像学发现新发脊柱破坏,最终将感染病灶定位于脊柱。

2. 脊柱化脓性感染的相关诊治问题[1]

脊柱感染包括脊椎骨髓炎、椎间盘炎和硬膜外脓肿,常由远处病灶血行播散至一个或多个椎体引起。导致脊柱感染最常见的病原体为金黄色葡萄球菌,其他病原体包括大肠埃希菌、念珠菌、链球菌、结核分枝杆菌、布鲁氏菌等。

脊柱化脓性感染常发生于老年人,且缺乏典型特征。只有13％的化脓性脊柱感染患者出现典型的"三联征"(背痛、发热、神经损伤)。疼痛是最常见的症状,往往表现为腰背痛、局部肌紧张、活动受限等,经常被误诊为腰肌劳损,从而继发神经损伤、败血症等严重后果。从出现症状到确诊往往需要经过较长的时间。虽然临床发病率不高,但一旦发生,如不及时和恰当治疗,将造成破坏性的损害。

脊柱感染的危险因素包括高龄、免疫抑制状态、中心静脉置管、近期行脊柱内固定手术等。抗菌药物的选择以病原学药敏试验结果为重要指导,病原学未明确的情况下经验性治疗应采用覆盖葡萄球菌、链球菌以及革兰阴性杆菌的抗菌方案。厌氧菌不常引起脊柱感染,故经验性治疗方案中不常规加入抗厌氧菌药物,除非存在强烈厌氧菌感染支持的证据。抗菌疗程目前尚存争议,多数建议 6~12 周,具体应根据临床随访期间的情况决定。

本例患者存在多项高危因素,在临床及影像学支持下最终确诊为化脓性脊柱感染,多次血培养提示产气克雷伯菌,敏感抗菌药物总疗程 3 个月余最终治疗成功。虽然当时未取到破坏椎体及周围组织的相关标本,但在系统性抗菌治疗 3 个月余,停药 9 个月后复查的脊柱 MRI 示原破坏病灶呈现机化性改变,故考虑该患者脊柱感染治疗获得成功。

3. 脊柱化脓性感染的发病机制探讨

在初步探讨本患者脊柱化脓性感染的诊断与治疗问题后,我们对患者感染的来源进行了反思。由于资料有限,患者初次来诊时已有腰酸、腰痛症状半年余,发病之初的情况已不可考查,只能在现有资料与历史文献的基础上略作推演,以期还原患者的发病过程。在此过程中加深对此类疾病的认识,可为今后的临床工作提供经验。

根据既往经验,正常骨组织具有高度抗感染能力,只有存在大量病原微生物入侵,且创伤或各种原因导致骨破坏或存在异物时,才会发生骨髓炎。骨髓炎的发病机制涉及多种因素,包括且不限于所感染微生物的毒力、宿主的基础免疫状态,以及骨的类型、位置和血供情况。就脊柱而言，常有 3 种基本的细菌入侵途径：①来自远处感染部位或感染灶的血行播散；②创伤、侵入性脊柱操作或脊柱手术造成的直接入侵感染；③邻近软组织感染的蔓延播散。其中，以血行播散最为常见。究其原因可从解剖学方面思考，成人椎骨由脊髓后动脉供血，这些血管在发育中逐渐展现出特征性"螺旋形"解剖结构，血流迟缓但丰富，有利于微生物的滞留和血行播散。而创伤或正常骨结构的破坏可使这一过程变得更加容易。为椎骨供血的节段性动脉通常分出两支供应相邻椎骨的两个邻近终板。因此，血源性脊椎骨髓炎通常会破坏两个相邻椎体的骨骼及其椎间盘。在全脊柱中，腰椎最常受累，其次是胸椎，少数为颈椎，骶骨骨髓炎罕见。

回归本病例，患者有溶血性贫血及恶性肿瘤病史，长期服用激素和免疫抑制剂，其基础免疫状态弱于常人；此外，患者还有不明原因但临床明确的骨质疏松症，骨质结构也更为脆弱，为骨髓炎的发生创造了有利条件。此外，本例患者无相关脊柱外伤或侵入性操作及手术病史，也无邻近软组织（如腰大肌或肾脏）化脓性感染依据。综合考虑，其感染来源以血源性播散最具说服力。回顾患者的临床表现，早期表现为单一椎体（T_{12}）和邻近软组织受累最为明显（见图 16 - 4），在病例后期亦可见邻近椎体受累（T_{11}、L_1、L_3，见图 16 - 5），虽然未发生在承重更多的腰椎，但也基本符合血行感染的特点。

至于患者血行感染最初的感染病灶则不可考查。在 2 次入院期间患者曾筛查过超声心动图，除外了感染性心内膜炎，而患者也无结构性肺病（如支气管扩张），无相关牙源性或皮肤软组织感染的临床线索。考虑到患者是中老年女性，解剖结构的易感性使得其更容易发生尿路感染,而此类尿路感染常有症状不显或仅表现为无伴随症状的低热,且产气克雷伯菌也最常见于免疫受损人群的尿液标本中,故主观臆测:或许就是在反复的尿路感染中,病原体最终播散并定植于脊柱骨髓,并在经历一段时间达到一定条件后暴发。

不得不说,所有猜测尚缺乏临床证据的支撑,或许事实并非如此,但作为临床医生,当遇到现存线索不能解释的临床现象时切不可轻易放过,这也是作者想借此病例向广大同道传达的理念。

三 专 家 点 评

脓毒症是急诊最为常见的重症感染,在对其诊治的急诊医生应抱以如履薄冰的谨慎,一旦遇见该类病例,对其重要脏器功能及病情程度的仔细评估基础上,制订个体化治疗方案的同时,需对患者发病的感染入侵途径、感染源有一个整体全面的判断,稍有遗漏,易带来不良结局。

该例患者一波三折,诊断其实并不困难,但因初次诊治过程中忽略了感染性病变的系统性评估,以及辅助科室的相关检查结果的不完整,导致病情未能得到全面控制,使出院后再次复发。

产气克雷伯杆菌性脓毒症是常见的肠杆菌性脓毒症,好发于肠道黏膜、泌尿道黏膜完整性受损的病患,宿主慢性疾病导致的固有免疫受损也是其高发因素,病原学检查的阳性比例较高;该菌对大多数抗菌药敏感,抗菌治疗不难。关键是该菌感染易出现迁徙、侵袭性病变,临床诊治中需加以区分。

同济大学附属杨浦医院　**叶宥文**

点评专家　**陈明泉**

参考文献

［1］张永远,孙宏慧,郝定均. 脊柱化脓性感染的诊断和治疗进展[J]. 中国脊柱脊髓杂志,2019,29(8):747－751.

17

不典型感染性心内膜炎一例

题　记

　　间歇性发热伴有皮肤、黏膜瘀点和瘀斑、眼底罗特斑（Roth spot）、奥斯勒结节（Osler node）、詹韦损害（Janeway lesion）是感染性心内膜炎常见表现，可能是心内膜炎的唯一早期提示[1]。临床上皮肤、黏膜损害表现可能同时出现几处，也可是不典型的表现，难以辨认，给急诊医生带来一定的困惑。本文报告一例间断高热伴皮疹5个月、心脏听诊无瓣膜杂音的极不典型的感染性心内膜炎，希望给同道以诊疗启示。

一 病史摘要

【现病史】

患者男性,57岁,已婚已育,自由职业,居于上海,因"间断高热伴皮疹5个月,再发2天"来诊。

患者2019年11月4日起至今(2020年3月26日)无明显诱因间断高热,最高体温为39.3℃,当体温高于38℃时出现关节、肌肉疼痛及头痛,同时腹部及手背部出现红色皮疹,偶伴畏寒、寒战,无其他伴随症状。多次外院就诊,患者自述外院血常规白细胞轻度升高,血生化、血培养、胸部超声、胸腹部CT检查大致正常(具体辅助检查资料患者无法完整提供)。先后给予左氧氟沙星、头孢呋辛、阿奇霉素、甲硝唑、莫西沙星等抗菌药物治疗,用药后均有好转,但停药后再次出现发热,热峰逐渐升高。2天前在家中再次出现高热,体温达39.7℃,有畏寒,无寒战,双手掌再次出现红色皮疹,无其他特殊不适,遂来我院急诊。

患者精神一般,纳差,睡眠尚可,大小便正常。发病以来体重下降15kg。

【既往史】

2015年11月曾行"胸腺瘤切除术",2019年1月曾行"腹腔镜下胆囊切除术",2次术后恢复均佳。否认食物、药物过敏史。否认其他重要既往史、个人史、婚育史及家族史。

【体格检查】

体温39.3℃,心率112次/分,呼吸频率22次/分,血压

114/85 mmHg。身高 177 cm，体重 88 kg。神清，精神萎。腹部及手部可见少量水肿性红斑（图 17 - 1）。双眼检查未见明显特殊异常。心律齐，二尖瓣听诊区第一心音略亢进，其余未闻及明显杂音。双肺呼吸音清晰，未闻及明显干、湿性啰音及哮鸣音。腹部及背部查体无特殊，无双下肢水肿。

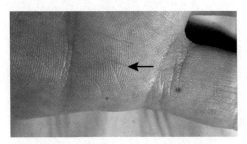

图 17 - 1　左手掌小鱼际远端水肿性红斑

【初步诊断】

①间断高热伴皮疹原因待查；②胸腺瘤切除术后；③胆囊切除术后。

二　临床关键问题及处理

关键问题 1. 此类长程间歇性发热患者急诊就诊时，应该如何鉴别诊断

长程间歇性发热的患者，在出现发热，尤其是高热时，经常选择急诊就诊。对于这组疾病，我们急诊科医生应该熟练掌握其诊断及治疗。就本例患者来说，该患者反复发热，同时伴有皮疹，有皮肤和关节的相应表现，抗菌药物使用有效，首先需要考

虑是否存在局灶感染的可能性。常见的局灶感染大体分为牙源性、心源性、胆源性、泌尿生殖系统源性以及皮肤软组织源性。在急诊应根据患者情况给予相对全面的功能状态评估,注重可能的病史采集和体格检查。如患者为牙源性感染,应关注其是否曾行口腔相关操作,再检查患者心功能不全的症状,更需要反复、仔细的心脏听诊;如为胆源性感染,需快速评估胆石症等。同时,迅速合理地进行相应检查,一方面有利于感染部位的快速锁定;另一方面可以积极对发热待查进行鉴别诊断。

入院后完善血常规、生化、风湿免疫、血培养等相关检查:白细胞 $9.22×10^9/L$,中性粒细胞 $6.72×10^9/L$,血红蛋白 $113\,g/L$。红细胞沉降率:$61\,mm/h$,降钙素原:$0.08\,ng/mL$,氨基末端脑钠肽前体(NT‐pro BNP)$111.5\,pg/mL$,肌红蛋白 $28.26\,ng/mL$,肌钙蛋白 T $0.007\,ng/mL$,肌酸激酶同工酶 $0.32\,ng/mL$。其余血生化、风湿免疫抗体检测等均未见明显异常。

追问病史:患者起病前 2 个月因左下第二磨牙龋齿,予拔除后择期行烤瓷牙植入,术后规律服用头孢拉定胶囊 3 天左右。

考虑患者间断高热,偶伴畏寒、寒战等毒血症状,有口腔操作病史,局灶感染可能性大,外院使用左氧氟沙星、头孢呋辛等抗菌药物治疗有效,遂予左氧氟沙星联合头孢曲松经验性抗感染治疗,并进一步完善连续血培养、腹部超声及超声心动图等检查。

关键问题 2. 既往影像学及超声心动图正常,能除心内膜炎吗

该患者为长程间歇性发热,经历了长期的、反复的、多家医疗机构诊治。当其到达急诊后,不能提供准确的诊治经过,但明

确告诉医生:超声心动图、胸部及腹部 CT 均无明显异常。此时,我们对于该患者仅有的数张血象检查报告进行了评估,对该患者病原学的送检及相应结果进行了积极追溯:患者外院血培养为阴性(采样前是否使用抗菌药物已不可知),但该患者因每次使用抗菌药物均有效,间接印证了局灶性细菌感染的可能性。因此,即使影像学及超声心动图均未找到局灶感染的确切证据,也不能除外感染性心内膜炎。在该患者的体格检查方面,除却少量水肿性红斑外,其他阳性表现便是心脏二尖瓣听诊区第一心音略亢进,各瓣膜区未闻及明显病理性杂音。因此更应向心源性局灶感染的方向进行诊断。

进一步完善检查:腹部及全身淋巴结 B 超检查示胆囊切除术后;胰腺、脾脏、双肾未见明显异常;双侧颈部、双侧锁骨上、双侧腋下、双侧腹股沟、后腹膜未见明显异常淋巴结肿大。超声心动图示二尖瓣前、后叶脱垂伴重度二尖瓣反流,二尖瓣前叶赘生物形成可能。冠状动脉 CT 造影未见明显异常。

关键问题 3. 对于该类患者病原学及超声心动图检查时机如何

在急诊就诊的第一时间,应尽可能早地进行病原学标本送检,这对后续治疗意义重大。血培养送检需特别注意:应至少每隔 1 小时连续采血不少于 3 次进行血培养,且至少 2 次培养出同样微生物才可确诊。典型感染性心内膜炎伴持续菌血症者可在任何时间采血(而不一定要求在发热或寒战时采血)[2,3]。需同时进行厌氧和需氧菌培养,如考虑为真菌或立克次体感染时则应做特殊培养。已用抗生素患者需停药 2~7 天后采血培养。

另外,当第 1 次超声心动图结果阴性,但临床仍高度怀疑感染性心内膜炎时,建议 3~5 天后复查超声心动图。甚至在高度怀疑感染性心内膜炎的患者中,如胸部超声检查阴性,可在无禁忌证的情况下选择敏感性更好的经食管超声检查,可大大提高诊断准确性。在治疗过程中,出现不能解释的进行性心力衰竭,或心脏杂音发生变化,或出现新的传导阻滞、心律失常,也需及时复查超声心动图。

该患者来我院急诊后,予连续送检血培养。需氧＋厌氧＋分枝杆菌培养瓶陆续回报变异链球菌(对青霉素、红霉素、克林霉素、左氧氟沙星、头孢噻肟敏感)(图 17 - 2)。

项目:需氧血培养　　　　　　　　标本状态:

结果:变异链球菌

药敏结果:变异链球菌　　　　　　　耐药提示:

专家评语:

序号	抗菌药物	折点	结果	解释	序号	抗菌药物	折点	结果	解释
1	青霉素	<=0.12;>=4	0.064μg/mL	敏感					
2	红霉素	<=15;>=21	31mm	敏感					
3	克林霉素	<=15;>=19	26mm	敏感					
4	左氧氟沙星	<=13;>=17	20mm	敏感					
5	头孢噻肟	<=25;>=28	40mm	敏感					

图 17 - 2　血培养报告

血培养菌种鉴定及药物敏感试验示变异链球菌。

告病重,行心电监护,收住急诊病房。

入院后进一步完善各类检查:①经食管超声心动图检查,

示:二尖瓣瓣叶略增厚,前叶见多枚赘生物附着,较大一枚团块状赘生物约 7 mm×3 mm;瓣膜开放尚可,关闭时前叶脱向左心房,瓣叶呈连枷状;彩色多普勒超声测及中度反流,反流束呈多束,腱索断裂不能除外。考虑感染性心内膜炎,二尖瓣赘生物形成,伴中度二尖瓣反流,前叶脱垂,腱索断裂不能除外(图 17 - 3)。②骨髓穿刺全套(骨髓涂片、活检、培养)示骨髓涂片及活检未见明显异常。③骨髓液培养(需氧＋厌氧＋分枝杆菌培养瓶),均回报变异链球菌,药物敏感试验结果同血培养。

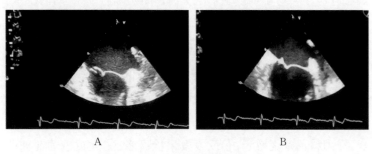

A　　　　　　　　　　B

图 17 - 3　经食管超声心动图
示二尖瓣赘生物形成,前叶脱垂,腱索断裂不能除外。

综上所述,该患者"感染性心内膜炎"病原学诊断明确。

4. 感染性心内膜炎的患者应采用何种抗菌方案? 注意事项有哪些

采用循证医学的态度采集病史后,有助于医生根据常见的病原菌采取经验性抗感染治疗。对于感染性心内膜炎患者,更多倾向于革兰阳性菌[4,5],尤其是金黄色葡萄球菌、链球菌属,以及凝固酶阴性的葡萄球菌的经验性治疗。后续根据患者已明确的病原学药敏进行调整。治疗原则是早期、足量,选用杀菌剂,静脉给药,疗程需 4 周以上。值得一提的是,疗程的计算是从有效的抗感染算起的,如初始血培养阳性,疗程应从血培养阴性的时间开始计算。如行手术切除,手术切除的组织培养阴性,从血培养转阴算起;手术切除的组织培养为阳性,疗程自术后开始计算。

感染性心内膜炎患者在积极抗感染治疗的同时应请心脏外科医生会诊,评估手术介入的指征与时机。对于感染性心内膜炎患者的早期手术,不同指南定义不同。美国心脏协会提出的早期手术概念为第 1 次住院期间,抗菌治疗完成之前手术。欧洲心脏病学会对于早期手术定义为诊断明确后 1～2 周内手术。对于是否需行手术,目前尚有争议。目前指南推荐感染性心内膜炎患者存在以下情况时应及时手术治疗[6]:①自体瓣损害致顽固性心力衰竭需做病灶清除及瓣膜置换者;②药物不能控制的感染,特别是真菌感染者;③赘生物较大或赘生物堵塞瓣膜口危及生命者;④人工瓣膜置换术后 60 天内发生感染性心内膜炎,经内科治疗无效者;⑤反复发生栓塞者;⑥金黄色葡萄球菌心内膜炎内科治疗无效者;⑦人工瓣膜感染性心内膜炎经正规治疗无效或复发者。

根据药敏试验结果,本例患者继续当前头孢曲松＋左氧氟沙星抗菌方案,1 周后患者体温趋平(图 17 - 4),全身水肿性红斑逐渐消退。期间请心脏外科会诊,建议进一步行手术治疗,患者感染控制后遂转心脏外科限期行手术治疗。

【临床结局及随访】

患者经过诊治,转心脏外科后,延续我科治疗及护理医嘱,5 天后行二尖瓣置换术(生物瓣),术后 1 周出院。1 个月后随访,患者持续体温平稳,无皮疹及四肢关节疼痛等不适。

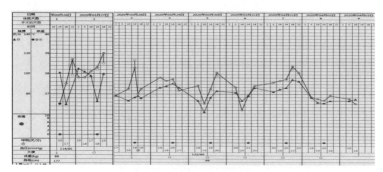

图 17-4 患者来院后体温记录单

经积极抗感染 1 周后患者体温趋平。

【最终诊断】

①感染性心内膜炎:变异链球菌血流感染,牙源性感染可能性大;②胸腺瘤切除术后;③胆囊切除术后。

三 背景知识简介

1. 感染性心内膜炎的临床特点及表现

当口腔、皮肤、肠道、生殖器官等部位出现损伤时,细菌、真菌、立克次体、衣原体、螺旋体等病原微生物可进入人体,通过血液进入心脏,在血流从高压腔到低压腔产生的高速射流或湍流的下游(如二尖瓣瓣叶的心房面、主动脉瓣瓣叶的心室面和室间隔缺损的右心室侧)处定植(这可能与处于湍流下方部位的心内膜灌注压力下降,有助于微生物的沉积和生长有关)、生长并引起炎症反应。局部血小板、纤维蛋白沉积包绕病原体,进一步形成赘生物。当其反复破裂、脱落时,细菌可多次释放入血,反复引起菌血症。感染性心内膜炎年发病率为 3/10 万~7/10 万,

213

病死率为 $14\%\sim46\%$，以中老年为主。临床表现因人而异，可为急性、快速进展性病程，或伴低热和非特异症状的亚急性或慢性病程。发热是其最常见表现（超过 90% 的感染性心内膜炎患者存在发热），但热型差异较大，常伴畏寒、厌食和体重减轻。其他常见症状包括头痛、肌痛、关节痛、盗汗、腹痛等多种。存在牙源性感染的感染性心内膜炎患者可能有牙痛等相关症状。

2. 感染性心内膜炎的诊断标准

目前主要依据修订的感染性心内膜炎 Duke 诊断标准如下。

（1）主要标准：①2 次血培养均为一致的典型感染性心内膜炎的细菌；②心内膜受累证据：超声心动图阳性发现。

（2）次要标准：①有易感因素；②体温＞38℃；③血栓栓塞现象；④自身免疫现象：Roth 斑，Osler 小结，肾小球肾炎，类风湿因子抗体（＋）；⑤微生物证据：不符合典型病原菌的感染阳性；⑥排除超声心动图的次要标准。

疑诊感染性心内膜炎：1 条主要标准＋1 条次要标准或 3 条次要标准。

确诊感染性心内膜炎：病理确诊或临床确诊（2 条主要标准，1 条主要标准＋3 条次要标准，或 5 条次要标准）。

排除感染性心内膜炎：可用其他病因解释，或抗感染疗程≤4 天，或感染性心内膜炎相关的症状缓解，或病理。

3. 感染性心内膜炎的周围体征

（1）瘀点：多分布于上腔静脉引流区皮肤、口腔及睑结膜处（图 17-5A）。

（2）Roth 斑：眼底视网膜的卵圆形出血斑，中心呈白色（见

图 17 - 5B)。

（3）Osler 小结：发生在指和趾端肉质部的痛性紫罗兰色结节（见图 17 - 5C）。亚急性感染性心内膜炎中更常见。

（4）Janeways 损害：手掌或足底部直径 1～4 mm 出血红斑（见图 17 - 5D），无压痛。

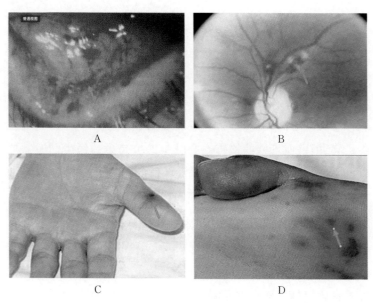

图 17 - 5　感染性心内膜炎患者常见的周围体征（图片来源于网络）

A. 眼结膜处的瘀斑；B. Roth 斑，是眼底视网膜的卵圆形出血斑，中心呈白色；C. Osler 小结，是发生在指和趾端肉质部的痛性紫罗兰色结节；D. Janeways 损害，是一种分布于手掌或足底部，直径 1～4 mm 的出血红斑，多无压痛。

4. 结语

当患者高热伴特定皮疹，应特别注意与特异性皮疹的鉴别诊断。对反复发热的患者，急诊就诊时，应特别注意心脏瓣膜杂音的听诊，必要时及时行急诊床旁超声心动图检查，并尽早启动血培养。治疗方面，在高度怀疑感染性心内膜炎时，应根据患者的流行病学特点及时予以经验性抗感染治疗；在获得病原学培养结果及药敏后，根据药敏调整用药。疗程上，需根据患者情况而定，一般在4周及以上。在明确诊断后，及时寻求外科治疗，避免严重并发症的发生。

四 专 家 点 评

感染性心内膜炎通常表现为间歇性发热，伴有皮肤、黏膜的瘀点与瘀斑，是发热急症患者重要的鉴别诊断内容。临床上，当疑诊感染性心内膜炎时，常需要对皮肤、黏膜逐一检查，尤其是睑结膜、甲劈血管处的检查。心脏听诊也是急诊医生此时需要重点进行的体格检查，宜采用不同体位的心脏听诊，有助于发现不典型的心脏瓣膜杂音，如遇到心肌收缩功能差、腱索断裂时，可无瓣膜杂音。该病例系无严重器质性疾病史、免疫功能正常的中年男性，在每次起病时伴有四肢关节疼痛及不典型皮疹，心脏听诊无杂音，容易误导诊疗思路。最终由超声心动图检查发现瓣膜病变且有赘生物而明确诊断，体现了超声心动图检查在心内膜炎诊治中的重要作用。

病原体入侵途径的排查有助于病原体种类的经验性判断，对经验性抗菌治疗方案的制订具有较好的指导意义。该病例有口腔龋齿拔除后义齿植入史，与发病时程同步，可考虑与病原体入侵途径相关，由此推断病原体多来自口腔。事后病原学培养也证实了变异链球菌感染。

心内膜炎手术治疗指征的把握，有较多指南可供参考，但实

际操作中,往往需要与心脏外科医生密切联系,及时进行手术干
预,尤其对循环不稳、瓣膜结构严重破坏、瓣膜功能异常者;赘生
物大,长度超过 6 mm,容易脱落或已经有脱落病史者;内科治疗
高热无法有效控制者,均应尽早寻求手术治疗措施。

复旦大学附属华山医院　**高佳敏**

点评专家　**陈明泉**

参考文献

[1] CHAMBERS H F, BAYER A S. Native-valve infective endocarditis
[J]. N Engl J Med, 2020,383(6):567 – 576.

[2] WANG A, GACA J G, CHU V H. Management considerations in
infective endocarditis: a review [J]. JAMA, 2018,320(1):72 – 83.

[3] CAHILL T J, BADDOUR L M, HABIB G, et al. Challenges in
infective endocarditis [J]. J Am Coll Cardiol, 2017,69(3):325 – 344.

[4] CAHILL T J, PRENDERGAST B D. Infective endocarditis [J].
Lancet, 2016,387(10021):882 – 893.

[5] LEMOS J A, PALMER S R, ZENG L, et al. The biology of
streptococcus mutans [J]. Microbiol Spectr, 2019,7(1):undefined.

[6] HABIB G, LANCELLOTTI P, ANTUNES M J, et al. 2015 ESC
Guidelines for the management of infective endocarditis: the task
force for the management of infective endocarditis of the European
Society of Cardiology (ESC). endorsed by: European association for
cardio-thoracic surgery (EACTS), the European association of
nuclear medicine (EANM) [J]. Eur Heart J, 2015,36(44):3075 –
3128.

18

剧烈头痛、低热的隐球菌性脑膜炎

题 记

中枢神经系统(CNS)感染的鉴别诊断相对复杂,诸如结核性脑膜炎、隐球性脑膜炎等亚急性、慢性脑膜炎的鉴别诊断尤为复杂,急诊医生对其有很好的敏感性实属不易。当患者以头痛来诊时,急诊医生大多会往脑血管病、心血管疾病方面进行思考,而对其进行 CNS 感染相关的鉴别性病史采集有一定困难。本文报道了一例因"头痛 2 周余伴发热"急诊就诊初始疑诊为结核性脑膜炎,最终诊断为新型隐球菌性脑膜炎的病例,希望为急诊医生尽早识别该类疾病提供参考。

一　病 史 摘 要

【现病史】

患者男性,73岁。因"头痛伴发热2周余"来诊。

患者来院2周余前出现头痛,呈阵发性额颞部胀痛,发作时程度剧烈,当时未测体温,无视物模糊,无听力改变,无恶心、呕吐。就诊外院,测体温37.6℃,查血常规:白细胞$9.6×10^9$/L,中性粒细胞占比0.903。头颅CT平扫未见明显异常。头颅CT血管造影示颅内动脉硬化。胸部CT平扫示右肺上叶尖段磨玻璃结节,中叶内段实性结节,左肺上叶尖后段纤维钙化灶。患者发作时头痛剧烈,外院经验性予甘露醇降颅压,头孢曲松联合左氧氟沙星抗感染,复方对乙酰氨基酚片(Ⅱ)(散利痛)、塞来昔布对症治疗后头痛有所缓解,仍间断发热,最高体温38.7℃,外周血象无改善(未见具体报告)。患者外院治疗期间剧烈头痛发作时曾伴一过性意识模糊,短暂记忆丧失。入院前4天完善头颅MRI检查示轻度脑白质病变,脑萎缩。入院前1天完善腰椎穿刺,脑脊液压力210 mmH$_2$O,脑脊液外观澄清,脑脊液白细胞$306×10^6$/L,红细胞0,单核细胞占比0.98,糖1.6 mmol/L(同步血糖7.8 mmol/L),氯114 mmol/L,蛋白质1.36 g/L;脑脊液细菌、真菌涂片阴性。为求进一步诊治,转至我院急诊。

【既往史】

有高血压病史,未服用药物治疗。有冠心病史,长期服用阿司匹林、他汀类药及美托洛尔治疗。否认其他重要既往史、个人史、婚育史及家族史。

【体格检查】

体温 37.6℃,呼吸频率 20 次/分,心率 99 次/分,血压 128/69 mmHg。神志清楚,精神一般,查体配合。双侧瞳孔等大、等圆、对光反射灵敏,视野无缺损。颈抵抗(±),颈部活动轻度受限。全身皮肤、黏膜未见明显破溃、皮疹,浅表淋巴结未及肿大。两肺呼吸音稍粗糙,未闻及啰音。心律齐,各瓣膜区未及杂音。腹部查体无特殊。双下肢无水肿。克尼格征(Kernig 征)、布鲁津斯基征(Brudzinski sign)均阴性。四肢肌力、肌张力正常。病理征未引出。

【辅助检查】

头颅 MRI:轻度脑白质病变,脑萎缩。

胸部 CT 平扫:右肺上叶尖段磨玻璃结节,中叶内段实性结节,左肺上叶尖后段纤维钙化灶。

【初步诊断】

①CNS 感染:结核感染? ②冠心病;③高血压病。

二 临床关键问题及处理

关键问题 1. 常见 CNS 感染的鉴别诊断

我们往往将以"头痛伴发热"为主要症状的患者与 CNS 感染相联系,许多教科书中都提到了相关鉴别诊断要点(表 18-1)。但在实际临床工作中患者的检查结果往往不能完全对应最后的诊断。到底该如何进行判断?

表 18-1 不同病原体导致的 CNS 感染患者辅助检查结果比较

病原体	外周血	脑脊液	颅脑影像学
细菌	WBC 明显升高；CRP/PCT 明显升高；血培养支持诊断	压力明显升高；细胞数明显增多，以多核细胞为主；糖和氯化物下降；培养阳性率高	CT 检查提示边界不清的低密度区；MRI 检查提示 T_2 高信号，T_1 低或等信号，不强化或斑点状强化
结核分枝杆菌	WBC 正常；CRP/PCT 正常；结核免疫学检测常阳性	压力＞(400 mmH$_2$O)；单核细胞增多[(50～500)×10^6/L]；蛋白增高 1～2 g/L 甚至 5 g/L；糖和氯化物下降；涂片、培养阳性率低	MRI 检查提示基底池和皮质脑膜对比增强或脑积水
病毒	WBC 正常；CRP/PCT 正常	HSV-1 型压力常升高；淋巴细胞增多[(50～100)×10^6/L，甚至 1 000×10^6/L]；蛋白正常或轻度升高(800～2 000 mg/L)；糖和氯化物正常；HSV-DNA PCR 法可早期快速诊断	MRI 检查提示脑实质 T_1 低信号，T_2 高信号病灶；CT 检查提示单侧或双侧颞叶、海马及边缘系统低密度区，其中散布点状高密度影，提示单纯疱疹病毒性脑炎(HSE)
新型隐球菌	WBC 正常；CRP/PCT 正常	压力明显升高(＞200 mmH$_2$O)；白细胞增多[(100～500)×10^6/L]；墨汁染色阳性率高达 79%～90%；培养阳性率高达 75%；荚膜多糖抗原敏感性高达 90%	缺乏特异性；MRI 检查提示脑实质、脑膜、基底节和中脑等部位的多发结节状强化病灶
脑囊虫	WBC 正常；CRP/PCT 正常；血清学抗体阳性	压力升高；细胞数增加，嗜酸性粒细胞占比高；蛋白轻度增高；糖正常；脑脊液免疫学检测有助于诊断	CT 或 MRI 检查均可明确病变部位、大小及数目
JCV	血清学 JCV 抗体水平升高	常规生化检查可正常；JCV-RNA 可由 PCR 法检出	MRI 检查可见 T_2 均质高信号，T_1 低或等信号

注：WBC，白细胞；PCT，降钙素原；CRP，C 反应蛋白；HSV，单纯疱疹病毒；JCV，JC 病毒。

首先必须明确患者的病程长短。通常,细菌引起的化脓性脑膜炎、病毒引起的病毒性脑炎/脑膜炎表现为急性病程。急性起病的高热、头痛、呕吐、抽搐、意识障碍伴或不伴脑膜刺激征阳性为常见症状。而结核性、隐球菌性脑膜炎常呈亚急性、慢性病程,患者多有逐渐加重的头痛,伴低热、消耗、出汗等表现,病程中合并颅神经损害症状,多见于老年,或既往有结核感染史、接触史,或有免疫缺陷,或行免疫抑制治疗等,需警惕。

本例患者老年男性,头痛伴发热起病,疼痛程度剧烈,初诊血常规示白细胞升高,分类以中性粒细胞为著,经广谱抗生素抗感染、脱水治疗,外周血象无改善,仍有头痛、发热症状。完善腰椎穿刺提示脑脊液压力升高,常规见细胞数增多,以单核细胞为著,生化检查示糖、氯降低,蛋白增高,故明确存在 CNS 感染。进一步思考后发现,部分治疗性化脓性脑膜炎、结核性脑膜炎、隐球菌性脑膜炎均不能排除。考虑患者为老年男性,病程已逾 2 周,常规抗菌疗效不佳,外院脑脊液细菌、真菌涂片无阳性发现,且胸部 CT 检查示左肺上叶尖后段存在纤维钙化灶,因此初步诊断结核性可能,入院后即予"五联"(利福平、异烟肼、吡嗪酰胺、莫西沙星、利奈唑胺)诊断性抗结核治疗,继续应用甘露醇脱水降颅压,同时完善相关检查,尽早明确病原学诊断。

3 天后,患者头痛仍无好转,每日有低热。复查腰椎穿刺,脑脊液压力 290 mmH$_2$O,脑脊液澄清,白细胞 75×10^6/L,红细胞 63×10^6/L,单个核细胞 50/75,多个核细胞 25/75;糖 1.8 mmol/L(同步血糖 8.4 mmol/L),氯 110 mmol/L,蛋白 1.42 g/L。此时,检验回报隐球菌乳胶凝集定量试验阳性,血清 1:10 240(图 18-1A),脑脊液 1:640(见图 18-1B),强烈提示隐球菌感染。

检验目的:(滴度定量)隐球菌凝集试验

A   结果:

　　　隐球菌乳胶定性试验:阳性

　　　乳胶凝集定量试验:滴度:　1:10240

B   结果:

　　　隐球菌乳胶定性试验:阳性

　　　乳胶凝集定量试验:滴度:　1:640

图 18-1　血清、脑脊液(滴度定量)隐球菌乳胶凝集试验结果
A. 血清:1∶10240;B. 脑脊液:1∶640。

2. 隐球菌性脑膜炎的特点

隐球菌性脑膜炎按病程可分为急性、亚急性、慢性过程,但仍以亚急性或慢性为多见[1],急性病程可有前驱呼吸道症状。多数患者以逐渐加重的头痛,特别后期进展的剧烈头痛为主要表现,少数患者一开始便出现剧烈头痛,伴恶心、呕吐。颅内高压为头痛的根本原因,颅神经因此受累,视神经受损常见,患者甚至因失明状态才来院就诊。听神经、嗅神经、面神经受累亦见报道。患者常有发热,热型不规则,与细菌性、病毒性感染相比,低热多见,体温在 37.5~38℃。如果持续出现 40℃以上高热,提示预后不佳。体温 40% 以上的患者有精神症状,如抑郁、淡漠、易激动以至喊叫、谵妄、癫痫大发作、昏迷等。

值得一提的是,在脑脊液标本中找到隐球菌对诊断有决定性意义。除脑脊液常规、生化等基本检查,脑脊液墨汁染色、真菌培养、新生隐球菌荚膜多糖抗原等检查亦对诊断隐球菌性脑膜炎意义重大。隐球菌乳胶凝集试验的敏感性介于 93%~100%,特异性介于 93%~98%[2,3]。检测脑脊液抗隐球菌抗体有助于诊断或判断病情变化,抗体滴度升高表明病情好转。

此患者血清及脑脊液乳胶凝集定量试验阳性,遂立刻停用抗结核药物,改为氟康唑联合氟胞嘧啶方案抗隐球菌治疗。同时进一步查找是否存在其他部位的感染灶。头颅增强 MRI 检查示脑沟、脑裂内条片状 FLAIR 序列高信号影伴强化,符合脑膜炎改变(图 18-2)。余皮肤、黏膜、肺、心脏瓣膜、腹腔脏器、脊柱关节等部位无感染表现,背景因素的排查亦未有阳性发现;之后脑脊液脱落细胞(图 18-3)及培养(图 18-4)均回报新型隐球菌(十)。

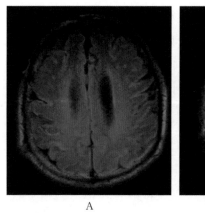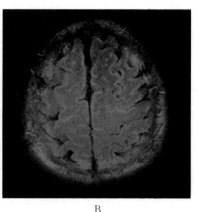

A   B

图 18-2　头颅 MRI

示脑沟、脑裂内条片状 FLAIR 序列高信号影伴强化,符合脑膜炎改变。

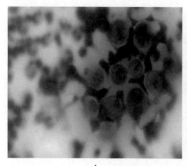 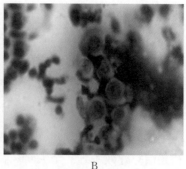

A   B

图 18-3 脑脊液脱落细胞检查
见新型隐球菌（瑞特染色，400 倍）。

复旦大学附属华山医院检验报告单   【真菌室】隐球菌乳胶试

                                      打印次数：2 第1页 共1页

结果：

新型隐球菌

图 18-4 脑脊液培养＋鉴定报告

综上所述，考虑此例为免疫功能正常的成人新型隐球菌性
脑膜炎。

虽然明确了方向，但是治疗过程并非一帆风顺，抗真菌治疗
1 周后患者头痛症状虽有明显好转，但每日仍有低热，复查脑脊
液常规生化指标均与前相仿，无明显好转，外周血及脑脊液隐球
菌乳胶凝集滴度定量无下降。

3. 氟康唑治疗疗效不佳的原因

患者老年男性，既往有高血压病、冠心病史，否认其他慢性

病史及传染病史,非艾滋病患者,评估免疫功能未见明显异常 (非高危患者)。考虑患者年龄因素,为避免两性霉素 B 的毒性 和不良反应,初始方案选择氟康唑联合氟胞嘧啶治疗。研究表 明,在体内,单用两性霉素 B 较氟康唑的杀菌速度更快[4],能使 隐球菌菌落计数下降更快[5]。此例患者血、脑脊液隐球菌乳胶 凝集试验定量均呈现高滴度,提示菌体负荷高,可能导致氟康唑 初始治疗疗效不佳。个人对药物的敏感程度不同可能是原因之 一。氟康唑能很好地通过血-脑屏障进入脑脊液,既往亦鲜有耐 药报道,是隐球菌感染治疗的中坚力量。因此,我们应该根据每 个患者的特征,制订个体化方案进行治疗。此外,激素在隐球菌 感染治疗中的讨论从未停止。病程早期使用,可能有助于减轻 炎症,防止不良反应的发生,特别适合在持续高颅压、大剂量脱 水药物不能缓解的情况下使用,但应密切监测药物不良反应。

此患者氟康唑应答不佳,于是停用氟康唑,改用两性霉素 B 联合氟胞嘧啶治疗。两性霉素 B 自 1 mg,每日 1 次起始,逐步 加量至 25 mg,每日 1 次维持,密切关注药物不良反应。患者头 痛逐渐缓解,体温平稳。

【临床结局及随访】

患者经诊治后,随访结果令人欣慰。患者脑脊液压力、常 规、生化,以及乳胶凝集试验滴度的结果均逐渐好转中(表 18 - 2)。用药期间,患者亦未出现药物不良反应。最终至两性霉素 B 累计剂量达 2 551 mg 时,改为口服氟康唑联合氟胞嘧啶方案。 抗真菌治疗总疗程 6 个月时复查腰椎穿刺,脑脊液压力、常规、 生化均在正常范围,外周血及脑脊液乳胶凝集试验定性均为阴 性,患者最终痊愈。

表 18 - 2　外周血、脑脊液乳胶凝集试验滴度随访汇总表

随访时间	血乳胶凝集试验定量	脑脊液乳胶凝集试验定量
2020 - 3 - 3	1∶10 240	1∶640
2020 - 3 - 7	1∶10 240	1∶640
2020 - 3 - 13	1∶5 120	1∶320
2020 - 4 - 14	1∶2 560	1∶80
2020 - 5 - 22	1∶320	1∶10
2020 - 6 - 19	1∶160	1∶5
2020 - 7 - 24	1∶80	1∶1
2020 - 9 - 23	阴性	阴性

【最终诊断】

①新型隐球菌性脑膜炎；②冠心病；③高血压病。

三　背景知识简介

隐球菌性脑膜炎规范化治疗

根据《桑福德抗微生物治疗指南》(第 48 版)推荐——关于隐球菌性脑膜炎规范化治疗,需要根据患者免疫功能基础进行区分,疗程常分为诱导、巩固、维持 3 期(表 18 - 3)。

表 18 - 3　桑福德抗微生物治疗指南(部分)

分类	药物方案	说　明
非艾滋病患者	(1) 两性霉素 B[0.5~0.8 mg/(kg·d),iv]＋氟胞嘧啶[37.5 mg/kg(有些应用 25 mg/kg),po,q6 h]约 6 周后启用:氟康唑(200 mg,po,qd) (2) 氟康唑(400 mg,po,qd)	直到热退、培养阴性,约需 6 周,然后停用两性霉素 B 和氟胞嘧啶,开始氟康唑治疗用药 8~10 周(非重症患者)

(续表)

分类	药物方案	说　明
人类免疫缺陷病毒(HIV)感染＋艾滋病患者	(1)首选药物： 两性霉素 B(0.7 mg/kg,iv,qd) ＋氟胞嘧啶(25 mg/kg,po,q6 h)	2 周或更长,直到脑脊液培养阴性
	(2)替代药物： 1)两性霉素 B 或脂质体两性霉素 B 联合氟康唑(400 mg,po 或,iv,qd) 2)单用两性霉素 B(0.7 mg/kg)或脂质体两性霉素(B 4 mg/kg,iv,qd) 3)氟康唑[≥800 mg/d(最好 1 200 mg/d)po 或 iv]联合氟胞嘧啶(25 mg/kg,po,q6 h)	用药 4～6 周
	(3)巩固治疗： 氟康唑(400～800 mg/d,po,qd)	用药 10 周
	(4)抑制治疗： 氟康唑(200 mg/d, po, qd)	若有效的抗反转录病毒治疗使 CD4 细胞达 100×10⁶/L,或脑脊液培养阴性,可考虑停止抑制治疗

注:如果脑脊液压力≥18.39 mmHg(250 mmH$_2$O),应该重复腰椎穿刺,引流脑脊液,以控制颅内压。iv:静脉注射;po:口服;qd:每日 1 次;q6 h:每 6 小时 1 次。

四 专家点评

头痛伴低热的病因复杂,要在急诊短时间内作出病因判断确实不易。急诊医生在患者生命体征、重要脏器功能快速评估和支持的基础上,也要掌握对 CNS 感染一组疾病的鉴别诊断。该例患者病程 2 周,以剧烈头痛、低热起病,应考虑 CNS 感染的可能,尽早行腰椎穿刺脑脊液常规、生化及病原学检查是关键。

隐球菌性脑膜炎大多有不同程度的发热,并伴有剧烈的头痛、恶心、呕吐等高颅内压表现。高颅内压是隐球菌性脑膜炎最为常见的特征性表现,有的还可表现出癫痫、意识障碍等脑功能异常,有的甚至出现视物模糊、视力下降、失明。当临床出现类似表现,应疑及隐球菌感染的可能。

隐球菌感染多以皮肤、肺及 CNS 感染为主,当肺部隐球菌感染时,应常规做脑脊液检查,以明确是否存在 CNS 感染。

隐球菌感染大多表现为条件致病,为免疫抑制或缺陷患者的机会性感染,因此在诊断隐球菌感染时应积极寻找宿主免疫功能受损的原因,临床上不时有肿瘤等基础疾病的发现。该患者存在慢性心血管基础疾病,未有明确的免疫缺陷相关表现,但仍应对其提高警惕,定期复查。

对于隐球菌性脑膜炎的急诊处置,关键在于降颅内压,控制颅内压亦是决定隐球菌性脑膜炎结局的关键因素之一。首次腰椎穿刺时应测量颅内压,如果脑脊液压力≥250 mmH$_2$O,且诱导治疗期间存在颅内压增高的症状,应行脑脊液引流以将压力降低 50%,或降至正常水平(≤200 mmH$_2$O)[5]。药物治疗方面,须考虑感染部位和宿主的免疫状态,对于非艾滋病、非重症患者,可考虑单用高剂量氟康唑,其余患者应采用两性霉素 B/脂质体两性霉素 B 联合氟胞嘧啶的治疗方案,疗程宜长。

对于疗效的评判,当结合临床特征的改善、脑脊液生化指标的改善,尤其是脑脊液糖含量的正常化以及隐球菌乳胶凝集试验滴度的降低等因素综合分析,如存在脑脊液墨汁染色持续阳性、高脑脊液压力、低脑脊液葡萄糖水平,并伴有长时间使用糖皮质激素、艾滋病或血液系统恶性肿瘤等因素,则提示预后较差。

复旦大学附属华山医院　顾树程

点评专家　陈明泉

参考文献

[1] HUSAIN S, WAGENER M M, SINGH N. Cryptococcus neoformans
infection in organ transplant recipients: variables influencing clinical
characteristics and outcome [J]. Emerg Infect Dis, 2001,7(3):375 -
381.

[2] PAPPAS P G, PERFECT J R, CLOUD G A, et al. Cryptococcosis
in human immunodeficiency virus-negative patients in the era of
effective azole therapy [J]. Clin Infect Dis, 2001,33(5):690 - 699.

[3] TANNER D C, WEINSTEIN M P, FEDORCIW B, et al.
Comparison of commercial kits for detection of cryptococcal antigen
[J]. J Clin Micrbiol, 1994,32(7):1680 - 1684.

[4] SCHAARS C F, MEINTJES G A, MORRONI C, et al. Outcome of
AIDS-associated cryptococcal meningitis initially treated with 200 mg/
day or 400 mg/day of fluconazole [J]. BMC Infect Dis, 2006,6:118.

[5] PERFECT J R, DISMUKES W E, DROMER F, et al. Clinical
practice guidelines for the management of cryptococcal disease: 2010
update by the infectious disease society of america [J]. Clin Infec Dis,
2010,50(3):291 - 322.

19

病毒性脑炎:
单纯疱疹病毒与 EB 病毒之分

题　记

　　社区获得性中枢神经系统(CNS)感染的急诊患者中病毒性感染是最为多发和常见的,急诊医生常面临是何种病毒感染的困扰,其中典型的单纯疱疹病毒(herpes simplex virus, HSV)脑炎大家比较熟悉,但 EB 病毒(Epstein-Barr virus, EBV)等其他病毒引起的脑炎因病原不易获得、临床特征不典型而使诊断较为困难。本文分别报道 2 例经脑脊液宏基因组二代测序(mNGS)明确诊断的病毒性脑炎病例,从易感因素、临床特征等角度作了区分,以此启发医生的临床思维。

一 病史摘要

病例一

【现病史】

患者男性,36 岁,上海人。因"发热 4 天,意识丧失、四肢间断抽搐 1 天"于 2021 年 7 月 8 日夜间至我院急诊。

患者于 2021 年 7 月 4 日无明显诱因下出现发热,最高体温 37.8℃,无头痛、咽痛、咳嗽、咳痰、胸闷、胸痛、腹痛等特殊不适,自服"退热药物"后体温高峰有所下降,约 37.3℃,精神一般。7 月 7 日 16 时患者体温再次升高,最高体温约 38.3℃,伴持续性头部胀痛,以前额部及枕部为主,有恶心,无呕吐,无其他不适。患者于外院发热门诊就诊,查外周血白细胞 $9.2 \times 10^9/L$,中性粒细胞占比 0.682,血红蛋白 154 g/L,血小板 $214 \times 10^9/L$,C 反应蛋白 8 mg/L。胸部 CT 检查未见明显异常。外院给予退热药物口服,并嘱患者充分休息,患者遂返回家中。7 月 8 日凌晨 4 时患者于睡眠中突发四肢抽搐,呼之不应,双眼上翻,牙关紧闭。持续约数 10 s 后肢体抽搐停止,但仍无意识。无口吐白沫,无二便失禁。类似抽搐共发作 3 次,每次间隔数十分钟不等。家属紧急呼叫救护车送至外院急诊,查头颅 CT 平扫未见明显异常;胸部 CT 平扫示双肺少许炎性改变。考虑癫痫发作,予地西泮治疗。家属为寻求进一步诊治,于当日夜间由救护车转至我院急诊。

【既往史】

既往体健。否认其他重要既往史、个人史、婚育史及家族史。

【体格检查】

格拉斯哥昏迷量表(GCS)评分:睁眼、语言、运动分别为 2、2、4 分。血压 135/76 mmHg,体温 37.8℃,呼吸频率 30 次/分,心率 138 次/分,血氧饱和度 97%。意识不清,烦躁不安。巩膜无黄染,球结膜无水肿;双侧瞳孔等大、等圆,直径约 2 mm,对光反射稍迟钝。颈强直。全身浅表淋巴结无肿大,未见皮下出血点,未见皮疹。双肺呼吸音粗,未闻及干、湿性啰音。心律齐,各瓣膜区未及心脏杂音。腹平坦,腹壁软,肝、脾肋下未触及,全腹无肌卫,压痛、反跳痛、墨菲征、麦氏点压痛及双肾叩击痛无法配合。双下肢无肿胀。双下肢病理征阳性。

【辅助检查】

血常规:白细胞 15.73×10⁹/L,中性粒细胞占比 0.876,淋巴细胞占比 0.05,单个核细胞占比 0.072,血红蛋白 158 g/L,血小板 250×10⁹/L。

肝肾功能、电解质、心肌酶谱:谷丙转氨酶 40 U/L,谷草转氨酶 113 U/L,γ-谷氨酰转肽酶:24 U/L,肌酐 85 μmol/L,尿素氮 5.4 mmol/L,血清钙 1.94 mmol/L,血清钾 3.7 mmol/L,血清钠 135 mmol/L,二氧化碳结合力 19.8 mmol/L,乳酸脱氢酶 1 232 U/L,肌酸激酶 24 489 U/L。

血糖 5.9 mmol/L;血酮体阴性。

血氨 8.9 μmol/L。

全血 C 反应蛋白:1.90 mg/L,降钙素原:1.31 ng/mL。

心肌损伤标志物:肌酸激酶同工酶(CK-MB)2.43 ng/mL,肌红蛋白 3 000 ng/mL,肌钙蛋白 T 0.015 ng/mL,氨基末端脑钠肽前体(NT-proBNP)41.9 pg/mL。

其余血生化、免疫指标(包括出凝血时间、D-二聚体等)检查未见明显异常。

心电图:窦性心动过速(心率140次/分)。

头颅CT:平扫未见明显异常;血管造影见胚胎型右侧大脑前动脉发至左侧大脑前动脉A1段,考虑先天变异可能。

【初步诊断】

①发热伴意识障碍待查:CNS感染可能;②继发性癫痫;③横纹肌溶解症;④窦性心动过速。

【诊治经过】

来院后进抢救室,告病危,行心电监护,留置深静脉置管、胃管及尿管,记录24小时出入液量,并给予保护性气管插管,用咪达唑仑联合丙泊酚镇静、抗癫痫治疗,临时给予头孢曲松2.0 g联合更昔洛韦0.25 g静脉滴注经验性抗感染。7月9日晨立即收入EICU并行腰椎穿刺检查,脑脊液检查见表19-1;自身免疫性脑炎抗体阴性,脑脊液细胞学检查未见肿瘤细胞。送检各病原学检测及mNGS。根据初次腰椎穿刺结果,考虑患者发热伴意识障碍为CNS感染、病毒性脑膜脑炎可能。继续给予头孢曲松(2.0 g,每12小时1次,静脉滴注)联合更昔洛韦(0.25 g,每12小时1次,静脉滴注)抗感染,甘露醇联合甘油果糖交替脱水降颅内压,并予水化、碱化、利尿等治疗。

经积极治疗后患者未再发作肢体抽搐,意识逐渐好转。至7月11日患者意识清楚,GCS评分15分,可遵嘱活动,予拔除气管插管。同日患者首次腰椎穿刺脑脊液mNGS回报HSV-1 dsDNA序列数197(其余病原学未检出)(图19-1)。抗感染

表 19-1　病例一脑脊液随访记录

项目	日　期		
	7-9	7-13	7-20
压力(mmH$_2$O)	195	135	190
颜色	淡红色	淡黄色	无色
透明度	浑浊	清	清
白细胞(×10^6/L)	21	12	33
红细胞(×10^6/L)	13 295	2 456	600
多个核细胞(%)	24	0(0/12)	3(1/33)
单个核细胞(%)	76	100(12/12)	97(32/33)
蛋白质(mg/L)	1 338	649	374
糖/同步血糖(mmol/L)	4.6/6.4	3.7/5.5	2.9/7.1
氯(mmol/L)	131	121	118

注:1 mmH$_2$O=0.073 5 mmHg。

方案同前。7 月 13 日复查腰椎穿刺,结果见表 19-1,脑脊液
病原学培养阴性。肌酸激酶、肌红蛋白水平较前明显下降。
完善头颅增强 MRI 检查示右侧内侧颞叶及右岛叶异常信号
伴轻度强化,考虑病毒性脑炎可能性大(图 19-2)。治疗方案
同前。

类型[c]	种			型/亚型		
	中文名	英文名	检出序列数[b]	中文名	英文名	检出序列数[b]
dsDNA	人类 α 疱疹病毒1型(HSV1)	Human alphaherpesvirus 1	197	-	-	-

图 19-1　病例一脑脊液 mNGS

示 HSV-1 dsDNA 序列数 197,其余细菌、真菌、结核等病原体未见检测出。

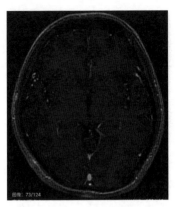

图 19-2 病例一头颅增强 MRI

示右侧内侧颞叶及右岛叶异常信号伴轻度强化,考虑病毒性脑炎可能性大。

【临床结局及随访】

7月20日第3次复查腰椎穿刺(见表19-1),复查肌酸激酶、肌红蛋白等血生化、免疫学指标均恢复正常。患者恢复良好,意识清,精神佳,无发热、头痛等不适,于7月21日出院。出院1个月随访患者,一般情况良好,无神经系统后遗症。

【最终诊断】

①CNS感染,单纯疱疹病毒性脑炎;②继发性癫痫;③横纹肌溶解症。

病例二

【现病史】

患者男性,67岁,江苏人。因"发热、头痛伴意识障碍近1个月"来我院就诊。

患者于2020年11月2日无明显诱因下出现头痛,以枕部为著,体温约38℃,有恶心,呕吐数次,为胃内容物,同时感双下肢无力。当时无意识改变,无抽搐,无二便失禁等表现。就诊于当地医院,查头颅 CT 平扫示双侧基底节区腔隙性脑梗死,余未见明显异常。予以抗菌药物、甘油果糖护胃对症治疗(具体用药方案患方无法提供)。4 天后(11-6)患者仍有低热,并出现意识不清,间断双眼向右凝视,有双手抖动,二便失禁。遂转至当地上级医院进一步诊治。查血常规:白细胞 $7.87\times10^9/L$,中性粒细胞占比 0.78,血钠 123.4 mmol/L,余血生化、免疫学检查未见明显异常,血培养阴性,T-spot 阳性(具体数值未见)。头颅 CT 平扫检查未见明显异常。胸部 CT 检查示两肺下叶少许炎性改变,双侧少量胸腔积液。腹部及泌尿系 B 超检查示前列腺增生,双侧睾丸鞘膜积液,余所见脏器未见明显异常。当地医院考虑患者 CNS 感染可能,于 11 月 7 日行腰椎穿刺检查,结果见表 19-2。脑脊液找抗酸杆菌阴性。进一步完善神经系统影像学检查:头颅 MRI 示延髓异常信号,考虑炎性改变。头颅动脉自旋标记(ASL)示右侧大脑半球普遍高灌注,符合脑炎特征。经颅多普勒超声(TCD)示右侧大脑中动脉轻度狭窄。颈椎 MRI 示颈 4/5、颈 5/6 椎间盘膨出,颈 6/7 椎间盘突出;腰椎 MRI 示腰 4/5、腰 5/骶 1 椎间盘轻度膨出,余未见明显异常。脑电图检查示广泛重度异常脑电图(以弥漫性慢波为主)。外院考虑患者为 CNS 感染,结核性脑膜炎可能。予"五联"(异烟肼、利福平、吡嗪酰胺、乙胺丁醇、左氧氟沙星)抗结核,头孢曲松抗感染,地塞米松 5 mg,每日 1 次,治疗 2 周,患者神志有所改善,但仍有低热。11 月 26 日患者再次出现意识不清,嗜睡,视物模糊,体温升至 38.8℃。11 月 27 日复查腰椎穿刺,结果见表 19-2。脑脊液抗酸杆菌、隐球菌检测及自身免疫性脑炎的抗体检查均阴性,胸部 CT 检查示肺炎较前好转,尿培养示白色假丝酵母菌,血 G 试验、风湿免疫抗体检查未见异常。当地医院考虑腰椎穿刺结果较前有所好转,遂继续予头孢曲松、更昔洛韦、原抗结核药物治疗,加用丙种球蛋白治疗 3 天,治疗效果不佳,仍有发热、嗜睡、胡言乱语表现,11 月 29 日用救护车转我院急诊。

表 19－2　病例二脑脊液随访记录

项　　目	日　期						
	11－7	11－27	12－11	12－16	1－13	3－25	5－25
压力(mmH$_2$O)	190	不详	90	145	180	200	185
颜色	不详	不详	淡黄色	淡黄色	淡黄色	无色	无色
透明度	不详	不详	清	微浑	清	清	清
白细胞(×10^6/L)	318	54	26	9	16	27	15
红细胞(×10^6/L)	不详	不详	165	586	26	42	15
多个核细胞(%)	24	4	4	0	0	8	7
单个核细胞(%)	76	96	96	100	100	92	93
蛋白(mg/L)	6 910	1 950	890	793	1 152	2 488	1 290
糖(mmol/L)	5.97	5.19	4	5.4	5.6	3.7	4.9
氯(mmol/L)	不详	不详	96	100	105	108	113

【既往史】

有 2 型糖尿病史 2 年,口服阿卡波糖,血糖控制在 7～10 mmol/L 之间;有高血压病史 8 年,口服硝苯地平控释片,近期血压平稳。否认其他重要既往史、个人史、婚育史及家族史。

【体格检查】

格拉斯哥昏迷量表(GCS)评分:睁眼、语言、运动分别为 4、4、5 分。血压 123/73 mmHg,体温 38.1℃,呼吸频率 22 次/分,心率 87 次/分,血氧饱和度 97%。神志欠清,精神差,反应迟钝,回答部分切题,查体欠合作。全身皮肤、黏膜未见异常,全身

238

浅表淋巴结无肿大。巩膜无黄染，球结膜无水肿；双侧瞳孔等大、等圆，直径约 3 mm，对光反射灵敏。颈强直(±)。双肺呼吸音清晰，未闻及干、湿性啰音。心率 87 次/分，律齐。腹平坦，腹壁软，无压痛，无肌紧张及反跳痛；肠鸣音 3 次/分。双下肢无水肿。双上肢肌力正常，双下肢肌力 Ⅳ 级，肌张力正常，生理反射正常；双下肢病理征阳性。

【辅助检查】

血常规：白细胞 6.64×10^9/L，中性粒细胞占比 0.682，单核细胞占比 0.113，血红蛋白 112 g/L，血小板 280×10^9/L。

肝肾功能、电解质：谷丙转氨酶 110 U/L，谷草转氨酶 52 U/L，白蛋白 26 g/L，肌酐 40 μmol/L，血清钙 1.85 mmol/L，血清钾 3.4 mmol/L，血清钠 116 mmol/L，二氧化碳结合力 28.4 mmol/L。

全血 C 反应蛋白 8 mg/L，降钙素原 0.09 ng/mL。

其余血生化、凝血功能、免疫指标，结核 T 细胞检测等检查未见明显异常。

心电图及头颅 CT 平扫：未见明显异常。

胸部 CT 平扫：双侧胸腔积液伴两肺下叶少许炎症。

腹部及泌尿系超声：左肾小结石，余所见脏器未见明显异常。

【初步诊断】

①CNS 感染：病毒性脑膜？部分治疗性化脓性脑膜？②继发性癫痫；③双肺炎症伴双侧胸腔积液；④肝功能异常；⑤轻度贫血；⑥2 型糖尿病；⑦高血压病。

【诊治经过】

收入 EICU 后告病危，行心电监护，留置深静脉置管、胃管及尿管,记录 24 小时出入液量。停用抗结核治疗,予甘露醇降颅内压,更昔洛韦(0.25 g,每 12 小时 1 次,静脉滴注)抗病毒、美罗培南(2.0 g,每 8 小时 1 次,静脉滴注)联合利奈唑胺(600 mg,每 12 小时 1 次,静脉滴注)抗细菌,甲泼尼龙(80 mg,每 8 小时 1 次,静脉滴注)抗炎治疗。患者体温转平,神志较前明显好转,双下肢肌力较前好转。完善头颅增强 MRI 检查示鞍上血肿,左侧脑室内积血可能;右侧额颞叶多发微出血灶可能;两侧额顶叶多发缺血灶;脑膜强化,炎症(图 19 - 3)。腰髓增强 MRI 检查示软脊膜线样强化,考虑感染或肿瘤播散可能(图 19 - 4)。遂于 12 月 11 日复查腰椎穿刺,结果见表 19 - 2。脑脊液细胞形态学检查:片上可见较多分化较好中小淋巴细胞及破碎细胞。脑脊液病理学检查未见明显异常。脑脊液自身免疫性脑炎的抗体、副肿瘤抗体及白血病细胞均阴性。脑脊液送检病原学及 mNGS 检查。

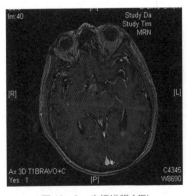

图 19 - 3 头颅增强 MRI

示鞍上血肿,左侧脑室内积血可能;右侧额颞叶多发微出血灶可能;两侧额顶叶多发缺血灶。脑膜强化,炎症。

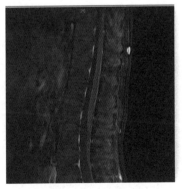

图 19 - 4 腰髓增强 MRI

示软脊膜线样强化,考虑感染或肿瘤播散可能。

3 日后脑脊液 NGS 回报 EB 病毒(序列数 12)(图 19‐5A)。复查各项血检指标较前好转。胸部 CT 检查示双肺炎症伴双侧胸腔积液较前好转。遂停用抗细菌药物,继续以激素联合抗病毒药物治疗。患者意识逐渐转清,回答切题,能够遵嘱活动。12 月 16 日第 4 次腰椎穿刺,结果见表 19‐2。

【临床结局及随访】

次年 1 月 13 日行第 5 次腰椎穿刺,并复查脑脊液 mNGS,再次检出 EB 病毒(序列数 10)(见图 19‐5B)。患者恢复良好,意识清,精神佳,无发热、头痛等不适,下肢肌力逐渐恢复正常,

类型^c	种			型/亚型		
	中文名	英文名	检出序列数^b	中文名	英文名	检出序列数^b
dsDNA	人类 γ 疱疹病毒 4 型(EBV)	*Human gammaherpesvirus 4*	12	-	-	-

A

类型^c	种			型/亚型		
	中文名	英文名	检出序列数^b	中文名	英文名	检出序列数^b
dsDNA	人类 γ 疱疹病毒 4 型(EBV)	*Human gammaherpesvirus 4*	10	-	-	-

B

图 19‐5 患者先后 2 次脑脊液 NGS

A. 2020 年 12 月 11 日结果;B. 2021 年 1 月 13 日结果。

予以激素逐渐减量,至2月上旬停用激素。期间随访腰椎穿刺
(见表19-2)及神经系统影像学检查均有所好转。

随访至今已近2年。患者目前一般情况佳,精神正常,对答
流利,四肢活动可,无明显神经系统后遗症。

【最终诊断】

①CNS感染:EB病毒脑膜脑炎、脊膜炎;②继发性癫痫;
③双肺炎症伴双侧胸腔积液;④肝功能异常;⑤2型糖尿病;
⑥高血压病。

二　讨　　论

1. 单纯疱疹病毒与EB病毒引起的CNS感染有何异同?
如何做到急诊鉴别诊断

以本文的2个病例为切入点。

病例一为中年男性,以发热、意识障碍、肢体抽搐为主要表
现,起病急骤,病情危重,来院后给予气管插管,及时腰椎穿刺,
通过脑脊液mNGS明确诊断为单纯疱疹病毒性脑炎,脊髓未受
累。给予抗病毒、抗癫痫、镇静以及对症支持治疗,2周内病情
显著好转,未遗留后遗症。

病例二为老年男性,亚急性病程,起病初低热伴头痛,后逐
渐出现意识障碍、肢体活动障碍和小便障碍,外院给予小剂量激
素联合抗结核治疗效果不佳,头颅增强MRI检查示软脑膜强
化。转至我院后行2次脑脊液mNGS均回报EB病毒。除脑
膜、脑实质受累外,脊膜亦受累。予以激素加量及抗病毒治疗后
病情逐渐好转,虽预后良好,未遗留神经系统后遗症,但总病程

持续约半年。

从以上 2 个病例可以看出，两者虽然都是病毒感染，但两种病毒引起的 CNS 感染在临床病程上有一定差异：单纯疱疹病毒性脑炎相对进展更快，脑脊液表现为白细胞轻度升高，整体病情更为凶险，而 EB 病毒性脑炎总体呈现亚急性病程，临床表现缺乏特异性，在病原学未明确下需要与化脓性脑膜炎相鉴别，总体呈现弥漫性受累的特点。

整理文献，进一步比较总结见表 19 - 3[1-4]。

表 19 - 3　HSV 与 EBV 引起的 CNS 感染特点比较

比较项目	单纯疱疹病毒	EB 病毒
发病率	每年 2 万例病毒性脑炎病例中占 10%～20%	儿童发病率在 2%～6%，成人暂无数据
好发年龄	各年龄段均可出现	儿童多见，成人各年龄段均见报道
入侵途径	原发性口咽部感染；原发感染后潜伏病毒再激活；直接侵入脑实质	原发性口咽部感染；原发感染后潜伏病毒再激活；直接侵入脑实质
临床表现	最常表现为急性发热、头痛、癫痫发作、神经系统定位体征和意识受损	神经系统综合征：可包括吉兰-巴雷综合征、面神经麻痹、脑膜脑炎、无菌性脑膜炎、横贯性脊髓炎、周围神经炎和视神经炎
累及部位	常累及大脑颞叶、额叶及边缘叶系统	非特异性
病理	脑组织出血性坏死和/或变态反应性脑损害	出血性坏死少见
并发症	近 2/3 的幸存者出现显著神经功能障碍，部分可诱发自身免疫性脑炎	病毒感染可持续存在，有致瘤效应
病死率	未经治疗的单纯疱疹病毒性脑炎病死率高达 70% 以上	大多预后良好

2. 急诊处置单纯疱疹病毒性脑炎与 EB 病毒性脑炎在治疗方面有何共性

两种病毒性脑炎虽然在发病率、临床经过及病死率等诸多方面均有不同，但在治疗方面有共同之处。一旦考虑病毒性脑炎诊断，就应尽快开始静脉抗病毒治疗。美国感染病学会（IDSA）指南推荐使用阿昔洛韦（10 mg/kg，每 8 小时 1 次，静脉滴注）进行经验性治疗[5]。此外，免疫调节剂，如皮质类固醇、丙种球蛋白等在病毒性脑炎的治疗中亦起到了重要的作用。糖皮质激素能控制炎症反应和减轻水肿，对病情危重、头颅 CT 检查见出血性坏死灶以及白细胞和红细胞明显增多者可酌情使用，激素用法通常为地塞米松 10～15 mg，每日 1 次，静脉滴注 10～14 天，以后逐渐减量至停药[6]。

3. 总结

病原微生物侵犯 CNS 的实质、被膜及血管等引起的急性或慢性炎症性（或非炎症性）疾病即为 CNS 感染性疾病。临床 CNS 感染案例中，病毒是最常见的病原体。

在急诊，一旦发现发热、头痛、恶心、呕吐，伴或不伴有意识障碍的患者，均需要怀疑 CNS 感染。早期诊断和治疗是降低 CNS 感染病死率的关键[7]。对于 CNS 感染的诊断，脑脊液检查是必须的，其价值在于：脑脊液的检测结果可以提示是否存在 CNS 感染，继而区分何种感染，并以此为基础确定抗感染策略以及进一步脑脊液培养及聚合酶链反应（PCR）法检查的方向。对于单纯疱疹病毒性脑炎，从入院到开始治疗之间的时间延误超过 2 天，将严重影响预后[7]。

传统的病原学检查方法包括脑脊液涂片直接镜检、脑脊液培养、脑脊液PCR法检测病毒核酸等。在病原学检查结果出来前往往需要依靠经验性治疗。而CNS感染又是一种急危重症，病情变化快，针对性抗微生物治疗可取得很好的治疗效果。近年来临床上开展的脑脊液mNGS检查大大缩短了病原学检查的时间，与临床的一致性较好，为CNS感染的病原学诊断提供了强有力的依据[8]。

三 专 家 点 评

病毒性脑膜/脑炎在急诊CNS感染中最为常见，通过急性起病、快速进展为脑功能异常、脑脊液检查等表现，大多可以快速诊断。而病原学检查获得依据相对困难，诊断多依赖经验性诊断，给临床病情判断、治疗方案的精准制订与实施，以及预后转归带来一定的不确定性。近年，随着mNGS技术的出现与普及，此类病例的病原学阳性率已有一定程度的改善，使得病毒性CNS感染的诊断更趋向精准。

单纯疱疹病毒性脑炎是一个季节性不强的疾病，常年可发。脑电图及影像学检查示病灶多位于颞叶区域，呈出血性炎症表现，脑脊液检查常可发现较多红细胞，这是我们临床医生相对比较熟悉的。而EB病毒性脑炎大多发生在基础免疫缺陷的宿主个体，临床特征复杂，无特异性表现，若无分子诊断手段，病原学诊断困难；诊断过程中要特别重视患者的宿主免疫因素，要重点排查淋巴瘤等血液系统疾病。

单纯病毒性中枢感染患者多表现为病毒性脑膜/脑炎，也有部分可表现出脊髓炎、脊髓膜炎，大多具有自限性，病程大多不超过 6 个月。治疗上大多以对症治疗为主,抗病毒治疗与病程以及预后的关系尚需更多研究。临床上尚需关注病毒性脑炎等恢复期的,以免疫损伤为基础的免疫重建综合征样表现,一旦出现恢复期病情再度波动,脑功能异常,需与自身免疫性脑炎相鉴别。

复旦大学附属华山医院　黄越英

点评专家　陈明泉

参考文献

［1］ TYLER K L. Acute viral encephalitis ［J］. N Engl J Med, 2018,379 (6):557 - 566.

［2］ DYACHENKO P, SMIIANOVA O, KURHANSKAYA V, et al. Epstein-barr virus-associated encephalitis in a case-series of more than 40 patients ［J］. Wiad Lek, 2018,71(6):1224 - 1230.

［3］ HÄUSLER M, RAMAEKERS V T, DOENGES M, et al. Neurological complications of acute and persistent Epstein-Barr virus infection in paediatric patients ［J］. J Med Virol, 2002,68:253 - 263.

［4］ PRÜSS H, FINKE C, HÖLTJE M, et al. N-methyl-D-aspartate receptor antibodies in herpes simplex encephalitis ［J］. Ann Neurol, 2012,72(6):902.

［5］ TUNKEL A R, GLASER C A, BLOCH K C, et al. The management of encephalitis: clinical practice guidelines by the infectious diseases society of America ［J］. Clin Infect Dis, 2008,47:303 - 327.

［6］ 贾建平,陈生弟. 神经病学［M］. 7 版. 北京:人民卫生出版社,2013.

［7］ SOLOMON T, MICHAEL B D, SMITH P E, et al. Management of suspected viral encephalitis in adults — association of british neurologists and british infection association national guidelines [J]. J Infect，2012，64：347 - 373.

[8] WILSON M R, SAMPLE H A, ZORN K C, et al. Clinical metagenomic sequencing for diagnosis of meningitis and encephalitis [J]. N Engl J Med，2019，380(24)：2327 - 2340.

20

不明原因心包炎是否要诊断性抗结核治疗

题　记

　　结核性心包炎是结核分枝杆菌引起的心包脏层和壁层的感染。感染方式以淋巴逆流、直接蔓延和血行播散为主。根据病理解剖特点分为渗出性心包炎和缩窄性心包炎。结核性心包炎进展较快时可因影响血流动力学而危及生命。临床上及时获取结核感染的直接证据并非易事。当怀疑结核性心包炎而无明显证据，又忌惮延迟治疗导致心包缩窄时，是否进行抗结核治疗确实困扰着临床医生，希望本文报道的病例对临床医生有所启发。

一 病 史 摘 要

【现病史】

患者女性,55岁,外省务农人员,因"胸闷、咳嗽、发热2周"来院。

患者2周前在无明显诱因下出现胸闷、干咳,伴发热及盗汗,最高体温37.9℃,无畏寒、寒战,无肢体抽搐、意识改变,无胸痛、咯血、呼吸困难,无恶心、呕吐、腹痛、腹泻及尿频、尿急、尿痛等表现,就诊于外院。查血常规:红细胞4.68×10^{12}/L,血红蛋白125 g/L,白细胞6.8×10^9/L,中性粒细胞占比0.658;肝肾功能、心肌损伤标志物、自身抗体、甲状腺功能指标等均正常;肿瘤标志物糖类抗原125(CA125)354 U/mL,余肿瘤标志物无异常;超声心动图示心包大量积液。外院予头孢唑肟抗感染,心包积液穿刺,引流出淡血性积液,每日引流量100～300 mL,共引流2 600 mL,心包积液常规检查示:李凡他试验阳性,红细胞50×10^9/L,白细胞7×10^9/L,分类未显示。外院抗感染治疗后发热仍反复,遂入我院急诊。

【既往史】

患者平素体健,无高血压病、糖尿病等病史;无肝炎、结核病等病史;否认野禽及家鸽饲养史;否认食物及药物过敏史。

【体格检查】

体温37.4℃,脉率96次/分,呼吸频率20次/分,血压110/72 mmHg。神志清晰,精神尚可,呼吸平稳。全身浅表淋巴结无肿大。颈软,气管居中。双肺听诊呼吸音清。心脏浊音界增大,心率 96 次/分,律齐,心音偏低。双下肢无水肿。

【实验室及辅助检查】

动脉血气分析:pH 值 7.46;氧分压 82 mmHg,二氧化碳分压 34.1 mmHg,碱剩余－0.6 mmol/L。

病原学:隐球菌荚膜抗原检测、痰涂片找抗酸杆菌、肺炎支原体抗体 IgM/IgG 抗体、痰培养、呼吸道"九联"、病毒抗体、G 试验,均阴性。

T－spot A/B:18/9。

血生化肝肾功能、自身抗体:阴性。

细胞因子:肿瘤坏死因子 13.5 pg/mL、IL－1β＜5.0 pg/mL、IL－2R 820 U/mL、IL－6 25.5 pg/mL、IL－8 7 pg/mL、IL－10＜5.0 pg/mL。

肿瘤标志物 CA125 392 U/mL。

血常规:红细胞 $4.59×10^{12}$/L,血红蛋白 125 g/L,血小板 $372×10^9$/L,白细胞 $6.85×10^9$/L,中性粒细胞占比 0.695。

心脏损伤标志物:肌钙蛋白 T 0.007 ng/mL,氨基末端脑钠肽前体(NT－proBNP)514 pg/mL,降钙素原 0.06 ng/mL。

心电图:窦性心律、肢体导联低电压、左胸导联低电压。

胸部 X 线片:左肺少许渗出,两侧少量胸腔积液,心影增大。

床旁超声心动图:心包腔大量积液。

【初步诊断】

①多浆膜腔积液,结核? 肿瘤? ②发热。

【诊治经过】

入院后继续抗感染,先后予头孢吡肟联合阿奇霉素、莫西沙星联合万古霉素方案治疗,同时进一步完善检查。

1. 心包积液穿刺送检

(1) 常规:红色,混浊,蛋白质定性试验(+),比重1.028,红细胞361.9×10⁹/L,白细胞15.099×10⁹/L,多个核细胞占比0.06,单个核细胞占比0.94。

(2) 生化:白蛋白28.63 g/L,葡萄糖4.1 mmol/L。

(3) 乳酸脱氢酶535 U/L;腺苷脱氨酶(ADA)42.0 U/L。

(4) 心包积液NGS:未见结核分枝杆菌序列。

2. PET/CT检查

①心包增厚伴多发淋巴结肿大(双侧锁骨区、胸内、胃底旁),糖代谢异常增高,考虑为炎性病变可能,恶性肿瘤不除外,请结合临床;②心包及双侧胸腔积液;③甲状腺左叶结节,请结合超声检查;④两肺慢性炎症;⑤肝脏钙化灶。

3. 纤维支气管检查及超声引导下纵隔淋巴结穿刺术

所见管腔通畅,未见气道内膜白斑、糜烂、破溃或占位等病变(图20-1)。相关微生物血检查和病理结果如下:

(1) 肺组织涂片找真菌:阴性。

(2) 肺泡灌洗液涂片找真菌:阴性。

(3) 穿刺组织病理:(右下肺后基底段)肺泡纤维间隔增宽,炎症细胞浸润不明显;(4R组淋巴结)镜下见少量肺组织、软骨及坏死组织。

综合以上资料,考虑患者为结核性心包积液可能性大。在充分沟通病情并获得患者同意后予"四联"(利福平、异烟肼、吡嗪酰胺、乙胺丁醇)诊断性抗结核治疗并予出院,同时为减轻心包纤维渗出予口服醋酸泼尼松15 mg,每日1次;1个月后减

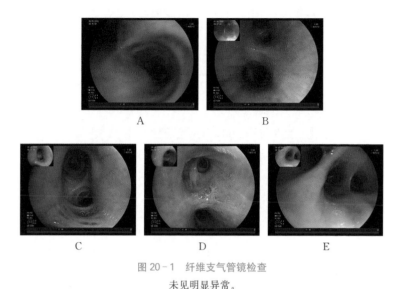

图 20 - 1　纤维支气管镜检查
未见明显异常。

至 10 mg,每日 1 次;再 1 周后减至 5 mg,每日 1 次,继续使用 1
周,并辅以抑酸护胃等治疗。

1 个月后患者复诊,相关检查如下。

(1) T - spot:较前升高,T - spot A/B:50/31。

(2) CA125 50 U/mL。

(3) 胸部 CT:右中肺少许慢性炎症;与前片对比:原两
侧胸腔积液基本吸收,心包增厚伴少量积液,较前稍吸收(图
20 - 2)。

【最终诊断】

结核性心包炎。

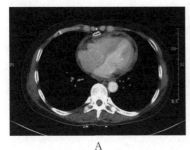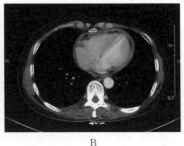

A   B

图 20-2 胸部 CT

示两侧胸腔积液基本吸收,心包增厚伴少量积液。

二 讨 论

结核性心包炎患者可有多种起病表现,如发热、盗汗等全身性症状,以及胸闷、胸痛、胸部紧迫感等局部症状。部分患者可因心包积液渗出较快而表现出呼吸困难、心悸、干咳、体循环静脉淤血,甚至出现心包填塞而危及生命。该疾病的相关实验室检查是确诊的关键,包括如下[1~6]。

（1）心包液检查:多为草黄色渗出液,少数浑浊或呈血性。蛋白质含量高,白细胞数增加,以淋巴和单核细胞为主。心包液结核分枝杆菌培养可增加阳性检出率,但其缺点是时程较长,阳性率低。心包液结核分枝杆菌/利福平耐药实时荧光定量核酸扩测技术 Xpert MTB/RIF 可明显提高阳性检出率。心包液腺苷脱氨酶、γ-干扰素均可升高。

（2）心包镜、心包组织病理学检查:心包组织病理有典型的结核改变可确诊,但阳性率较低。

（3）血液检查:红细胞沉降率增快,血清抗结核抗体阳性可作为诊断参考。

（4）血 T-spot 检查:有一定参考价值。

从本病史特点来看,患者为中老年女性,无慢性基础疾病,既往无传染性疾病史,此次以胸闷、发热起病,心包积液诊断明确,考虑感染可能性大,予积极积液引流并抗感染治疗,患者体温仍控制不佳,心包积液反复出现。

再次行心包积液引流,同时积极筛查病因,尽早开始病因治疗。经相关检查,我们最终将病因锁定在感染和肿瘤之间,其中提示感染的因素有：①T-spot A/B:18/9；②细胞因子中肿瘤坏死因子 13.5 pg/ml、白介素-1β:<5.0 pg/mL、白介素-2 受体 820 U/mL、白介素-6 25.5 pg/mL、白介素-8 7 pg/mL、白介素-10<5.0 pg/mL；③心包引流液的再次化验提示其为单个核细胞增多为主的渗出液,ADA 检测临界值水平；④心包积液 NGS 回报纹带棒状杆菌,但这并不能解释抗感染治疗效果欠佳,所以考虑结核性心包炎可能性大。同时患者的肿瘤标志物出现明显异常,CA125 升高至 392 U/mL。虽然浆膜腔积液患者 CA125 可明显升高,为了进一步排除肿瘤,完善 PET/CT 检查示心包增厚伴多发双侧锁骨区、胸内、胃底旁糖代谢异常增高淋巴结。首先考虑炎性病变可能性大,其次是恶性肿瘤不能完全除外,需结合临床情况进一步判断。考虑到肿瘤也是形成血性心包积液的一大因素,故在患者一般状况进一步好转后进行了纤维支气管镜淋巴结活检,没有获得肿瘤的直接证据。综合之前常规抗感染后病情无明显改善的事实,在与患者及其家属沟通病情并获得其知情同意后,我们开始给予患者诊断性抗结

核治疗。在 1 个月后的随访中我们发现其 T‑spot 检验值较前明显升高,同时 CA125 均较前明显下降,而患者未再出现发热、胸闷等症状,且复查胸部 CT 见原两侧胸腔积液基本吸收,心包腔内仅余少量积液。至此,考虑患者结核性心包炎诊断可能性大。

该患者病程中我们没有获得结核感染的直接证据且同时存在干扰诊断的其他因素,但在高度怀疑结核病时仍需给予诊断性抗结核治疗。在发病初患者就诊相对及时,外院予积极的营养支持为后续治疗做了铺垫。同时排除禁忌症后及时行心包积液穿刺引流,一方面为病因学检查提供了条件;另一方面改善了患者的胸闷症状,缓解心脏压迫,避免出现血流动力学不稳定的情况。在初步常规抗感染及心包积液引流后,患者病情仍不稳定的情况下,我院及时有效地开展了下一步的病因筛查,在高度怀疑结核性心包炎并排除抗结核治疗禁忌症后予以"四联"诊断性抗结核治疗;为了改善患者预后、避免缩窄性心包炎的发生,我们在早期即予醋酸泼尼松口服,在随访期间密切关注患者症状、体征及相关脏器功能的变化,预防药物相关不良反应,之后患者并未出现心包积液增多、心包增厚加重等情况,提示治疗有效,同时也验证了结核性心包炎的诊断。

三 专 家 点 评

该患者以发热和大量心包积液起病,外院考虑感染性心包积液予以抗感染、心包积液穿刺引流后效果欠佳而转诊。来院后心包穿刺液示血性渗出液,单核细胞比例高,腺苷酸脱氨酶处临界水平，T-spot阳性，伴纵隔淋巴结肿大，无其他部位结核和肿瘤依据。为明确诊断，遂行经支气管镜针吸活检术（TBNA）、淋巴结活检，但未获得对结核诊断有价值的病理结果。考虑到无肿瘤和自身免疫性疾病证据，病毒性心包炎可能性也不大，临床上结核不能排除，遂予以诊断性抗结核、辅以小剂量糖皮质激素治疗。后随访发热好转，心包积液吸收，从而支持结核性心包炎诊断的可能。

在结核性心包炎糖皮质激素的使用上，美国胸科学会、疾病预防控制中心、传染病学会（ATS/CDC/IDSA）指南（2016年）并不推荐糖皮质激素常规应用于结核性心包炎患者[7]。但指出可以选择性应用于高炎症并发症风险的患者（如心包大量积液、心包积液中炎症细胞水平较高或有早期心包缩窄征象），可有一定的预防缩窄性心包炎的作用。通常认为激素应用于非耐药结核患者，在正规抗结核治疗保护下是安全的。相比国外泼尼松60 mg/d初始剂量，国内曾建议30～40 mg/d作为初始治疗选择。目前在剂量选择上可能还需要更多循证医学的依据。

该病例不是一例典型的确诊病例，客观反映出临床医生常常需要面临的困境。由于临床千变万化，不同疾病的临床表现、实验室及辅助检查可以互为交叉，当有创性操作不能带来诊断价值时，常常需要临床医生在风险效益上做出抉择。

复旦大学附属中山医院　陈东旭

点评专家　施东伟

参考文献

[1] LeWINTER M M. Clinical practice acute pericarditis [J]. N Engl J Med, 2014,371:2410 - 2416.

[2] IMAZIO M, GAITA F. Diagnosis and treatment of pericarditis [J]. Heart, 2015,101(14):1159 - 1168.

[3] IMAZIO M. Contemporary management of pericardial diseases [J]. Curr Opin Cardiol, 2012,27(3):308 - 317.

[4] ORTBALS D W, AVIOLI L V. Tuberculous pericarditis [J]. Arch Intern Med, 1979,139(2):231 - 234.

[5] MAYOSI B M, BURGESS L J, DOUBELL A F. Tuberculous pericarditis [J]. Circulation, 2005,112(23):3608 - 3616.

[6] MSTRANG G, LATOUF S, COMMERFORD P, et al. Bedside culture to confirm tuberculous pericarditis [J]. Lancet, 1991,338 (8782 - 8783):1600 - 1601.

[7] NAHID P, DORMAN S E, ALIPANAH N, et al. Official American thoracic society/centers for disease control and prevention/infectious diseases society of America clinical practice guidelines: treatment of drug-susceptible tuberculosis [J]. Clin Infect Dis, 2016,63(7):e147 - e195.

21

神经性厌食症伴播散性
脓肿分枝杆菌感染

题　记

　　近年来,感染性疾病占急诊患者的比例越来越高,病原谱也趋向多元化。目前非结核分枝杆菌(non-tuberculous mycobacteria,NTM)感染呈快速增多趋势,急诊科也常会碰到此类疾病,急诊医生对脓肿分枝杆菌(Mycobacterium abscessus, MABC)之类NTM感染的诊治也要有一定的知识储备。本文报道了一例神经性厌食症青年女性病例,长期发热伴胸痛,病情迁延反复,各类影像学检查示肺实变伴有大量心包积液、心包占位,在我院急诊快速获得病原学依据,最终诊断为播散性脓肿分枝杆菌感染。

一 病史摘要

【现病史】

患者女性,30 岁,因"发热伴胸痛 2 个月余,加重 1 周"于
2020 年 6 月 11 日至我院急诊。

患者于 2020 年 3 月 19 日开始在无明显诱因下出现发热,
以午后发热为主,最高体温达 42℃,伴胸痛、前胸压迫感,体温
升高时明显。患者在家中自服退热药无好转,3 月 22 日至当地
医院就诊,查外周血白细胞 9.41×10⁹/L,血红蛋白 66 g/L,中
性粒细胞占比 0.852;胸部 CT 检查示右肺中叶及双肺下叶炎性
改变(右肺中叶炎性不张)(图 21 - 1A、B)。当地医院先后给予
头孢曲松他唑巴坦、哌拉西林他唑巴坦、莫西沙星等抗感染治
疗。3 月 29 日复查胸部 CT 无明显好转,仍有反复发热;4 月 10
日转上级医院继续就诊,给予比阿培南联合莫西沙星抗感染,患
者体温转正常,遂转当地医院继续巩固治疗。患者于 4 月 22 日
下午再次发热,体温高峰达 39℃,遂于 4 月 28 日到上海某三甲
医院就诊。当时查外周血:白细胞 6.8×10⁹/L,中性粒细胞占
比 0.772,肺炎支原体 IgM(＋),超敏 C 反应蛋白 136.08 mg/
L,先后给予比阿培南、复方磺胺甲噁唑、伏立康唑、哌拉西林他
唑巴坦治疗,无明显好转。5 月 12 日行纤维支气管镜检,肺泡
灌洗液 NGS:脓肿分枝杆菌,序列数 17,培养(－),刷检未见癌
细胞。更改抗感染方案为克林霉素、左氧氟沙星、利奈唑胺联合
治疗。5 月 20 日行 B 超引导下右侧胸腔穿刺闭式引流,胸腔积
液脱落细胞学未见恶性细胞;5 月 22 日胸腔积液减少,拔除引

流管。5月25日出院。6月3日再次高热,胸闷、胸痛明显加重,活动后气促,为进一步诊治来我院就诊。

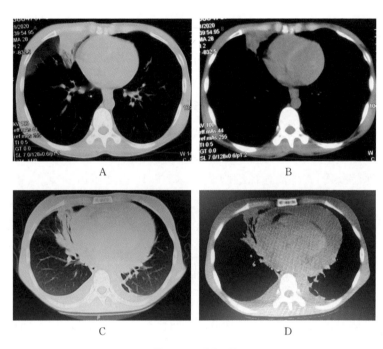

图 21 - 1　胸部 CT

A、B. 外院胸部 CT 平扫(2020 - 3 - 21)示右肺中叶及双肺下叶炎性改变(右肺中叶炎性不张);C、D. 我院急诊胸部 CT 平扫(2020 - 6 - 11)示右肺中叶、两肺下叶散在感染性病灶,双侧胸腔积液,心包大量积液。

【既往史】

双相情感障碍、神经性厌食症 11 年余,有厌食及暴食后催吐行为,近 5 年加重。平日服用氟西汀(60 mg,每日 1 次)＋碳酸锂(0.125 g,每日 1 次)＋氯硝西泮(4 mg,每晚 1 次)。10 年前曾行阑尾炎手术切除,术后恢复佳。

【个人史、家族史及婚育史】

否认毒物接触史、吸毒史,否认吸烟史和饮酒史。否认家族成员遗传病史。已婚,育有二子一女,子女体健。

【体格检查】

体温 37.8℃,脉率 105 次/分,呼吸频率 23 次/分,血压 90/58 mmHg,血氧饱和度 98%。身高 160 cm,体重 35 kg,体重指数(BMI)15。正常步态,极度消瘦,贫血貌;神志清楚,精神萎,急性面容;活动后气促,定向可,对答切题。双侧瞳孔等大、等圆,直径 3 mm,对光反射可,眼球活动正常,结膜苍白。全身皮肤、黏膜无异常皮疹,无色素沉着。口角无歪斜,伸舌居中。两侧呼吸音弱,未闻及明显干、湿性啰音。心律齐,心界扩大,心音弱,未闻及杂音。腹软,无压痛,无反跳痛。双下肢无水肿。四肢肌力Ⅳ级,肌张力可,腱反射正常。双下肢病理征阴性。

【外院实验室检查】

抗链球菌溶血素、类风湿因子、抗核抗体(ANA)抗体谱、抗中性粒细胞胞质抗体(ANCA):阴性。

TORCH 五项、EB 病毒抗体联合检测:阴性。

(肺泡灌洗液)G 试验、GM 试验:阴性。

全血 NGS:阴性。

人类免疫缺陷病毒、梅毒抗体检测:阴性。

结核感染 T 细胞检测(QFT)检验:结核分枝杆菌 T 细胞免疫反应阴性,结核分枝杆菌 γ-干扰素释放试验(T-N)阴性。

【本院实验室检查】

2020 年 6 月 11 日急诊就诊当日辅助检查如下。

血常规:白细胞 10.64×10^9/L,血红蛋白 70 g/L,血小板

$467 \times 10^9/L$。

血培养：阴性。

肝功能：白蛋白 23 g/L。

胸部 CT：右肺中叶、两肺下叶散在感染性病灶，双侧胸腔积液，心包大量积液（危急值）（见图 21-1C、D）。

二 临床关键问题及处理

关键问题 1. 患者最终诊断是什么？当务之急应该采取什么措施进一步诊疗？为何针对抗脓肿分枝杆菌肺病治疗 2 周后，症状再次反复并且出现大量心包积液

考虑到急诊先救"急"，患者本次就诊新出现大量心包积液，患者存在心动过速、血压偏低、气促明显，有可能进展为心脏压塞危及生命，行心包穿刺既是当务之急，又可行心包积液病原学检查，进一步明确患者诊断是否准确无误。

因此立即急诊予以行床旁超声心动图探查，发现除有大量心包积液，左心室心尖部见长径 2.03 cm 无回声区外，心包腔内左心室下壁外飘动着位置相对固定的 6.0 cm×2.1 cm 半月形中等回声影（见图 21-2）；在床旁心脏超声引导下心包穿刺并且置管引流。心包积液常规：色淡红、浑浊（图 21-3），李凡他试验（++），红细胞 7 230×10⁶/L，有核细胞 172×10⁶/L，中性粒细胞占比 0.66，淋巴细胞占比 0.33，间皮细胞占比 0.01，蛋白质 30 g/l。心包积液 NGS 回报脓肿分枝杆菌，序列数 1，未检测出其他细菌、真菌、寄生虫。心包积液培养最终证实为脓肿分枝杆菌（图 21-4）。

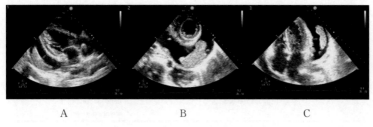

图 21-2 急诊床旁超声

示大量心包积液,左心室心尖部见长径 2.03 cm 无回声区,未见明显心脏压塞征象,心包腔内飘动着位置相对固定的 6.0 cm×2.1 cm 半月形中等回声影。A. 胸骨旁长轴切面;B. 胸骨旁短轴切面;C. 心尖四腔心切面。

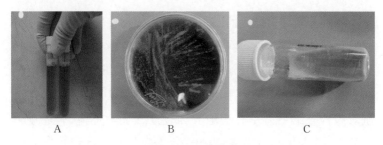

图 21-3 心包积液

示脓肿分枝杆菌。A. 心包积液外观呈淡红色、浑浊液体;B. 罗氏培养基培养;C. 羊血琼脂平板培养。

1、检出细菌列表

类型[a]	属			种		
	中文名	拉丁文名	检出序列数[b]	中文名	拉丁文名	检出序列数[b]
G^+	-	*Mycobacteroid*	22	-	*Mycobacteroides abscessus*	17

A

1、检出细菌列表

类型	属			种		
	中文名	拉丁文名	检出序列数[b]	中文名	拉丁文名	检出序列数
G+	-	Mycobacteroid·	1	-	Mycobacteroides abscessus	1

B

图 21 - 4 NGS 结果

A. 外院肺泡灌洗液 NGS(2020 - 5 - 12)示脓肿分枝杆菌,序列数 17;B. 心包积液 NGS(2020 - 6 - 12)示脓肿分枝杆菌,序列数 1。

脓肿分枝杆菌导致的心包炎非常罕见,心包腔内存在团块状异物现象更属罕见。在后续内科抗 NTM 结合心包积液持续引流治疗下,急诊床旁超声心动图随访发现心包积液逐渐减少、心包腔中等回声阴影最终消失。7 月 10 日患者再次心脏彩超检查结果为左心房增大伴轻度二尖瓣反流,轻中度三尖瓣反流,少量心包积液,心包腔内未见异常密度影。

关键问题 2. 患者既往明确诊断脓肿分枝杆菌肺病,且接受过 2 周的利奈唑胺、克拉霉素、左氧氟沙星联合抗 NTM 治疗,效果欠佳,下一步该如何制订治疗方案?

根据 2020 年中国非结核分枝杆菌病诊断和治疗最新指南[1],无针对脓肿分枝杆菌心炎的治疗方案,脓肿分枝杆菌复合群(MAB complex,MABC)肺病的推荐方案见表 21 - 1,初始阶段推荐阿米卡星、替加环素、亚胺培南/西司他丁钠。最新指南强调大多数 NTM 对常见的抗分枝杆菌药物耐药,临床医生在治疗时要考虑临床治疗效果、治疗费用及药物不良反应,权衡利弊、综合判断。

表 21-1　中华医学会结核病学分会推荐的 MABC 肺病的治疗方案

耐药情况	推荐治疗方案
克拉霉素敏感或诱导型大环内酯类耐药	初始阶段建议:静脉滴注阿米卡星,静脉滴注替加环素,静脉滴注亚胺培南/西司他丁,口服克拉霉素或阿奇霉素。若以上注射类药物不能使用可选用头孢西丁。疗程至少 1 个月
	延续阶段建议:雾化阿米卡星,口服克拉霉素或阿奇霉素,口服利奈唑胺,口服米诺环素,口服环丙沙星或莫西沙星,口服利福喷汀或氯法齐明或复方新诺明。疗程持续痰培养转阴后至少 1 年
大环内酯类高度耐药	初始阶段建议:静脉滴注阿米卡星,静脉滴注替加环素,静脉滴注亚胺培南/西司他丁,静脉滴注头孢西丁。疗程至少 1 个月
	延续阶段建议:雾化阿米卡星,口服克拉霉素,口服利奈唑胺,口服米诺环素,口服环丙沙星或莫西沙星,口服利福布汀或氯法齐明或复方新诺明。疗程持续痰培养转阴后至少 1 年

根据指南中推荐的非结核分枝杆菌病治疗原则,治疗前分枝杆菌菌种鉴定和药敏试验结果非常重要。在决定治疗方案之前,我们将心包积液中的脓肿分枝杆菌行药敏试验,结果见表 21-2。

表 21-2　脓肿分枝杆菌药敏试验

药物名称	MIC 参考值	MIC	结果
甲氧苄啶/磺胺甲噁唑	SXT(S≤2/38,R≥4/76)	>8/152	耐药
利奈唑胺	LZD(S≤8,R≥32)	8	敏感
环丙沙星	CIP(S≤1,R≥4)	4	耐药
亚胺培南	IMI(S≤4,R≥32)	64	耐药
莫西沙星	MXF(S≤1,R≥4)	4	耐药
头孢吡肟	FEP(S≤8,R≥32)	32	耐药
头孢西丁	FOX(S≤16,R≥128)	128	耐药
阿莫西林/克拉维酸 2∶1	AUG2(S≤8/4,R≥32/16)	>64/32	耐药
阿米卡星	AMI(S≤16,R≥64)	4	敏感

（续表）

药物名称	MIC 参考值	MIC	结果
头孢曲松	AXO(S≤8,R≥64)	>64	耐药
多西环素	DOX(S≤1,R≥8)	>8	耐药
米诺环素	MIN(S≤1,R≥8)	>8	耐药
替加环素	TGC(S≤1,R≥8)	0.25	敏感
妥布霉素	TOB(S≤2,R≥8)	2	敏感
克拉霉素	CLA(S≤2,R≥8)(3 天)	0.12	敏感
阳性对照	POS	+	

注:MIC 指最低(小)抑菌浓度。

根据药敏结果,综合考虑患者利奈唑胺不耐受、家庭经济情况及后续口服药物替代的可操作性,最终给予患者阿米卡星(0.6 g,每日 1 次,静脉滴注)+克拉霉素(500 mg,每日 2 次,口服)+左氧氟沙星(0.5 g,每日 1 次,静脉滴注)联合治疗,辅助奥氮平(2.5 mg,每日 1 次)+氟西汀(60 mg,每日 1 次)+氯硝西泮(2 mg,每晚 1 次调节情绪)。患者于 7 月 7 日体温平稳,10 天后顺利出院。

出院后分别于 8 月 11 日和 9 月 16 日来院随访,未有发热和胸闷、胸痛不适。2021 年 3 月患者停用阿米卡星静脉滴注,继续克拉霉素(500 mg,每日 2 次)、左氧氟沙星(0.5 g,每日 1 次)口服治疗。截至 2021 年 9 月 16 日已治疗 15 个月余,患者恢复良好,无发热和胸闷、胸痛不适。但因神经性厌食症控制欠佳,患者体重变化不大。

【最终诊断】

①播散性脓肿分枝杆菌感染:脓肿分枝杆菌肺病,脓肿分枝

杆菌心包炎；②低蛋白血症；③中度贫血；④神经性厌食症；⑤双相情感障碍。

三 背景知识简介

1. 床旁超声技术协助急诊医生快速追踪感染病灶和明确致病菌[2]

感染性疾病诊治的核心是快速定位感染病灶、尽早明确致病菌。床旁超声具有无创、便携、安全、可重复的优点，被称为临床医生的"第二听诊器"，越来越受到急危重病科医生的青睐。急诊医生掌握床旁超声检查技术，对疑难危重症的快速诊断和救治至关重要，如急诊胸痛、急诊气促鉴别诊断等。此外，急诊床旁超声对急性感染性疾病的快速诊断也相当重要，如肺部感染、胸腔积液、皮肤软组织感染、急性胆囊炎、急性阑尾炎、脓毒症、关节及关节周围炎症、感染性心内膜炎等。不但有助于感染性疾病快速诊断和鉴别诊断，还可以降低急诊操作风险，优化治疗，如床旁超声引导下气管切开、脓肿穿刺引流、胸腔穿刺、腹腔穿刺、心包穿刺等，因此床旁超声技术在急诊学科里已成为急诊科医生必须掌握的一项重要临床技能。

2. 脓肿分枝杆菌病原学特点、高危因素及治疗难点[3,4]

MABC 是一类致病性强、耐多药的 NTM，MABC 属于快速生长型分枝杆菌，于 1953 年首次分离，由 3 个亚种组成：脓肿分枝杆菌脓肿亚种、脓肿分枝杆菌马赛亚种和脓肿分枝杆菌博莱亚种。MABC 根据细胞壁上是否存在糖肽脂分为两种不同表型（光滑菌落和粗糙菌落），分别具有不同的毒力。在我国是

NTM 中仅次于鸟分枝杆菌的致病菌种。MABC 感染可能在人与人之间传播，尤其是囊性纤维化患者。

脓肿分枝杆菌广泛存在于水、土壤、灰尘等自然环境中，人和动物均可感染。脓肿分枝杆菌感染的高危因素与结核分枝杆菌感染很相似，包括肺部基础疾病（如支气管扩张、肺结核、囊性纤维化、慢性阻塞性肺疾病等）、免疫缺陷（如 HIV 感染、携带抗 γ-干扰素自身抗体的自身免疫性疾病、肿瘤、移植患者等）、长期激素及免疫抑制剂治疗等。但脓肿分枝杆菌的传播机制目前尚未清楚。

脓肿分枝杆菌感染的临床表现主要有肺部病变、皮肤病变、播散性病变等。脓肿分枝杆菌感染是世界公共卫生医疗领域的难题。脓肿分枝杆菌是最具耐药性的分枝杆菌之一，与其他快速生长型分枝杆菌类似，其对传统的一线抗结核分枝杆菌药物（如异烟肼、利福平、吡嗪酰胺、乙胺丁醇）天然耐药。体外实验中，脓肿分枝杆菌通常对阿米卡星、头孢西丁和克拉霉素敏感，但在体内的有效性仍然存在质疑。因此，脓肿分枝杆菌感染的治疗首要原则是行药敏试验，通常需多药联合治疗，部分患者需要外科手术的干预。

四 专 家 点 评

近年来随着人口老龄化、免疫抑制人群的增多，特别是实验室培养技术与方法的改进和临床医生对 NTM 感染认识的提高，各相关科室接诊 NTM 感染病例的机会越来越多，值得大家关注。本例播散性脓肿分枝杆菌除了累及肺部外，还累及心包引起大量心包积液,实属罕见。多种病原学鉴定方法联合使用为制订最佳治疗方案提供了保障。该患者发现心包积液即给予了心包穿刺,采集到心包积液,利用 NGS 快速获得病原学信息,同时送微生物培养,对阳性菌株进行药敏试验,获得了非常全面的病原学信息,从而帮助患者取得了良好的治疗效果,值得临床医生借鉴。

复旦大学附属华山医院　　杨　涛

指导老师　陈明泉　山　缨　邵凌云

点评专家　邵凌云

参考文献

［1］ 中华医学会结核病学分会.非结核分枝杆菌病诊断与治疗指南(2020年版)[J].中华结核和呼吸杂志,2020,43(11):918-946.

［2］ HENRIQUEZ-CAMACHO C, GARCIA-CASASOLA G, GUILLEN-ASTETE C, et al. Ultrasound for the diagnosis of infectious diseases: Approach to the patient at point of care and at secondary level [J]. J Infect, 2015,71(1):1-8.

［3］ SACHS K V, HARNKE B, MEHLER P S, et al. Cardiovascular complications of anorexia nervosa: a systematic review [J]. Int J Eat Disord, 2016,49(3):238-248.

［4］ JOHANSEN M D, HERRMANN J L, KREMER L. Non-tuberculous mycobacteria and the rise of Mycobacterium abscessus [J]. Nat Rev Microbiol, 2020,18(7):392-407.

22

结核分枝杆菌感染引起的
噬血细胞综合征

题 记

噬血细胞性淋巴组织细胞增生症，又称噬血细胞综合征
（Hemophagocytic Lymphohistiocytosis，HLH），是一种快速进
展、危及生命的免疫过度激活综合征，是急诊医生容易遇到的急
危重症。如不及时处置，病情可迅速进展，患者可快速死亡。作
为急诊医生应对其诊断具有敏感性，鉴别诊断需要储备，对其常
规处置需要掌握。HLH病情复杂，多由病毒感染、结缔组织疾
病、淋巴瘤所致，而结核分枝杆菌感染所致的HLH较少见。本
文报道1例由结核分枝杆菌引起的HLH病例并进行总结。

病史摘要

【现病史】

患者女性，67 岁。因"右下肢肿胀伴间断高热 5 个月"于 2020 年 3 月 31 日急诊。

患者于 2019 年 10 月起无明显诱因出现右下肢肿胀，以大腿为主，有局部皮肤增厚、皮温增高、疼痛及同侧腹股沟淋巴结肿大，无破溃，行走困难。肿胀逐渐向右下肢远端蔓延。后出现高热，体温最高约 39.3℃，伴畏寒，无其他不适。曾反复至外院就诊，诊断考虑皮肤软组织感染，先后给予青霉素、头孢菌素及美罗培南等抗菌药物治疗，右腿肿胀曾有好转，但仍每月出现 1 次高热，每次持续 7～10 天。外院曾行右侧大腿皮肤活检，病理学示鳞状上皮轻度增生，部分区域上皮脚消失，真皮层纤维组织增生，血管周围少量淋巴细胞浸润，皮下组织、脂肪间隔内血管扩张，周围炎性细胞散在。数日前再次高热，约 39℃，右大腿红肿、疼痛，故来我院急诊。患者近期精神差，纳差，睡眠可，大小便正常，体重无下降。

【既往史】患者来院前 2 个月（2020 - 1）因全身无力明显，外院查外周血"三系"下降；骨椎穿刺见有核造血组织占比 0.30，脂肪细胞占比 0.70，粒红比约 2：3，淋巴细胞稍增多，浆细胞少量散在分布，骨髓间质纤维化，符合骨髓增生异常综合征（myelodysplastic syndrome，MDS），予醋酸泼尼松、沙利度胺等治疗中，间断使用促红细胞生成素等。

有 2 型糖尿病史 10 年，服用格列苯脲、阿卡波糖治疗，血糖控制满意。否认其他重要既往史、个人史、婚育史及家族史。

【体格检查】

体温 39.1℃，脉率 78 次/分，呼吸频率 20 次/分，血压 103/69 mmHg。神志清楚，精神萎靡，痛苦面容，轮椅推入，全身皮肤、黏膜、浅表淋巴结无特殊，头、颈、胸体检无特殊异常。腹软，全腹无压痛，无反跳痛，肝脏肋下 1 指，脾脏轻度肿大。肾区叩痛阴性。会阴部检查无特殊。右大腿皮肤红肿（非凹陷性），局部皮温升高，同侧腹股沟可及多发肿大淋巴结，质地韧，活动度可。左下肢无水肿。双下肢肌力 V 级，肌张力正常，病理反射征未引出。

【实验室及辅助检查】

患者来院后首次血检结果见表 22-1。

表 22-1 患者来院后首次血检结果

化验名称（单位）	结果	化验名称（单位）	结果
白细胞（$\times 10^9$/L）	0.35	钙（mmol/L）	2.07
血红蛋白（g/L）	84	铁（mmol/L）	4
血小板（$\times 10^9$/L）	101	铁蛋白（ng/mL）	>2 000
谷丙转氨酶（U/L）	23	C 反应蛋白（mg/L）	194.26
谷草转氨酶（U/L）	27	降钙素原（ng/ml）	0.5
乳酸脱氢酶（U/L）	534	红细胞沉降率（mm/h）	52
白蛋白（g/L）	25	巨细胞病毒、EB 病毒	阴性
三酰甘油（mmol/L）	1.36	G 试验、GM 试验、乳胶凝集试验	阴性
肌酐（μmol/L）	70	血培养	细菌培养阴性；分枝杆菌、真菌培养结果暂未回报不确定值
纤维蛋白原（g/L）	4.2		
D-二聚体（FEUmg/L）	6.19	结核 T 细胞检测 ANA/ENA、ANCA 等风湿免疫相关检查	无异常
钠（mmol/L）	134	肿瘤标志物	阴性

淋巴细胞亚群、CD 6 项：淋巴细胞群 24. 65％；CD3$^+$ 92.51％,CD4$^+$ 33. 11％,CD8$^+$ 52. 68％,NK$^+$ 2. 91％,CD19$^+$ 3. 80％,CD4$^+$/CD8$^+$ 0. 63。

淋巴结 B 超：右侧腹股沟淋巴结肿大。其余全身浅表及后腹膜未见明显异常肿大淋巴结。

超声心动图：左心房增大,左心收缩功能正常,左心舒张功能轻度减退。

胸部 CT 平扫：双肺少许炎性表现。

大腿增强 MRI：右侧大腿肌肉肿胀伴异常信号,符合感染表现(图 22 - 1)。

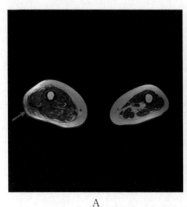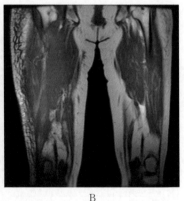

A   B

图 22 - 1　患者大腿 MRI

A. 横断位；B. 冠状位。红色箭头示右侧大腿肌肉肿胀伴异常信号。

PET/CT：①右下肢肌肉肿胀伴密度减低,双侧锁骨区、纵隔及双肺门、腹膜后、盆腔右侧及右侧腹股沟区肿大淋巴结影,结合病史考虑为炎性增殖性病变可能。②所见骨骼及脾脏

FDG 代谢弥漫性增高。

骨髓穿刺流式细胞学检测及涂片结果见图 22-2。

有核细胞: CD117+ 2.24%　　CD34+ 1.86%		
淋巴细胞: CD3⁺ 90.2%　CD4⁺ 22.12%　CD8⁺ 54.67%　CD5⁺ 88.42% NK⁺ 7.6%　CD7⁺ 94.13%　CD2⁺ 98.02%　CD19⁺CD20+2.0% B 淋巴细胞: κ+ 60.6%　λ+ 39.4% 有核红细胞: CD71+72.38%　CD36+32.5%	按 SSC 及 CD45 设门， 各群细胞分布	比例(%)
	淋巴细胞	34
	浆细胞	1.4
	髓细胞群（绿色）	19.5
	有核红细胞	44
P2 细胞: CD15+ 54.82%　CD16+ 25.08%　CD11b+72.2%　CD64+56.18%　CD36+69.52% 　　　　CD34+9.55%　CD117+11.52%　DR+28.1%　CD14+5.2%　CD10+4.01%　CD33+89.2% 　　　　DR+28.1%　CD56+1.4%		

意见：骨髓有核细胞数较少，未发现异常淋巴细胞群。原始髓细胞约占 2.2%，伴 CD38 表达部分减弱。幼红细胞比例增多约占 44%，可见 CD71/CD36 部分表达缺失。

A

	细胞			参考
	早巨幼红细胞			0
	中巨幼红细胞			0
	晚巨幼红细胞			0
单核系	原始单核细胞			0--0.15
	幼稚单核细胞			0--0.4
	单核细胞	5	11	0.5--5
淋巴系	原始淋巴细胞			0--0.2
	幼稚淋巴细胞			0--1.55
	淋巴细胞	17	25.5	9.55--38.85
浆系	异形淋巴细胞			
	不典型淋巴细胞	3	1.5	
	原始浆细胞			0--0.08
	幼稚浆细胞			0--0.51
巨核系	浆细胞		3	0--1.8
	不典型浆细胞			
	原始巨核细胞			7--35/全片
	幼稚巨核细胞			7--35/全片
	颗粒巨核细胞			7--35/全片
	成熟巨核细胞			7--35/全片
	裸核巨核细胞			7--35/全片
	组织细胞			0--0.5
	吞噬细胞		2.5	
	组织嗜碱细胞			0--0.3

特征描述：

骨髓有核细胞增生低下，粒系比值倒置，粒系比例减少，原始细胞占1.5%

偶见双核型杆状核粒细胞，部分成熟中性粒细胞可见颗粒减少、颗粒增粗及空泡。红系比例较多，分类以幼红细胞居多，部分中晚幼红细胞有核红蛋白充盈不足表现，并可见H-J氏小体、嗜碱性点彩、胞核碎裂、核分叶畸形，可见双核型幼红细胞、组织巨噬细胞易见，部分巨噬细胞可见吞噬血细胞及浆许。除此片上还可见1.5%不典型淋巴细胞，偶见幼稚细胞。全片找到巨核细胞54只，产板型16只，裸核2只，颗粒型36只，片上散在及成簇血细胞可见。

铁染色：外铁（++）-（++++）
巨噬细胞（++）-（++++）

检验意见：

骨髓象增生低下，粒系比例减少，原始细胞占1.5%，部分粒细胞有退行性变，NAP积分明显升高。红系比例较多，部分有血蛋白充盈不足，铁染色示内外铁均不低。片上单核细胞、噬血细胞较易见，并可见1.5%不典型淋巴细胞。

B

图 22-2　患者骨髓穿刺流式细胞学检测及涂片结果

　　A. 为骨髓穿刺流式细胞检查，示骨髓有核细胞数较少，未发现异常淋巴细胞群，原始髓细胞约占 2.2%；B. 为骨髓涂片，单核细胞、噬血细胞较易见，并可见1.5%不典型淋巴细胞。

【病史特点小结及分析】

①老年女性患者,慢性病程;②既往有 MDS 基础,"三系"下降,使用糖皮质激素、沙利度胺等治疗;③病灶定位相对明确——右下肢皮肤软组织及同侧淋巴结,外院使用各抗菌药物疗效不确定;④局部皮肤活检病理学示炎性表现,未见恶性肿瘤依据;⑤本次骨髓穿刺检查,示噬血细胞较易见。

但患者既往有 MDS 病史,存在免疫抑制基础,右下肢症状及体征明确,发热原因可能由右下肢病灶引起(但不排除 MDS 活动或进展所致);如为感染,因病程较长,病原体为低毒力致病菌可能性大;如为结缔组织疾病或肿瘤局部浸润,结合外院病理,目前资料暂不充分,需进一步检查以资鉴别。

【初步诊断】

①发热伴右下肢肿胀原因待查:皮肤软组织感染? 血液系统恶性肿瘤? ②噬血细胞综合征可能;③骨髓增生异常综合征;④2 型糖尿病。

【诊治经过】

(1) 收急诊 ICU,告病危,行深静脉置管、胃管鼻饲、心电监护、置尿管监测 24 小时出入液量。

(2) 美罗培南(1.0 g,每 8 小时 1 次)联合万古霉素(1.0 g,每 12 小时 1 次)静脉滴注抗感染。

(3) 甲泼尼龙(60 mg,每日 1 次)联合丙种球蛋白治疗。

(4) 输注红细胞悬液、血浆,预约血小板,并补充白蛋白,稳定内环境、脏器支持治疗。

住院期间主要化验结果及变化见表 22 - 2。患者仍有发热,体温波动于 38～39℃。右大腿红肿热痛症状稍有好转。至

4月8日患者出现谵妄，家属放弃继续治疗，签字自动出院。患者住院期间主要化验结果及变化见表22－2。

表22－2　患者住院期间主要化验结果及变化

项目	日　　期							
	4－1	4－2*	4－3*△	4－4*△	4－5△	4－6	4－7	4－8
WBC	0.35	0.37	0.32	0.41	0.39	0.22	0.14	0.1
Hb	84	59	58	61	74	71	74	64
PLT	101	76	55	66	49	21	15	11
GGT	85	131	126	115	100	85	133	240
BUN	6.5	7.1	6.9	8.6	15.6	23	22.4	22.1
CO$_2$	24.5	23.9	19.5	33.5	33	33.4	33.6	32.4
Na	134	129	140	154	162	154	153	150
Ca	2.07	1.98	2.32	2.71	2.86	2.72	2.54	2.45
K	4	3.9	3.2	2.8	3.6	3.6	3.4	3.6
DDi	6.19	3.92	3.96	4.05	10.69	11.46	10.52	8.13
CRP	194.26	317.11	303.03	282.13	322.16	289.18	250.7	273.81
PCT	0.5	3.36	46.26	46.45	33.59	22.76	11.91	5.79
GLU	7.4	/	/	/	18.9	13.7	14.2	25.6
pH	/	7.527	/	7.457	7.439	/	7.46	7.527
cLac	/	0.98	/	1.12	1.65	/	1.43	1.34
cCa$_2^+$	/	1.158	/	1.609	1.664	/	1.595	1.448

注：＊表示当日输注红细胞悬液；△表示当日输注血浆。

【临床结局及随访】

患者自动出院5天后于家中不幸亡故。出人意料的是在4月1～3日送检的4次血培养分别于培养第19天、第20天、第21天、第23天均回报分枝杆菌培养阳性（图22－3），联系微生物实验室，最终鉴定为结核分枝杆菌。

【最终诊断】

①播散性结核分枝杆菌感染：右下肢皮肤软组织、血流感

复旦大学附属华山医院检验报告单

【总院】细菌最终报告
打印次数:0 第4页 共121页

住院

检验目的:血培养+鉴定(分枝杆菌)

结果:

　　　结果:　培养第19天分枝培养阳性

检验目的:血培养+鉴定(分枝杆菌)

结果:

　　　结果:　培养第20天分枝培养阳性。

检验目的:血培养+鉴定(分枝杆菌)

结果:

　　　结果:　培养第21天分枝培养阳性

检验目的:血培养+鉴定(分枝杆菌)

结果:

　　　结果:　培养第23天分枝培养阳性

备　注:血培养血量8ml-10ml

图 22-3　送检的4次血培养报告
均报分枝杆菌培养阳性。

染;②噬血细胞综合征;③骨髓增生异常综合征;④2型糖尿病。

二　临床问题及处理

1. 该患者反复发热的病因诊断思路为何

患者间歇性最高体温 39.3℃,伴右下肢肿胀及腹股沟淋巴结肿大。外院给予抗菌药物治疗,效果不明确;外院曾行局部皮肤活检,示炎性表现(未见肿瘤依据),但未明确病因。本次入院最后明确病原——血培养见结核分枝杆菌。鉴于4次血培养均鉴定为结核分枝杆菌,且患者在免疫抑制基础上存在相对明确的病灶——右下肢皮肤软组织,同时也符合结核分枝杆菌感染的病程及毒力表现,考虑发热原因为结核分枝杆菌感染所致可能性大。但本次患者外周血"三系"下降明显,骨髓穿刺检查示原粒细胞占 1.5%,并可见 1.5%不典型淋巴细胞。骨髓穿刺流式细胞检查示原始髓细胞约占 2.2%,伴 CD38 表达部分减弱,幼红细胞比例增多,约占 44%,可见 CD71/CD36 部分表达缺失。患者发热原因亦不除外 MDS 或其进展所致。本应进一步鉴别,但患者病情发展快速、持续恶化,治疗应答不佳,短时间出现多器官功能衰竭,自动出院后不日亡故,实为可惜。

2. 该患者 HLH 的诊断是否成立

HLH-2004 研究[1]纳入 369 例患者,报道了下述临床征象及占比:①发热 95%;②脾肿大 89%;③"二系"减少 92%;④三酰甘油血症或低纤维蛋白原血症 90%;⑤噬血现象 82%;⑥铁蛋白($>$500 μg/L)94%;⑦自然杀伤(NK)细胞活性低下/丧失 71%;⑧sCD25(升高)97%。HLH-2004 诊断标准提出:上述 8 条表现中出现 5 条时可考虑存在 HLH。而该患者满足至少6 条标准。

此外,现已开发 Hscore 评分系统用于估算 HLH 的概率[2]:该评分系统包含下列变量的分数:免疫抑制、发热、器官巨大症、三酰甘油、铁蛋白、谷丙转氨酶和纤维蛋白原水平、血细胞减少程度、骨髓穿刺显示存在噬血现象。Hscore$\geq$250 分,表明 HLH 概率为 99%,而 Hscore$\leq$90 分,表明概率$<$1%。得分169 及以上可诊断,敏感性 93%,特异性 86%,总体正确分类率

90％。该患者 Hscore 为 171 分。

综上所述,该患者 HLH 诊断成立。

需注意的是,作为急诊医生,当遇到有发热、脾肿大等临床表现,同时存在"二系"或"三系"下降、铁蛋白明显升高(血清铁蛋白水平>10 000 μg/mL 对诊断 HLH 的敏感性和特异性分别为 90％和 96％,而脓毒症、感染、肝衰竭时铁蛋白却极少达到这一水平)等异常血检指标时,应警惕 HLH 的发生。另一方面,上述诊断标准都是基于临床试验设计的,并不能诊断出所有的 HLH 患者;也有很多患者因病情危重,来不及等待化验结果或没有活检机会,而 HLH 在没有适当治疗的情况下非常凶险。因此急诊医生并不能总是要求满足这些诊断标准才开始治疗,而抢先治疗是必要的。

3. 急诊医生遇到 HLH 需与哪些疾病相鉴别

急诊中常遇到发热、血细胞减少及肝功能异常的患者,急诊医生需对 HLH 相关鉴别诊断知识有所储备。血常规、铁蛋白、肝功能是急诊常用且可快速得到结果的检测,三者对于鉴别患者是否存在 HLH 至关重要。例如:肝功能无异常的高热患者,此时应全面评估其他诊断。此外,与 HLH 相关的鉴别诊断主要有严重感染、严重肝病、多器官功能障碍综合征、自身免疫性淋巴细胞增生综合征、组织细胞吞噬性脂膜炎、血栓性血小板减少性紫癜、溶血尿毒综合征或药物诱导的血栓性微血管病、川崎病以及输血相关移植物抗宿主病等。

重要的是,HLH 可能与这些鉴别诊断的疾病合并存在,此时需急诊医生鉴别出 HLH 存在后,更应进一步鉴别与其他合并症的因果关系,这对 HLH 在急诊的救治提出更高要求。

4. 哪些情况的出现应考虑 HLH 是由结核分枝杆菌引起的可能性

从该预后不良的病例中,最应汲取的经验教训是如何在明确 HLH 后,短时间内在其诸多病因中明确是否是结核分枝杆菌感染所致。但该类患者病情进展迅速,预后差,且结核分枝杆菌培养周期长,病原学检查结果不能快速回报,这给急诊医生带来巨大挑战。

实际上,由结核分枝杆菌引起的 HLH 并不少见。北京协和医院于 2006 年 1 月至 2015 年 12 月共收治 HLH 227 人,其中与结核分枝杆菌相关的 HLH 8 人[3],据此推算,结核分枝杆菌引起的 HLH 约占总病因的 2.16%。国外相关报道数据也与此相似[4]。结核分枝杆菌为胞内寄生菌,其被吞噬细胞吞噬后作为专性细胞内病原体,诱导 TH1 介导的细胞毒性,激活巨噬细胞和 NK 细胞,进一步释放大量细胞因子和趋化因子,严重者则出现 HLH。

当常规治疗 HLH 应答差,应积极追溯其上游事件。如患者无其他病原学依据,且其他经典的引起 HLH 的病因(如风湿结缔组织疾病、淋巴瘤等)不典型,患者存在免疫抑制/缺陷,在鉴别 HLH 诊断能否成立之外,此时应考虑到结核分枝杆菌引起的 HLH(特别是符合亚急性、慢性低毒力感染的患者),可积极抢先给予诊断性抗结核治疗。值得一提的是,病灶组织 mNGS 检测可能成为此疾病及时诊治的重要手段。

我科于 2020 年 6 月 16 日收治一位 49 岁安徽籍女性患者,因"反复高热 3 个月余,双下肢瘀斑 1 周"来院。起初患者在当地医院诊治,病原学未明确(包括 T-spot 阴性),其余风湿免疫疾病及肿瘤性疾病暂无依据,先后予亚胺培南、莫西沙星、替考拉宁、更昔洛韦等抗感染治疗,同时予地塞米松、甲泼尼龙等治疗共 2 个月余,效果不佳,仍持续高热。2020 年 6 月 5 日出现下肢瘀斑,后用救护车转至我科。来院后完善各项检查(包括骨髓穿刺、腰椎穿刺等),HLH 诊断明确,头颅、腰椎 MRI 检查见多发病灶,符合感染诊断(图 22 - 4),但病因未明。患者当时已无全麻手术活检指征。积极结合已有经验,分析患者病史、诊治经过及影像学特点,考虑播散性结核分枝杆菌感染引起的HLH 可能性大,结合患者各脏器功能状态,予乙胺丁醇(0.75 g,每日 1 次)＋异烟肼(0.6 g,每日 1 次)＋左氧氟沙星(0.5 g,每日 1 次)＋阿米卡星(0.6 g,每日 1 次)"四联"诊断性抗结核治

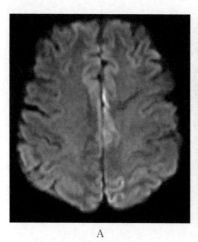 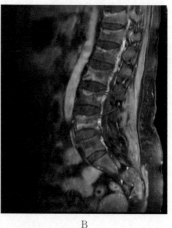

A   B

图 22 - 4 患者头颅及腰椎 MRI

　A. 头颅加权弥散成像(DWI)表现,红色箭头示双侧顶叶及左侧扣带回皮层DWI 高信号,考虑感染性病变可能;B. 腰椎 MRI,红色箭头示第 12 胸椎至第 4 腰椎椎体及椎体后方静脉丛、椎管周围硬脊膜强化,考虑感染所致。

疗,最终患者病情持续改善,生命得以挽回。截至 2021 年 9 月,患者已抗结核治疗 15 个月余,恢复佳。目前治疗方案:利福平(0.45 g,每日 1 次口服)+异烟肼(0.6 g,每日 1 次口服)+左氧氟沙星(0.5 g,每日 1 次口服)+乙胺丁醇(0.75 g,每日 1 次口服)。

5. HLH 急诊处置及疗效评价要点有哪些

首先,急诊医生应对 HLH 快速识别并对上游病因进一步明确。临床情况稳定的患者如 HLH 病因明确,则单纯治疗发病诱因即有可能缓解病情。其次是行监护和脏器功能的支持。

如在基础治疗的过程中病情恶化,则需立即启动 HLH 的特异性治疗。目前广泛应用的是基于 HLH - 94 方案[5]。要点如下。

(1) 诱导治疗:控制炎症,阻断进展

1) 依托泊苷(VP - 16):第 1～2 周 150 mg/㎡,每周 2 次;第 3～8 周 150 mg/㎡,每周 1 次。

2) 地塞米松:第 1～2 周 10 mg/(m² · d);第 3～4 周 5 mg/(m² · d);第 5～6 周 2.5 mg/(m² · d);第 7 周 1.25 mg/(m² · d);第 8 周减量至停药。

3) 对于有 CNS 受累的患者,可及时进行氨甲蝶呤/地塞米松鞘内注射,持续至恢复正常至少 1 周后。

(2) 继续积极病因治疗:纠正潜在的免疫缺陷,控制原发病

对于治疗效果,要点总结如下:①关注患者临床表现及体征。②持续评估全血细胞计数和分类计数,动态观察骨髓穿刺涂片结果。③监测肝功能、纤维蛋白原、D -二聚体以及血清铁蛋白水平。④可动态监测 nCD64、sCD25、sCD163 等。

6. 结核分枝杆菌引起的 HLH 有何自身特点

首先,肺外结核患者临床表现多不典型,多以"发热待查"来诊,出现 HLH 时病因往往来不及查明。其次,该类患者往往有免疫缺陷/基因缺陷或潜在缺陷,此时播散性结核更易见,血清铁蛋白水平可能更高。在治疗方面,该类患者的总体病死率为49%,而未接受抗结核治疗的患者病死率为 100%(抗结核联合免疫治疗可使病死率降低 40%~60%);早期进行充分的免疫治疗对于抑制细胞因子风暴同样重要。

三 背景知识简介

1. HLH 疾病名称的由来

1939 年,《柳叶刀》杂志报道一种以发热、淋巴结病、肝脾肿大、黄疸、紫癜、贫血、血象降低为主要症状的疾病,两位医生将该病定名为"组织细胞性髓性网状细胞增多症",即 HMR[6]。当时认为该疾病是一种特殊的霍奇金病。1952 年,在逐渐认识到这一疾病的家族遗传性质后,学界开始使用"家族性噬血细胞性网状细胞增生症"(FHR)一词代替"HMR"。至 1964 年,首先出现了"噬血细胞性淋巴组织细胞增多症"(HLH)一词,并逐渐受到学界接受[7]。随着对该病病理生理机制的认识推进,人们认识到 HLH 是一种由过度炎症反应和组织破坏构成的综合征,故又以"噬血细胞综合征"(HPS)来命名。

2. HLH 的常见诱因[5]

凡是引起免疫活化的因素以及免疫缺陷的因素均可引起HLH,急性发作的诱因往往是感染或免疫稳态改变。最常见的感染性诱因为病毒感染，尤其是 EB 病毒；其次为血液系统恶性肿瘤。

3. HLH 的病理生理

HLH 是一种免疫介导的、危及生命的疾病，是异常免疫激活与炎症反应形成的综合征，而非一种恶性肿瘤。在 HLH 的免疫异常中，巨噬细胞、NK 细胞、细胞毒性 T 细胞（CTL）等参与了本病的发病机制。其中，巨噬细胞、NK 细胞、CTL 活化并分泌过量细胞因子，产生瀑布式的炎症反应。巨噬细胞还会大量吞噬血细胞（巨噬细胞的胞质内含有红细胞、血小板、白细胞或这些细胞的碎片）。大量细胞因子分泌导致的细胞因子风暴是致命的，最终导致多器官功能衰竭。

四 专家点评

发热、肝功能异常、"二系"甚至"三系"下降、凝血功能异常，当这几个常见临床急症组合在一起，常提示 HLH 的可能。目前认为，HLH 的本质是过度炎症反应和组织破坏。急诊的 HLH 以继发为多见，其发病诱因以病毒感染，尤其是 EB 病毒感染，以及血液系统恶性肿瘤为最常见，本质是患者感染或免疫稳态的改变。具体而言即是机体免疫抑制基础上的异常过度激活，抑或是免疫亢进基础上的异常过度抑制，两者殊途同归。本例由结核分枝杆菌引起是其少见诱因，但亦有文献报道。仔细分析不难推测，结核病引起 HLH 多由于诊断的延误。这也提醒我们，当临床遇见不明原因慢性感染基础上的病情快速进展时，要考虑本病的可能。

　　本文作者全面阐述了这样两个由结核分枝杆菌感染引起HLH 的病例，两者同样病情进展迅速，但最终却呈现出完全不同的临床结局，令人深思。除却临床经验积累过程的必然教训外，临床思维的因素也不可忽视。囿于医疗资源的限制以及救治时效的紧迫，急诊临床工作时常容易聚焦于生命体征的维护和脏器功能的支持，而忽略或无力于对发病原因的探查。实际经验告诉我们，当迅速定位并及时针对原发病做出有效的诊治，方是挽救此类危急重症患者生命最有力的措施。

复旦大学附属华山医院　柯红林

点评专家　陈明泉

参考文献

［1］ BERGSTEN E, HORNE A C, ARICÓ M, et al. Confirmed efficacy of etoposide and dexamethasone in HLH treatment：long-term results of the cooperative HLH‐2004 study［J］. Blood，2017，130(25)：2728‐2738.

［2］ FARDET L, GALICIER L, LAMBOTTE O, et al. Development and validation of the H score，a score for the diagnosis of reactive hemophagocytic syndrome［J］. Arthritis Rheumatol，2014，66(9)：2613‐2620.

［3］ ZHANG Y, LIANG G Y, QIN H L, et al. Tuberculosis-associated hemophagocytic lymphohistiocytosis with initial presentation of fever of unknown origin in a general hospital：An analysis of 8 clinical cases.［J］. Medicine (Baltimore)，2017，96(16)：e6575.

［4］ PADHI S, RAVICHANDRAN K, SAHOO J, et al. Hemophagocytic lymphohistiocytosis： an unusual complication in disseminated mycobacterium tuberculosis [J]. Lung India，2015，32(6)：593-601.

[5] FILIPOVICH A，McCLAIN K，GROM A. Histiocytic disorders：recent insights into pathophysiology and practical guidelines [J]. Biol Blood Marrow Transplant，2010，16(1 Suppl)：S82-S89.

[6] SCOTT R B，ROBB-SMITH A H T. Histiocytic medullary reticulosis [J]. Lancet，1939，ii：194-198.

[7] SOTOS J F，DODGE P R，MUIRHEAD D，et al. Cerebral gigantism in childhood. a syndrome of excessively rapid growth and acromegalic features and a nonprogressive neurologic disorder [J]. N Engl J Med，1964，271：109-116.

23

进展性意识障碍:系统性红斑狼疮合并李斯特菌感染

题 记

系统性红斑狼疮(SLE)是一种系统性自身免疫性疾病,因好发于青年女性,常被戏称为"少女之殇"。当急诊医生遇见SLE患者发热合并快速进展性意识障碍,到底是"狼疮脑病"还是并发"中枢神经系统感染",是一个十分复杂的判断,这艰难的决断指向了不同的治疗方向,不仅对急诊医生是"残酷的烧脑思辨",更是对患者关乎生死的考验。本文报道一例SLE并发播散性李斯特菌感染的诊治经过。

一 病史摘要

【现病史】

患者女性,31岁,上海人,待业在家。因"腹痛伴呕吐、腹泻2天",于2020年12月31日夜间来我院急诊。

2天前可疑不洁饮食后首先出现腹胀,休息后无缓解,继而恶心、呕吐,吐胃内容物,有腹痛,局限于上腹部,表现为阵发性绞痛;伴有腹泻,排黄色水样便,6~8次/天。无发热,未用药,休息后无好转,2020年12月31日22时许至我院急诊。

【既往史】

SLE病史8年余,风湿科长期随访,既往有多次狼疮活动史,当前甲泼尼龙片(美卓乐)(8 mg,每日1次)、吗替麦考酚酯胶囊(骁悉)(750 mg,每日1次)、羟氯喹片(0.2 g,每日1次)维持治疗,近半年无病情活动。

【体格检查】

体温36℃,指末血氧饱和度96%,血压115/91 mmHg,脉率126次/分。急性面容,神清,精神紧张,四肢厥冷。呼吸30次/分,双肺呼吸音粗,未闻及啰音。心律齐,未闻及杂音。腹软,中上腹压痛,全腹深压痛,无明确定位,墨菲征阴性,叩诊呈鼓音。双下肢轻度水肿。

【实验室及辅助检查】

血常规:白细胞13.15×10⁹/L,中性粒细胞占比0.861,血红蛋白138 g/L,血小板96×10⁹/L。

血生化:谷草转氨酶84 U/L,谷丙转氨酶33 U/L,乳酸脱氢酶 733 U/L,肌酸激酶 2 913 U/L,白蛋白 25 g/L,尿素氮 16.2 mmol/L,肌酐 273 μmol/L,尿酸 0.627 mmol/L,血清钠 120 mmol/L,血清钾 4.2 mmol/L,血清钙 1.77 mmol/L。

凝血功能:凝血酶时间 17.6 s,D-二聚体 22.92 mg/L FEU,国际标准化比值 1.00,凝血酶原时间 11.6 s,活化部分凝血活酶时间 26.3 s,纤维蛋白降解产物 66.3 μg/ml,纤维蛋白原定量 5.5 g/L(备注:标本结块请重抽)。

心肌损伤标志物:氨基末端脑钠肽前体(NT-proBNP) 11 612.0 pg/mL,肌红蛋白 2 307.00 ng/mL,肌酸激酶同工酶(CK-MB)7.17 ng/mL,肌钙蛋白 T 1.810 ng/mL。

降钙素原 56.93 ng/mL,全血 C 反应蛋白 94.47 mg/L。

血淀粉酶 142 U/L。

尿常规:颜色深黄,浊度浑浊,红细胞 560.1×10^6/L,隐血(+++),蛋白(+++),pH 值 6.0,白细胞脂酶(++),白细胞 437.8×10^6/L。

血气分析:pH 值 7.504,氧饱和度 98.3%,二氧化碳分压 2.08 kPa,氧分压 13.22 kPa,细胞外碱剩余-11.1 mmol/L,乳酸浓度 1.82 mmol/L,阴离子间隙 18.8 mmol/L。

头颅+胸部+上下腹部 CT:头颅、胸部未见明显异常;腹腔积液,胆囊炎待排,肠系膜扭转待排(图 23-1)。

心电图:窦性心动过速,ST 轻度改变。

【初步诊断与处理】

诊断:①腹痛待查:腹腔感染? ②系统性红斑狼疮。

处理:①留观,告病危;②外科会诊:目前无明显腹部体征,建议继续保守治疗;③抗感染方案:头孢曲松 2 g,每日 1

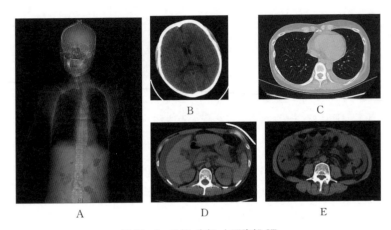

图 23-1 头颅、胸部、上下腹部 CT
A. 冠状位重建;B. 头颅;C. 胸部;D、E. 腹部。

次;④支持治疗;⑤留血培养。

【诊治经过】

1. 2021 年 1 月 1 日(急诊第 1 天)

12 小时尿量 400 mL。查体:意识模糊,无法对答。急性面容,颜面部、结膜水肿。颈项强直。呼吸频率快,双肺呼吸音粗。心率 124 次/分,律齐,血氧饱和度 96%,血压 169/80 mmHg。双下肢不肿。

更正诊断:①脓毒症;②急性肾损伤;③系统性红斑狼疮。

处理:①留观,告病危;②风湿科会诊:狼疮活动,甲泼尼龙 80 mg/d+丙种球蛋白 25 g/d;③肾病科会诊:急性肾损伤,肾脏支持、治疗原发病;④感染科会诊:美罗培南 1 g,每 12 小时 1 次。

2. 2021 年 1 月 2 日(急诊第 2 天)

晨温 40℃,神志欠清,可遵嘱眨眼,但不能对答,呼吸急促,急性面容,颜面部红肿。心电监护:心率 125 次/分,呼吸频率

50 次/分,血压 116/62 mmHg,氧饱和度 96%。查体:颜面部、球结膜水肿,颈强直(+),双肺呼吸音粗,腹膨软,双下肢无水肿,关节处见红斑。

血常规:白细胞 10.28×10^9/L,中性粒细胞占比 0.908,淋巴细胞占比 0.063,血红蛋白 117 g/L,血小板 62×10^9/L。血肌酐 611 μmol/L,血清钙 1.50 mmol/L,余肝功能、电解质指标较前相仿。氨基末端脑钠肽前体 > 35 000 pg/mL,肌红蛋白 > 3 000.00 ng/mL,肌钙蛋白 T 3.9 ng/mL。凝血酶原时间 12.2 s,D-二聚体 26.16 mg/L FEU。

血气分析:pH 值 7.233,二氧化碳分压 3.32 kPa,氧分压 15.55 kPa,细胞外液碱剩余−17.2 mmol/L。

更正诊断:①意识障碍待查:CNS 感染? 狼疮脑病? ②脓毒症;③急性肾损伤;④心功能不全;⑤系统性红斑狼疮。

处理:①入抢救室:气管插管、机械通气[同步间歇指令通气(SIMV)模式吸入氧浓度(FiO$_2$) 40%,潮气量(VT) 400 mL,PEEP 4 cmH$_2$O(2.94 mmHg)],咪达唑仑镇静;②肾病科会诊:连续性肾脏替代治疗(CRRT);③风湿科会诊:甲泼尼龙 500 mg/d+静脉注射人免疫球蛋白 25 g/d;④抗感染方案:美罗培南 0.5 g,每 12 小时 1 次;⑤监测出入液量。

3. 2021 年 1 月 3 日(急诊第 3 天)

晨体温 39.6℃,镇静中,呼之无反应,气管插管接呼吸机辅助通气中(SIMV FiO$_2$ 40%, VT 400 mL,PEEP 4 cmH$_2$O),昨日 24 小时尿量 150 mL,CRRT 超滤 800 mL。心电监护:心率 134 次/分,血压 140/73 mmHg,氧饱和度 98%。颜面部潮红伴水肿,颈强直(±),双肺呼吸音粗,腹膨、软,双下肢无水肿,关处见红斑。

血常规:白细胞 8.29×10⁹/L,中性粒细胞占比 0.94,淋巴细胞占比 0.033,血红蛋白 106 g/L,血小板 66×10⁹/L,血清钾 3.9 mmol/L,血清钠 135 mmol/L,血清钙 1.48 mmol/L,尿素氮 24.2 mmol/L,肌酐 696 μmol/L,谷草转氨酶 363 U/L,谷丙转氨酶 140 U/L,白蛋白 25 g/L,氨基末端脑钠肽前体 >35 000.0 pg/mL,肌红蛋白 >3 000.00 ng/mL,肌钙蛋白 T 3.000 ng/ml,肌酸激酶同工酶(CK-MB)13.47 ng/ml,D-二聚体 15.09 FEU mg/L,凝血酶原时间 11.8 s。

血气分析:pH 值 7.367,二氧化碳分压 2.61 kPa,氧分压 30.80 kPa,细胞外碱剩余 -14.4 mmol/L,乳酸浓度 0.87 mmol/L。

血培养回报革兰阳性杆菌。

更正诊断:①意识障碍待查:CNS 感染? 狼疮脑病? ②脓毒性休克;③多脏器损伤(呼吸衰竭,急性肾损伤、心功能不全);④系统性红斑狼疮:狼疮危象?

处理:①机械通气(SIMV 模式 FiO₂ 40%,VT 400 mL,PEEP 4 cmH₂O),CRRT;②甲泼尼龙 500 mg/d+静脉注射人免疫球蛋白 25 g/d;③感染科会诊:亚胺培南西司他汀(0.5 瓶,每 12 小时 1 次)+阿米卡星(0.1 g,每日 1 次)+利奈唑胺(600 mg,每 12 小时 1 次);④收入急诊重症监护病房(EICU)。

4. EICU 阶段(2021-1-4～2021-2-6)

查体:体温 35℃,呼吸频率 20 次/分,脉率 126 次/分,血压 115/91 mmHg。意识障碍,格拉斯哥昏迷量表(GCS)评分(2、T、3 分),气管插管镇静中。双侧瞳孔等大、等圆,直径

3 mm,对光反射略迟钝。颈强直(±),双侧病理征(一)。面部潮红,皮肤可见散在瘀斑。心律齐,未闻及杂音。肺部可闻及痰鸣音。腹部膨隆,叩诊呈鼓音。四肢末端发绀(图 23 - 2),双下肢轻度水肿。

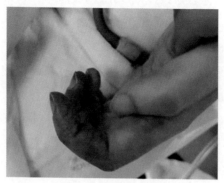

图 23 - 2 手指末端发绀

【实验室及辅助检查】

血常规:白细胞 6.29×10^9/L,中性粒细胞占比 0.938,淋巴细胞占比 0.033,单个核细胞占比 0.24,血红蛋白 96 g/L,血小板 55×10^9/L。

血生化:谷丙转氨酶 174 U/L,谷草转氨酶 329 U/L,肌酸激酶 42 375 U/L,乳酸脱氢酶 1 950 U/L,白蛋白 24 g/L,球蛋白 38 g/L,白球蛋白比例 0.63,尿素氮 32.0 mmol/L,肌酐 732 μmol/L,eGFR(MDRD 公式计算)6.0 mL/min,同型半胱氨酸 26.97 μmol/L,钾 4.2 mmol/L,钠 136 mmol/L,钙 1.37 mmol/L,无机磷 2.11 mmol/L,二氧化碳结合力 14.9 mmol/L,三酰甘油 4.01 mmol/L,胆固醇 4.55 mmol/L。

凝血功能:凝血酶时间有干扰,部分凝血活酶时间 43.0 s,国际标准化比值 1.05,纤维蛋白原定量 1.4 g/L,D - 二聚体:31.36 mg/L FEU,纤维蛋白原降解产物 64.1 μg/mL,抗凝血酶 Ⅲ 77.9%。

心肌损伤标志物:氨基末端脑钠肽前体>35 000.0 pg/mL,肌红蛋白>3 000.00 ng/ml,肌钙蛋白 T 1.880 ng/mL,肌酸激酶同工酶(CK - MB)13.85 ng/mL。

降钙素原 20.00 ng/mL,铁蛋白>2 000.00 ng/mL,C 反应蛋白 17.80 mg/L。

血乳酸 2.57 mmol/L,葡萄糖 10.5 mmol/L,血酮体阴性。

尿常规:颜色深黄,浊度浑浊,红细胞 663.0/μL,白细胞脂酶(+),隐血(+++),pH 值 6.0,葡萄糖(++),蛋白质(+++),白细胞满视野/HP,病理性管型阳性(+)。

二 临床关键问题及处理

关键问题 1. 意识障碍原因是什么,狼疮脑病,CNS 感染

从病史特点来看,本患者为青年女性,基础疾病有系统性红斑狼疮,既往病情控制一般。此次发病以消化道症状起病,病情进展迅速,发病次日即发展为多脏器功能损伤,并迅速出现神志意识改变。从病史、最初几日检查结果与诊治经过来看,在本例患者身上,脓毒症与系统性红斑狼疮的诊断均明确,但病情如此快速进展,此两者对患者身体的破坏孰轻孰重? 换而言之,主要矛盾是什么?

进一步的诊治重点聚焦在对患者病症的处理和感染病原

学的认定上,同时完善患者病理生理状态和免疫状态的动态
评估。

入院当日即完善腰椎穿刺,脑脊液送病原学培养及 NGS,
压力 170 mmH$_2$O,具体如下:

脑脊液常规(2021-01-04):颜色淡黄色,透明度微浑,白
细胞 93×10^6/L,红细胞 576×10^6/L,单个核细胞 60/93,多个
核细胞 33/93,潘氏试验(+++)。

脑脊液生化:糖 4.9 mmol/L,氯 128 mmol/L,蛋白
3 803 mg/L。

陆续完善患者免疫状态评估,结果如下:

补体、风湿、免疫球蛋白:类风湿因子<9.38 IU/mL,血
IgM 0.18 g/L,血 Ig G 22.50 g/L,血 Ig A 0.46 g/L,补体 C4<
0.070 g/L,补体 C3 片段 0.194 g/L。

红细胞沉降率 25 mm/h。

抗核抗体(ANA)、抗可溶性抗原(ENA)抗体谱:ANA 分
型(+),粗颗粒型 1:3 200,胞质细颗粒 1:100,——nRNP/
Sm:93(阳性),——Sm:78(阳性),——Ro—52:83(阳性),——
SS—A:86(阳性),余阴性。

双链 DNA(dsDNA)定性:阳性,抗 ds DNA IgG 抗体
108.5 U/mL。

尿蛋白定量:24 小时尿总蛋白 3.55 g,尿量 0.480 L;尿微量
白蛋白肌酐 3 180.96 mg/g。

结合以上信息简要分析,从病程发展来看,脓毒感染与狼疮
活动皆可表现为全身多系统侵犯累及,感染性疾病起病相对更
为急迫,可追溯到相对明确诱因及感染入侵途径,而狼疮病程多

呈亚急性发展,急性加重者往往可及明确诱因,而此次发病前患者病情平稳,无狼疮活动征象。从当前检查结果来看,患者有"三系"下降,炎症指标异常升高,但红细胞与 dsDNA 定量只有轻度升高,感染权重似乎更大。从治疗反应来看,若为感染,胃肠道来源可能性更高,美罗培南抗感染能级高,病原谱能覆盖胃肠道来源大多数病原体,也是对多数 CNS 感染强力有效药物,但是病初美罗培南抗感染治疗下病情仍快速进展,令人费解;考虑到狼疮危象及狼疮脑病的可能性,入院次日起即加用冲击剂量激素与免疫球蛋白,这是对患者机体炎症风暴的有力遏制措施,也是狼疮脑病的治疗方案,然疗效依旧不能满意。综上所述,患者此次发病的病理生理过程可能为狼疮基础上感染起病诱发的瀑布式级联反应。

因此,考虑到急诊血培养回报革兰阳性杆菌,迅速调整抗菌方案为氨苄西林舒巴坦 3 g,每日 1 次。入院次日,急诊血培养双瓶回报单核细胞李斯特菌(图 23-3),腰椎穿刺后 2 天脑脊液 NGS 示单核细胞李斯特菌,序列数 8043(图 23-4)。

复旦大学附属华山医院检验报告单　　【总院】细菌最终报告

急诊

检验项目:需氧血培养　　标本状态:血培养血量8ml-10ml

检测结果:产单核细胞李斯特菌

A

复旦大学附属华山医院检验报告单　　【总院】细菌最终报告

急诊

检验项目:厌氧血培养　　标本状态:血培养血量8ml-10ml

检测结果:产单核细胞李斯特菌

B

图 23-3　急诊血培养结果
A. 需氧;B. 厌氧。

检测结果

1、检出细菌列表

类型[a]	属			种		
	中文名	拉丁文名	检出序列数[b]	中文名	拉丁文名	检出序列数[b]
G^+	李斯特菌属	Listeria	11084	单核细胞增生李斯特菌	Listeria monocytogenes	8043
				斯氏李斯特菌	Listeria seeligeri	58

图 23‑4 脑脊液 NGS 结果

示单核细胞性李斯特菌,序列数 8043。

至此,考虑 CNS 感染病原学诊断明确,调整抗感染方案为以氨苄西林舒巴坦为核心的用药方案,余治疗以充分脏器功能、凝血功能与内环境支持调节,并动态随访腰椎穿刺及血相关指标。

2. 抗感染与免疫调节,如何把握分寸

该患者入院第 2 天即明确病原学诊断,抗感染治疗是重中之重,然而患者有 SLS 基础病史,发病至此行系统性红斑狼疮疾病活动指数(SLEDAI)评分发现狼疮活动已然,在抗感染治疗的同时绝不可完全放弃免疫治疗。可系统性风湿病的免疫治疗常意味对患者免疫系统的打压,这与感染性疾病的诊治方向可以说大相径庭,那么在这个患者治疗上当如何权衡?

在血培养与脑脊液 NGS 明确病原体之后,在抗感染治疗同时迅速将激素减量至 80 mg,此后每 2~3 天剂量减半,至甲泼尼龙 20 mg/d 维持。鉴于狼疮活动性评分提示狼疮重度活动,系统性抗感染治疗下隔日复查腰椎穿刺示红细胞数和蛋白含量继续升高,考虑狼疮脑病不能除外,遂在全身系统性用药基础上先后予地塞米松＋阿米卡星鞘内注射数次，并动态随访腰椎穿刺，脑脊液指标逐步改善（表 23-1）。

表 23-1 腰穿结果动态随访表

项目	日 期						
	1-4	1-6	1-8	1-10	1-14	1-18	1-20
外观	淡黄微浑	微黄清	微黄清	微黄清	无色清	微黄微浑	微黄清
白细胞（$\times 10^6$/L）	93	68	9	26	30	24	22
多个核细胞	60/93	4/68	4/18	1/26	0/30	3/24	1/22
红细胞（$\times 10^6$/L）	576	600	27	147	15	2 000	855
糖（mmol/L）	4.9	5.9	4.4	2.5	3.8	3.6	4.6
蛋白质（mg/L）	3 803	6 588	2 323	1 138	1 063	825	763
鞘内注射药物方法		地塞米松（5 mg）	地塞米松（5 mg）阿米卡星（20 mg）	地塞米松（5 mg）阿米卡星（20 mg）	阿米卡星（20 mg）		阿米卡星（20 mg）

3. 多脏器损伤，治疗矛盾重重，预后几何

患者入院时即有发热、少尿、肝功能不全、心肌损伤、肌酶升高，气管插管行机械通气，入院后请肾病科协助予激素（甲泼尼龙 240 mg/d 起始）＋丙种球蛋白（25 g，连用 5 天）冲击治疗，并维持性 CRRT 及血浆置换治疗，维持内环境平衡。在此基础上积极查找血、尿、脑脊液病原体，血培养及脑脊液 NGS 先后回报李斯特菌。根据药敏结果先后予氨苄西林舒巴坦、美罗培南抗感染，并予诊断性鞘内注射地塞米松＋阿米卡星，连续数次，患

者体温一度平复,意识有所恢复,随访血炎症指标和脑脊液生化常规明显改善,激素逐渐减量至甲泼尼龙 20 mg/d。

1 月 15 日拔除气管插管,脱机成功。

【临床结局与随访】

遗憾的是,拔管当日夜间患者突发心跳、呼吸骤停,经积极抢救生命体征恢复平稳,再次予气管插管,维持性机械通气。后患者体温降又复升,随访痰培养示耐碳青霉烯类肺炎克雷伯菌(CRKP),考虑院内感染,根据联合药敏结果调整抗菌方案为:头孢他啶阿维巴坦(思福妥)＋磷霉素,随访血降钙素原等炎症指标有好转但心肌损伤标志物进行性升高,体温仍有波动。

2021 年 1 月 29 日起患者家属陆续决定放弃 CRRT 及头孢他啶阿维巴坦等药物,改为氨苄西林舒巴坦＋磷霉素＋多西环素抗感染治疗。2021 年 2 月 6 日患者血压、心率测不出,经积极抢救无效,宣告临床死亡。患者住院期间体温变化与重要事件见图 23－5。

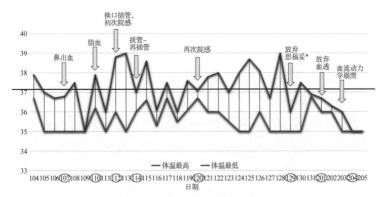

图 23－5　患者住院期间体温变化与重要事件

注:思福妥为注射用头孢他啶阿维巴坦钠。

【最终诊断】

①CNS感染(单核细胞性李斯特菌);②脓毒症;③多器官功能障碍综合征(心、肾、肝、凝血功能);④系统性红斑狼疮。

三 背景知识简介

1. 单核细胞李斯特菌感染的临床表现[1]

李斯特菌是一种需氧和兼性厌氧、能活动、乙型溶血性且不产芽胞的革兰阳性短杆菌,在冷藏温度(4~10℃)中生长好。现认为,大多数成人李斯特菌感染源于经口摄入病菌,随后细菌穿透肠道黏膜,引起全身性感染。

李斯特菌侵袭性感染常存在于免疫功能受损患者、妊娠妇女或老年患者。李斯特菌性脓毒症可能播散至脑和/或脑膜,从而引起脑膜脑炎或脑炎。少见情况下,李斯特菌累及脑干和/或小脑的脑炎临床表现为菱脑炎,病程常呈两相性,开始时出现头痛、发热、恶心和呕吐,数日后出现脑神经麻痹、共济失调、震颤和其他小脑征、意识下降,还可能出现癫痫发作和轻偏瘫。近半数患者出现呼吸衰竭。

2. 系统性红斑狼疮的神经精神表现

狼疮性脑炎是指狼疮的神经精神病学表现,这些表现具有器质性基础,临床特征常表现为弥漫性的(如脑病、昏迷、抑郁和精神病)或复杂性的(如脑病伴脑卒中或癫痫发作,以及精神病表现伴脑卒中或癫痫发作)。精神功能紊乱是最常见的症状。

目前尚无统一的神经精神狼疮的诊断标准,亦无特异的辅助确诊的实验室指标,主要以排他性临床诊断为主,MRI检查有一定作用。

3. 指南对于系统性红斑狼疮治疗的部分意见[2]

激素是治疗 SLE 的基础用药(椎存级别 1A)；应根据疾病活动及受累器官的类型、严重程度制订个体化的激素治疗方案，应采用控制疾病所需的最低剂量(1B)；对轻度活动的 SLE 患者，羟氯喹或非甾体类抗炎药疗效不佳时，可考虑使用小剂量激素(≤10 mg/d 泼尼松或等效剂量的其他激素)；对中度活动的 SLE 患者，可使用激素[0.5~1 mg/(kg·d)泼尼松或等效剂量的其他激素]联合免疫抑制剂进行治疗(2C)；对重度活动的 SLE 患者，可使用激素[≥1 mg/(kg·d)泼尼松或等效剂量的其他激素]联合免疫抑制剂进行治疗，待病情稳定后，适当调整激素用量(2C)；对狼疮危象的 SLE 患者，可使用激素冲击联合免疫抑制剂进行治疗(1B)；临床医生需密切关注 SLE 患者的疾病活动，并根据疾病活动度来调整激素用量，对病情长期稳定的患者，可考虑逐渐减停激素(1C)。

对重度神经精神狼疮患者，建议首先进行激素冲击(2B)治疗，效果不佳时可加用环磷酰胺。

对出现血小板减少症或自身免疫性溶血性贫血的患者，建议使用激素(2D)或静脉注射免疫球蛋白(2D)治疗，效果不佳者可加用免疫抑制剂(2D)治疗；上述治疗均无效者，或出现危及生命的血液系统受累者，可考虑使用利妥昔单抗(2C)治疗。

四 专 家 点 评

系统性红斑狼疮活动和 CNS 感染都是急诊医生经常遇到

的急症，分开处置，急诊医生应该都能比较好地应对，但两者合并，或者并发时，对患者的诊断与鉴别诊断，需要高效的多学科团队（MDT）团队。

本例患者，有 SLE 基础疾病，本次发病前一度病情比较稳定，因聚会后出现病情变化，以腹痛、腹泻的消化道表现起病，快速出现高热、意识障碍、脓毒症、多系统受累，应该考虑感染的存在，基于有 SLE 基础，一直服用免疫抑制的药物，当考虑机会性感染的可能。但起病迅速，病原学的获取需要一定时间，此时，对急诊医生的挑战很大。在常规应用广谱抗菌药物效果不佳的情况下，如何寻找机会性感染的病原体是最大的困难。随后，虽很快发现李斯特菌阳性，针对性治疗也已及时实施，虽取得比较好的抗感染疗效，但结局仍不佳，十分遗憾。

当 SLE 并发感染时，两者可互为激活导致病情恶化难控的局面，两者的因果关系需要密切结合临床才可能分辨清楚。从该患者来说，本次疾病伊始，消化道表现、CNS 表现、肾功能不全的表现以及血流感染脓毒症的表现，都提示此时的病理生理过程以感染脓毒症为主导。经充分抗感染治疗后，病原学已转阴，相关脏器功能均有不同程度好转，如此是因为抓住了主要矛盾。后病情反复，再次出现脏器功能异常，此时以心肌损伤为突出表现，仔细回溯发现其实在发病早期即有线索体现，事后分析此时当以 SLE 导致系统性免疫性损伤为主，在病初被感染事件掩盖，而当感染病因解除而激素快速撤离时突出，因此在临床诊治过程中对免疫调节的过早撤离或为病症反复的重要原因之一。

实际临床工作中遇到的问题往往比理论分析复杂许多，而理论指导实践,实践又反馈理论,急诊医生正是需要在如此不断循环中方可不断进步。

复旦大学附属华山医院 王 超

点评专家 陈明泉

参考文献

[1] LORBER B. Listeria monocytogenes [M]//MANDELL G L, BENNETT J E, DOLIN R, eds. Principles and practice of infectious diseases. 7th ed. Philadelphia：Churchill Livingstone，2010：2707.

[2] 中华医学会风湿病学分会,国家皮肤与免疫疾病临床医学研究中心,中国系统性红斑狼疮研究协作组. 中国系统性红斑狼疮诊疗指南[J]. 中华内科杂志,2020,59(03):172-185.

第三篇
急危重症

　　争分夺秒的时刻，犹豫不得；重症病危的床旁，需得猛药。心中有猛虎，细节定成败。

24

戌时枪声：记枪击伤诊治一例

题　记

　　火器伤是指以火药为动力源的投射物对人体造成的损伤，此类损伤在战时常集中发生，但在和平时期较为少见。本文报道了一例中年男性，因"中枪导致多部位火器伤"急诊就诊，入院后明确受伤部位为双下肢及脊髓，行急诊手术治疗；根据患者致病因素以及病原学结果给予广谱抗生素治疗，并多次行清创手术，患者最终顺利出院行康复治疗。希望能为该类患者损伤的救治提供帮助。

一 病史摘要

【现病史】

患者男性,57岁,因"全身多处枪击伤清创术后2小时"入院。

患者于2小时前在市区某街道持刀砍人,民警到场对患者多次警告无效后开枪将其击伤,共开7枪,其中一枪射击后患者向上跳跃,考虑中弹,最后一枪击中背部后患者向前扑倒,民警将其制服后送至我院急诊。急诊查体发现背部一处子弹非贯通伤(盲管伤),左侧下肢3处贯穿伤,左髂部一处贯穿伤,右侧大腿一处枪弹伤。急诊辅助检查结果:血常规白细胞25.7×10^9/L、中性粒细胞占比0.841、血红蛋白140g/L、血小板359×10^9/L;胸部CT平扫示:①双肺小叶中心型肺气肿,多发肺大泡;②第9胸椎(T9)水平椎管内金属异物伴第8～10胸椎(T_8～T_{10})附件骨折。右侧背部软组织内金属致密影(图24-1A);腹部CT平扫示左腹股沟局部结构紊乱,左腹股沟及左髂部皮下、肌间隙内积气。遂急诊行"枪击伤清创+负压封闭引流(VSD)术",术中见左下肢3处、右下肢1处枪击贯通伤,其中左侧腹股沟、左侧臀部、左侧大腿外侧、左侧大腿后侧、左侧小腿内侧及左小腿后侧7处均可见弹孔,直径约为1cm,于以上贯通伤弹孔间做皮肤切口,见弹道内皮肤、肌肉组织破坏明显。以大量生理盐水、过氧化氢及氯己定冲洗伤口并将弹道进行仔细扩创,去除坏死纤维、脂肪组织及异物,清创完毕后予以VSD覆盖。翻身至俯卧位,透视见T_9椎体后方异物存在。术中见胸背部弹孔直径约为 1.5 cm,此弹孔右侧 4 cm 处可见一约 0.5 cm 皮肤轻度损伤,取出金属异物 1 枚。以胸背部弹孔为中心做 5 cm 正中切口,见 T_9 椎管内一金属异物嵌于脊髓背侧,小心将金属异物取出,见脊髓受压、毁损明显,硬脊膜可见 1 cm 左右裂口(见图 24 - 1B)。仔细将硬脊膜缝合,向上下两端探查椎管并取出多块金属残渣。大量生理盐水冲洗,将皮缘坏死皮肤切除,放置负压引流及 VSD。术后为进一步治疗,患者以"枪击伤"转入我科。患者自患病以来,精神状态较差,体重无明显变化,饮食正常,大小便正常,睡眠无异常。

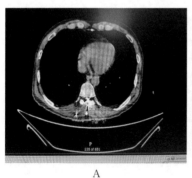 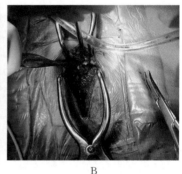

A   B

图 24 - 1 患者 T_9 椎管内金属异物

A. 胸部 CT 见 T_9 水平椎管内金属异物伴 $T_8 \sim T_{10}$ 附件骨折,右侧背部软组织内金属致密影;B. 术中所见。

【既往史】

有哮喘史,自行服用药物治疗,具体不详。曾因"精神异常"至静安区中心医院就诊。有皮肤湿疹史,多次治疗效果不佳。否认食物及药物过敏史。

【体格检查】

体温 36℃,脉率 84 次/分,呼吸频率 20 次/分,血压 128/100 mmHg,血氧饱和度 100%,经口气管插管,呼吸机辅助通气。双肺呼吸音弱,两肺可闻及广泛哮鸣音。胸椎清创术后,两侧引流管在位通畅。左下肢 3 处贯穿伤加右下肢 1 处贯穿伤创面 VSD 覆盖持续接负压引流中。双下肢肌力 0 级,双上肢肌力检查不配合,四肢肌张力未见异常。

【实验室及辅助检查】

血常规:白细胞 23.0×10^9/L、中性粒细胞占比 0.94、血小板 128×10^9/L、C 反应蛋白 192.68 mg/L。

降钙素原 1.79 ng/mL。

真菌 G 实验:阴性。

痰涂片:革兰阳性球菌。

痰培养(第 1 次):肺炎克雷伯杆菌,全敏感。

痰培养(第 2 次):肺炎克雷伯杆菌,仅对替加环素和多黏菌素敏感。

下肢引流液培养:耐甲氧西林金黄色葡萄球菌(MRSA)。

心电图:正常心电图。

腹部超声:肝内实性占位,血管瘤可能。

胸部 CT 平扫:①双肺气肿伴多发肺大泡;②双肺散在炎症;双肺多发性陈旧灶;③贫血可能,心包少量积液;④双侧胸腔少量积液。

下胸椎 MRI 平扫:①胸椎术后,T_9 水平脊髓变性;②下胸椎侧弯、退变。

【初步诊断】

①多部位枪击伤清创术后;②脊髓损伤伴截瘫;③分布性休克;④多器官功能障碍综合征(呼吸、循环);⑤T_9棘突、椎板骨折;⑥支气管哮喘;⑦水、电解质、酸碱平衡紊乱;⑧精神分裂症;⑨皮肤湿疹;⑩软组织挫伤。

【诊治经过】

入院后完善各项检查,明确诊断,在全身麻醉下行枪弹伤清创探查术,术后给予脊柱负压引流,双下肢 VSD,甲泼尼龙抗炎减轻脊髓水肿,给予比阿培南、利奈唑胺、伏立康唑抗感染,并同时给予抑酸、化痰、调节胃肠道菌群、肠内营养支持、镇痛、平喘等对症治疗,后根据痰培养结果调整为比阿培南、利奈唑胺、替加环素抗感染。随后骨科再次行 2 次清创探查术,术中见左大腿及小腿两处贯通伤处伤口湿润,少量坏死组织及脓性分泌物形成,彻底将坏死组织及脓苔去除,过氧化氢(双氧水)、氯己定(洗必泰)及大量生理盐水冲洗,放置 VSD 引流。胸椎伤口少许坏死组织形成,棘突突起,将坏死失活组织刮除干净,突起棘突咬除,过氧化氢、氯己定及大量生理盐水冲洗伤口并置引流管。经治疗后患者一般情况良好,体温正常,切口愈合佳,恢复过程正常,无不良并发症发生,顺利出院转康复医院继续治疗。

二 讨 论

火器伤是指经过火器发射的物体击中人体所致的损伤,其损伤机制与病理改变具有多样性和复杂性的特点。火器伤造成的组织创伤程度主要与以下几方面有关:①子弹射出的初速度;

②子弹进入身体的位置；③子弹的口径及类型；④子弹在体内运行的距离；⑤受创伤器官的类型。致伤机制可分为 4 种机制：①直接损伤。火器投射物在侵彻机体过程中，其前冲力能直接挤碎组织，形成原发伤道。②压力波损伤。投射物穿入机体时，部分能量以压力波的形式传递给周围组织，致伤道以外周边组织损伤。③瞬时空腔损伤。由于其能量大，在运动过程中还挤压周围组织，形成比原发伤道直径大数倍至数十倍的暂时性空腔，腔内呈负压，数毫秒后周围组织回缩，可造成组织撕裂和污物吸入。④水粒子加速损伤。投射物还可将动能传递给伤道周围组织的液体微粒，加速后极快向周围扩散，造成更广泛的损伤[1,2]。早期诊断和早期治疗是降低火器伤病死率、改善预后的重要前提。其中，能否早期诊断实质性脏器破裂出血和空腔脏器破裂是影响治疗方式和效果的关键，对减少并发症发生也有很大的影响。火器伤可造成伤员多个脏器破裂、大出血、功能损伤等一系列严重的病理改变，在短时间内夺走伤者生命，所以应在最短时间内对致命伤实施急救，保全生命[3]。本例患者受伤后送医及时，来我院就诊时生命体征尚平稳，为进一步诊治提供了时间上的保障。

目前，对于火器伤的诊断和治疗主要以外科手术探查为主。清创术是火器伤早期治疗中的最重要措施，也是在救治现场可实施的简单而有效的办法。火器伤损毁广泛，伤口污染严重，最好在伤后 6～8 小时进行有效清创手术，可有效防止感染。有研究显示，火器伤早期行 VSD 可有效控制感染，具有良好的治疗效果[4]。火器上的伤口和伤道在受伤时即已经受到细菌感染，伤后极易发生严重感染，因此，早期应用广谱抗生素十分重要。

治疗上需应用大剂量抗厌氧菌及需氧菌的抗生素,监测心脏以及肝、肾功能的动态变化,必要时进行血流动力学支持,改善微循环,阻断全身炎症反应,可积极防止多器官功能障碍综合征(MODS)的发生。

在火器伤合并感染的细菌中,革兰阳性菌占比较高,而在革兰阳性菌中,金黄色葡萄球菌检出率最高,其中部分为MRSA[5]。火器伤的早期感染中,革兰阳性菌普遍对利奈唑胺和万古霉素敏感,对青霉素G、头孢唑啉、克林霉素等耐药率较高。而对于革兰阴性菌,多数药物具有良好的抗菌效果,其对于包括亚胺培南、美罗培南在内的碳青霉烯类药物敏感性最高。碳青霉烯类抗生素是抗菌谱最广、抗菌活性最强的非典型β-内酰胺抗生素之一,其具有对β-内酰胺酶稳定及毒性低等特点,现已成为治疗严重细菌感染的主要抗菌药物。因此万古霉素、利奈唑胺及碳青霉烯类药物可作为控制火器伤早期感染的一线抗菌药物。

本例患者伤口引流液中培养到MRSA,是导致患者因皮肤与软组织感染(SSTI)到急救室就诊的最常见原因。SSTI在医院感染中很常见,金黄色葡萄球菌是多种类型SSTI的最主要致病菌,MRSA检出率较高,MRSA的SSTI常发生于骨外科、烧伤整形科、乳腺外科,常见于痈和疖、蜂窝织炎、脓肿患者,MRSA的SSTI危害大,引起各种并发症,导致大量就诊、住院和死亡[6]。对于复杂性SSTI住院患者,除了外科清创术和广谱抗生素外,在等待培养结果期间应考虑经验性治疗MRSA。选择包括:静脉滴注万古霉素;口服或静脉滴注利奈唑胺(600mg,每日2次);静脉滴注达托霉素(4 mg/kg,每日1次);静脉滴注特拉霉素(telavancin)(10 mg/kg,每日1次);静脉滴注克林霉素(600 mg,或口服每日 3 次)。治疗时间推荐为 7～14 天。应根据患者临床应答情况进行个体化处理。

　　本例患者为火器伤所致 MRSA 的 SSTI,采用静脉滴注利奈唑胺治疗,疗程 2 周。利奈唑胺是人工合成的恶唑烷酮类抗生素,为细菌蛋白质合成抑制剂,其不易与其他抗菌药物交叉耐药,适用于耐药革兰阳性球菌所致严重感染,包括复杂性 SSTI、社区获得性肺炎(CAP)、医院获得性肺炎。本例患者应用利奈唑胺治疗后,效果显著,结合后期外科清创术,恢复良好,为火器伤的临床救治提供了经验。

三　专 家 点 评

　　本例患者为较为罕见的枪击伤合并感染。患者在受伤后第一时间即进行了外科清创手术,随后根据病原学的结果进行了针对性的抗感染治疗,后续持续进行清创以及抗感染治疗,取得了良好效果。本病例提醒我们,在外伤感染的患者中,原发伤的处理与抗感染药物的应用有着同等重要的作用,最终的治疗必然是多学科合作的结果。

上海长征医院　王　應
点评专家　马林浩

参考文献

[1] BARTLETT C S, HELFET D L, HAUSMAN M R, et al. Ballistics and gunshot wounds: effects on musculoskeletal tissues [J]. J Am

Acad Orthop Surg，2000，8(1):21 - 36.

［2］王正国.外科学与野战外科学［M］.北京:人民军医出版社,2007.

［3］IFLAZOGLU N，UREYEN O，ONER O Z，et al. Complications and risk factors for mortality in penetrating abdominal firearm injuries: analysis of 120 cases［J］. Int J Clin Exp Med，2015,8(4):6154 - 6162.

［4］赵东华,刘兴炎,葛宝丰,等.负压封闭引流联合灌洗治疗感染软组织火器伤早期疗效的初步实验观察［J］.创伤外科杂志,2011,13(4), 340 - 343.

［5］马国治,李兵仓,王建民.火器伤细菌学特性及抗生素的应用［J］.人民军医,2002,45(11):629 - 631.

［6］STEVENS D L，BISNO A L，CHAMBERS H F，et al. Practice guidelines for the diagnosis and management of skin and soft tissue infections:2014 update by the infectious diseases society of America ［J］. Clin Infect Dis，2014,59(2):e10 - e52.

25

渐进性意识障碍:结核性脑膜炎一例

题 记

结核性脑膜炎(简称结脑)是由结核分枝杆菌引起的脑膜非化脓性炎症,早期症状常不典型,早期诊断困难,常被误诊。本例患者为老年男性,以发热以及意识不清起病,神志障碍进行性加重。行腰椎穿刺以及脑脊液检查明确为结核性脑膜炎,给予抗结核强化治疗,患者病情好转出院。该病例诊治经过对于中枢神经系统(CNS)感染疾病的治疗具有借鉴意义。

一 病 史 摘 要

【现病史】

患者男性,66 岁。因"间断发热伴头痛 1 个月余,嗜睡 10
天,神志不清 1 天"入院。

患者自 1 个多月前在无明显诱因下出现间断发热伴头痛,
体温最高 37.6℃,无寒战,无恶心、呕吐,无胸闷、气急,无头晕、
黑矇,无手脚麻木。就诊于当地医院,查血象高,尿常规阴性,自
身抗体及免疫相关检查肿瘤标志物、甲状腺功能指标均未见明
显异常,T-spot 检查阴性、红细胞沉降率 18 mm/h,乙肝病毒、
梅毒螺旋体、HIV 指标均阴性,头颅 MRI 检查示脑内多发脱髓
鞘改变。予抗感染治疗后效果不佳。入院 10 天前患者出现精
神不振、嗜睡伴问答不切题。当地医院完善腰椎穿刺未见明显
异常(具体不详),予对症治疗后效果不佳。入院 1 天前患者出
现神志不清、呼之不应,今晨就诊于我院急诊抢救室。动脉血气
分析示患者呼吸衰竭,指末血氧饱和度降低,予气管插管呼吸机
辅助通气,予抗感染、抑酸、护胃、补液、营养支持等对症处理。
现为进一步治疗转入重症监护病房(ICU)。患者自患病以来,
精神状态较差,饮食不振,大小便正常,体重下降约 4 kg。

【既往史】

患者平素体健,否认疫水接触史,否认野禽及家鸽饲养
史。30 余年前因左眼角膜溃疡丧失视力,现左眼浑浊,视力丧
失,对光无反射。否认手术史,否认输血史,否认食物及药物
过敏史。

【体格检查】

体温 37.5℃,脉率 96 次/分,呼吸频率 23 次/分,血压 112/80 mmHg,体重指数(BMI)21。神志昏迷,格拉斯哥昏迷量表(GLS)评分:睁眼 1 分,语言 T 分,运动 2 分,气管插管状态,呼吸机辅助通气。右眼瞳孔直径 3 mm 左右,对光反射灵敏;左眼失明。全身淋巴结无肿大。双肺听诊清音,心律齐。腹软、无压痛。颈项强直,肌力查体不配合,肌张力未见异常,双侧霍夫曼征(Hoffmann sign)、巴宾斯基征(Babinski sign)、克尼格征(Kernig sign)的阴性。

【实验室及辅助检查】

降钙素原 1.79 ng/mL、肌酸激酶 20 U/L、肌酸激酶同工酶(CK－MB)4 U/L、钾 3.58 mmol/L、钠 131 mmol/L、氯 91 mmol/L、钙 2.30 mmol/L、二氧化碳结合力 33 mmol/L、磷 1.20 mmol/L。

真菌 D-葡聚糖检测 147.1 pg/mL。

头颅 CT(图 25-1):①脑水肿可能,请结合临床。②大脑镰密度增高,蛛网膜下隙出血待排,建议短期复查。③脑多发梗死灶可能,建议必要时 MRI 进一步检查。④左侧眼球病变,请结合临床。⑤双侧筛窦炎。

胸部 CT(见图 25-1):两肺纹理增多、增粗紊乱及多发斑点条索影,左下肺磨玻璃结节。

中腹部 CT:①双肾多发小结石;②胆汁淤积可能,请结合临床;③胃壁可疑增厚。

【初步诊断】

①发热原因待查:CNS 感染可能、双肺炎症;②低钠血症;

③双肾结石；④左眼失明。

【诊治经过】

患者入院后予甘油果糖脱水降颅内压，比阿培南、利奈唑胺、伏立康唑抗感染治疗，同时予补液、抗凝、利尿、补充白蛋白、营养支持等对症支持治疗。行腰椎穿刺及脑脊液 mNGS 检查，结果脑脊液颜色清亮，压力 400 mmH$_2$O，白细胞 237×10^6/L，淋巴细胞占比 0.78，蛋白 1 360 mg/L，葡萄糖 1.7 mmol/L。脑

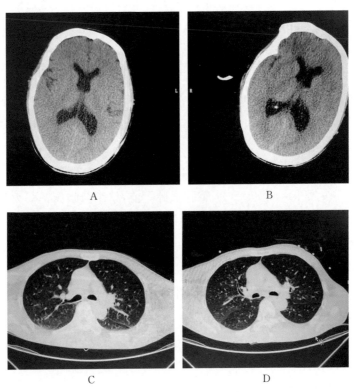

图 25-1　患者头颅 CT(A、B)及胸部 CT(C、D)

A、C. 出院时；B、D. 入院时。

脊液 mNGS 回报分枝杆菌属,结核分枝杆菌复合群,相对丰度 100%。根据腰椎穿刺结果,调整抗生素治疗方案为利奈唑胺(0.6 g,每 12 小时 1 次,静脉滴注)、利福平(0.45 g,每日 1 次,静脉滴注)、异烟肼注射液(500 mg,每日 1 次,静脉滴注)、吡嗪酰胺(1.5 g,每日 1 次,口服),同时予甘油果糖、甘露醇降颅内压。治疗 3 天后患者神志较前明显改善,GCS 评分:睁眼 4 分,语言 T 分,运动 4 分。5 天后再次行腰椎穿刺,颜色清亮,测脑脊液压力 170 mmH$_2$O,白细胞 400×10^6/L,淋巴细胞占比 0.58,蛋白质 1832 g/L,葡萄糖 1.3 mmol/L。再次送检脑脊液 mNGS 回报分枝杆菌属,结核分枝杆菌复合群,相对丰度 100%。患者结核性脑膜炎诊断明确。痰 GeneXpert 检查示未见肺内结核灶,暂不考虑开放性肺结核可能。请上海公共卫生临床中心专家会诊后同意当前治疗方案及诊断,继续当前利福平(0.45 g,每日 1 次)+异烟肼(500 mg,每日 1 次)+吡嗪酰胺(1.5 g,每日 1 次)+利奈唑胺(0.6 g,每日 2 次)抗结核治疗,加用地塞米松(10 mg,每日 1 次)抗炎。后痰标本培养出脑膜脓毒伊丽莎白菌,根据药敏结果加用左氧氟沙星抗感染治疗。

之后患者每间隔 5~7 天复查腰椎穿刺,脑脊液颜色均清亮,测脑脊液压力 150~170 mmH$_2$O,脑脊液白细胞从最高值 441×10^6/L 逐渐降至 168×10^6/L,蛋白以及葡萄糖水平也较前改善。患者一般情况明显好转,神志清楚,检查配合,四肢肌力正常,能用简单肢体语言表达诉求。自主呼吸良好,逐步降低呼吸机参数至撤离呼吸机,改为高流量氧疗。在我科住院 3 周后,转回当地医院继续治疗。

【最终诊断】

①结核性脑膜炎；②双肺炎症；③低钠血症；④双肾结石；⑤左眼失明。

二 讨 论

结核性脑膜炎是由结核分枝杆菌引起的脑膜非化脓性炎症,常累及蛛网膜、脑实质及脑血管等。因为结核性脑膜炎患者早期症状不典型,故早期诊断困难,常被误诊为病毒性脑膜炎、新型隐球菌性脑膜炎、化脓性脑膜炎等。而诊断不及时又会延迟抗结核治疗的时机,导致高病死率和高致残率。

结核性脑膜炎常以非特异症状起病,包括头痛、发热、畏寒、乏力、精神萎靡、恶心、呕吐、食欲减退、体重下降等;起病急缓不一,以慢性及亚急性起病者居多。患者存在颅内压升高、脑实质伤害等,对患者的脑膜产生严重刺激。本例患者以发热起病,病情进展较慢,在当地医院行多项检查后,考虑诊断为"肺炎"。因初始诊断不明确,患者治疗效果不佳。后逐渐出现意识障碍后,才开始考虑 CNS 感染可能性。

结核性脑膜炎患者脑脊液检查通常出现以下变化[1]：①压力增高,外观澄清或呈磨玻璃样；②白细胞$(100\sim500)\times10^6$/L,以淋巴细胞占多数,但疾病早期部分患者可以中性粒细胞为主；③蛋白升高至 $1\sim2$ g/L；④葡萄糖<2.2 mmol/L,95%的患者其脑脊液糖/同步血糖<0.5。本例患者初次脑脊液检测无明显阳性发现。病情进行性加重转至我院后再次行腰椎穿刺发现脑脊液压力异常增高,白细胞和蛋白含量均明显升高,葡萄糖水平

下降,故高度怀疑隐球菌感染或者结核分枝杆菌感染。临床上,
隐球菌性脑膜炎的临床表现和实验室检查与结核性脑膜炎颇为
相似[2]。因为隐球菌性脑膜炎患者的临床表现不典型,易与结
核性脑膜炎相混淆,两者的治疗方案完全不同,所以早期诊断和
治疗对患者的预后至关重要。主要鉴别诊断包括以下：①对于
合并免疫功能缺陷的 CNS 感染者,需首先排除隐球菌性脑膜
炎；②与结核性脑膜炎相比,隐球菌性脑膜炎患者颅内压升高
更为显著；③与结核性脑膜炎比,隐球菌性脑膜炎患者脑脊液
葡萄糖下降更为明显；④当脑脊液蛋白在 401~1 000 mg/L 时,
隐球菌性脑膜炎患者更为常见；而当脑脊液蛋白>2 000 mg/L,
甚至上万 mg/L 时,结核性脑膜炎患者更为常见；⑤隐球菌性
脑膜炎患者脑脊液白细胞多<50×10⁶/L,而结核性脑膜炎患者
多在(50~500)×10⁶/L。本例患者的脑脊液常规和生化检查尚
不能明确区分两者,故需进一步寻找微生物学证据。

　　脑脊液抗酸染色是诊断 CNS 结核病的快速、简便的方法。
脑脊液送结核分枝杆菌病原学检测时,如标本量不足,优先送快
速核酸检测[3]。NGS 在诊断病毒、细菌、真菌和寄生虫感染方
面具有一定的优势。常规方法未检测到病原体且怀疑为 CNS
感染者,行 NGS 可进一步提高病原学检出率。有报道个别结核
性脑膜炎患者反复脑脊液检查正常。亦有文献报道,在一些结
核性脑膜炎患者发病早期,其脑脊液检查并不具有特异性,与病
毒性脑膜炎、化脓性脑膜炎无法准确鉴别诊断,此时需要反复多
次动态观察脑脊液变化。本例患者脑脊液标本多次送检结核分
枝杆菌涂片均为阴性,但 2 次送检 NGS 检测均发现结核分枝杆
菌,从而最终明确诊断,提示脑脊液 NGS 分析有助于 CNS 结核

病的诊断，值得在临床中推广应用。

CNS 结核病的化学治疗遵循肺结核的化学治疗模式，分为强化期和巩固期[4,5]。强化期的抗结核治疗方案应包括不少于 4 种有效的抗结核药物，异烟肼、利福平、吡嗪酰胺被推荐作为优先选择的抗结核药物，所有 CNS 结核病的强化期疗程不少于 2 个月，全疗程不少于 12 个月。多个对 CNS 结核病有较明确治疗获益的药物，如异烟肼、吡嗪酰胺、氟喹诺酮、利奈唑胺等均有较高的血-脑屏障通透性，而脑膜炎症时利福平在脑脊液中的浓度增加，且反复鞘内注射会增加医源性感染风险，因此不推荐常规采用抗结核药物鞘内注射的方式治疗 CNS 结核病。本例患者采用"四联"（异烟肼、利福平、吡嗪酰胺、利奈唑胺）抗结核方案，后期加用的左氧氟沙星亦有抗结核作用。此方案应用后效果明显，患者 CNS 症状有明显改善。

结核性脑膜炎患者常伴有明显的脑脊液炎症反应。有临床研究认为[6]，糖皮质激素可促进结核性脑膜炎的炎性物质渗出的吸收，对降低颅内压、减轻颅脑水肿具有重要作用。脑脊液可有效反映结核性脑膜炎的颅内变化状况，通过对脑脊液进行细胞学检验能评价结核性脑膜炎疗效，实现对患者病情监测和早期诊断的价值和作用。抗结核治疗启动后，脑脊液炎症反应继续加重或颅内结核球扩大继发的症状加重，被称为矛盾现象。矛盾现象或脊髓结核继发的急性脊髓压迫症患者亦可能通过糖皮质激素治疗获益。推荐地塞米松每日剂量从 0.3～0.4 mg/kg 起始，逐渐减停，通常疗程为 4～8 周。本例患者启动抗结核治疗后，症状改善明显，但复查腰椎穿刺脑脊液白细胞和蛋白水平仍有升高，葡萄糖水平仍有下降。在加用地塞米松 7～10 天后上述指标逐渐得到控制，提示在结核性脑膜炎患者需及时使用糖皮质激素。

三 专家点评

　　由于临床表现的非特异性以及实验室诊断的灵敏性和及时性欠佳，早期识别和诊断 CNS 结核感染存在困难，而诊断不及时又会延迟抗结核治疗的时机，从而造成高病死率和高致残率。从本例明确诊断的结核性脑膜炎病例来看，早期的症状、体征依然是指导临床医生反复追查脑脊液检查结果的重要线索。通过使用最新的 mNGS 病原微生物检测技术，明显提高了诊断效率，缩短了诊断时间，从而为有针对性的"四联"抗结核治疗打下了坚实的基础。结核性脑膜炎在治疗过程中存在脑脊液结果的"矛盾现象"，联合使用糖皮质激素有助于减轻炎症，改善症状。

上海长征医院　　**王　愿**

点评专家　　**马林浩**

参考文献

[1] 中华医学会结核病学分会结核性脑膜炎专业委员会. 2019 中国中枢神经系统结核病诊疗指南[J]. 中华传染病杂志，2020，38(7)：400 - 408.

[2] WILKINSON R J，ROHLWINK U，MISRA U K，et al. Tuberculous meningitis [J]. Nat Rev Neurol，2017，13(10)：581 - 598.

[3] FENG G D，SHI M，MA L，et al. Diagnostic accuracy of intracellular Mycobacterium tuberculosis detection for tuberculous

meningitis [J]. Am J Respir Crit Care Med, 2014,189(4):475 - 481.

[4] HEEMSKERK A D, BANG N D, MAI N T, et al. Intensified antituberculosis therapy in adults with tuberculous meningitis [J]. N Engl J Med, 2016,374(2):124 - 134.

[5] CHAMBERS S T, HENDRICKSE W A, RECORD C, et al. Paradoxical expansion of intracranial tuberculomas during chemotherapy [J]. Lancet, 1984,2(8396):181 - 184.

[6] PRASAD K, SINGH M B, RYAN H. Corticosteroids for managing tuberculous meningitis [J]. Cochrane Database Syst Rev, 2016,4 (4):CD002244.

26

肾移植术后，播散性结核病
所致的腹痛

题　记

　　以腹痛为首发症状的病例，我们通常会着眼于胃肠道系统，易忽视其他脏器功能。本文报道一例青年女性，既往有肾移植病史，长期口服免疫抑制剂，本次以腹痛起病，后出现发热以及呼吸系统症状。病因不明，病情进行性加重。住院后明确诊断为结核病，给予抗结核治疗后病情好转。通过该病例的诊疗经过为我们临床思路的拓展提供了有益借鉴。

一 病 史 摘 要

【现病史】

患者女性,33 岁,因"腹痛半个月,发热伴呼吸困难 8 天"入院。

患者半个月前无明显诱因出现腹部隐痛不适,起初未重视,后因腹痛加重来我院急诊,考虑肠梗阻予留观救治,行血常规、肝肾功能、电解质、腹部 CT、肠镜(图 26 - 1)等检查,予禁食水、胃肠减压、吸氧、抑酸、补液、抗感染、抑酶、营养支持等治疗,腹痛症状逐渐缓解,排气、排便通畅,复查血常规血小板 $20 \times 10^9/L$,血红蛋白 $76\,g/L$,予重组人血小板生成素(rhTPO)、输血支持等治疗。8 天前出现发热,体温最高至 39℃,伴少许咳嗽、咯血痰,当时无气急、胸闷,4 天前出现呼吸困难症状,转我院抢救室进行治疗,行经口气管插管接呼吸机辅助通气,予抗感染、补液、营养

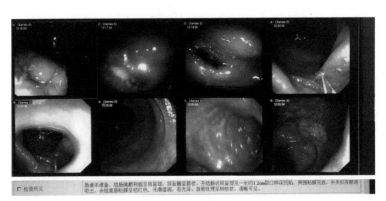

肠道未准备,结肠镜顺利插入回盲部,回盲瓣呈唇状。升结肠近回盲部见一长约1.2cm裂口样深凹陷,周围黏膜充血,中央似有朽渣吸出。余结肠黏膜呈桃红色,光滑湿润,有光泽,血管纹理呈树枝状,清晰可见。

图 26 - 1　急诊肠镜结果

支持、输血、护胃等治疗。为求进一步诊治转入我科重症监护病房(ICU),以重症肺炎收入院。患者自患病以来,精神状态较差,体重无明显变化,饮食不振,大、小便正常,睡眠无异常。

【既往史】

患者有高血压病史 8 年,每日口服硝苯地平,血压控制可。6 年前因尿毒症行肾移植手术,术后口服他克莫司、泼尼松、雷公藤抗排异治疗;肾移植后常见呼吸道、泌尿道感染,偶有发热时心悸。否认结核、肝炎等传染病史,否认外伤史,否认食物及药物过敏史。

【体格检查】

一般状况差,神志清晰,贫血貌,四肢皮肤散在有紫色瘀斑,未见血管蜘蛛痣,睑结膜苍白。双上肺呼吸音增粗,右上肺闻及湿性啰音。腹平软,腹部无压痛及反跳痛。四肢肌力 3 级,病理征阴性。

【实验室及辅助检查】

B 超:腹腔少量积液。

胸部正位 X 线片:双肺见斑片状及片状密度增高影,边界模糊。

胸部 CT(图 26 - 2A):双肺炎症,双下肺不张。

腹部 CT:肠系膜增厚,有积气,腹腔少量积液。

血常规:白细胞 17.5×10^9/L,中性粒细胞占比 0.89,血红蛋白 79 g/L,血小板 163×10^9/L,C 反应蛋白 65.45 ng/L。

血生化:总胆红素 36.9 μmol/L,直接胆红素 23.8 μmol/L,总蛋白 60.6 g/L,白蛋白 33.5 g/L,白球蛋白比例 1.24,前白蛋白 90 mg/L,γ-谷氨酰转移酶 96 U/L,乳酸脱氢酶 472 U/L,胆汁

酸 19. 40 μmol/L,葡萄糖 6. 9 mmol/L,尿酸 44 μmol/L,肌酐
15 μmol/L,碱性磷酸酶 296 U/L,钠 134 mmol/L,磷 0. 01 mmol/L,
二氧化碳结合力 19 mmol/L,半胱氨酸蛋白酶抑制剂 C
1. 17 mg/L。

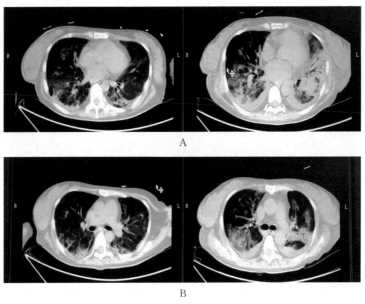

图 26 - 2　患者治疗前后胸部 CT 改变
A. 入院时;B. 出院时。

凝血功能:凝血酶原时间 18. 8 s,国际标准化比值 1. 60,活
化部分凝血活酶时间 76. 2 s,纤维蛋白原 1. 94 g/L,D - 二聚体
2 790 μg/L,纤维蛋白降解产物 11. 8 mg/L。

降钙素原 1. 50 ng/mL。

【初步诊断】

①重症肺炎,胸腔积液;②重度贫血;③肾移植术后;④高

血压(3级,很高危);⑤低蛋白血症;⑥水、电解质、酸碱平衡紊乱(低钠高钾)。

【诊治经过】

入院后完善三大常规、肝肾功能、电解质、凝血功能、痰涂片及培养、腹部B超、心电图、纤维支气管镜、胸部CT等相关检查,结合急诊检查血巨细胞病毒DNA阳性以及G试验阳性,停用免疫抑制药物,予以莫西沙星+卡泊芬净+更昔洛韦抗感染治疗,并辅以丙种球蛋白增强免疫等治疗,复查胸部CT示肺部感染较前有所加重,结合患者莫西沙星疗程已足量,更换莫西沙星为哌拉西林他唑巴坦。患者白细胞呈进行性升高,结合患者长期使用免疫抑制药物,院内获得性耐药菌以及肺孢子菌不能排除,更改抗感染方案为头孢哌酮舒巴坦+磺胺甲噁唑+卡泊芬净+更昔洛韦,更换方案后患者仍有间断发热,体温波动在36.5~38.0℃,并出现血流动力学不稳定,故加去甲肾上腺素维持血压,更换抗感染方案为头孢哌酮舒巴坦+替加环素+卡泊芬净+更昔洛韦。治疗期间多次送检痰培养、痰涂片均为阴性,G试验阴性。但患者白细胞仍高,间断发热,送检痰、血NGS以及我院痰病原学检验,回报结核分枝杆菌DNA阳性、结核感染T细胞斑点试验法强阳性。增加抗结核治疗:利福平+异烟肼+乙胺丁醇。后两次送检痰抗酸染色示阳性。请上海市公共卫生临床中心专家会诊,结合患者病情更换抗感染方案为:异烟肼+乙胺丁醇+亚胺培南+莫西沙星+替加环素+卡泊芬净。当时患者血流动力学欠稳定,呼吸机参数高,未能立即转运至上海市公共卫生临床中心,继续于我科单间隔离治疗。整个治疗期间,曾尝试开放肠内营养,但患者肠内营养不耐受,遂予以全肠外营养支持。经更换治疗方案后患者血流动力学逐渐稳定，逐步停用血管活性药物。血气分析示氧合指数 220 mmHg,逐步下调呼吸机参数。患者一般情况好转,无发热等不适,复查巨细胞病毒 DNA 转阴。出院前复查胸部 CT 明显改善(见图 26 - 2B),转至上海市公共卫生临床中心进一步治疗。

【最终诊断】

①播散性结核病:肺结核? 肠结核? ②多器官功能障碍综合征(呼吸、循环、血液系统,肾脏);③肾移植术后;④重度贫血;⑤高血压(3 级,很高危);⑥低蛋白血症;⑦水、电解质、酸碱平衡紊乱(低钠高钾)。

三 讨 论

结核病是实体器官移植（solid organ transplantation, SOT）术后一种并不多见但后果严重的感染性疾病[1]。据统计,我国肾移植术后结核病发生率高达 8%。器官移植术后结核病发生率仍远高于正常人群,且病原体以结核分枝杆菌为主。目前器官移植术中大量应用免疫抑制剂,术后结核发生率显著升高。此类患者在临床表现、胸片及实验室检查中同其他结核病患者存在较大差异,临床诊疗较为棘手。由于抗结核药物的肝、肾毒性,及其与免疫抑制剂之间药物代谢的相互干扰,导致临床抗结核治疗复杂性明显增加,病死率明显高于非移植结核病患者。

器官移植并发结核病的原因是多方面的。首先,接受移植后患者机体免疫力降低,在接触有活动性结核病患者时增加了结核感染的风险;其次,肾移植术后低下的免疫力重新激活陈旧性病灶,从而导致结核的复发和播散,使潜伏病灶再次活动;再次,供体器官存留的潜伏结核病灶移植到受体后,所移植入的器官内病灶可重新活动[2,4]。

SOT 术后结核病的临床诊断依赖于临床症状和实验室检测。由于免疫抑制剂的使用,结核相关的细胞免疫应答反应往往减弱,甚至缺如,从而导致临床症状不典型和实验室检查敏感性降低[3]。器官移植后结核病临床表现同健康人感染结核有相似之处,亦有其特殊性。主要特点包括:早期症状轻微,较难发觉;由于患者免疫功能低下,疾病免疫原性反应程度下降,故症状轻微,可被基础疾病掩盖,主要表现为发热、咳嗽、乏力、胸闷等;肺外症状较多,临床症状存在多样性及非典型性,常见经典的结核病症状并不一定常见,易与其他系统疾病相混淆。有些患者甚至没有任何症状,仅仅在常规进行的痰培养中检出抗酸杆菌。本例患者临床表现不典型,早期难以明确诊断。

在结核病的临床诊断中,病原学检测是最为直接的证据,主要方法是痰涂片及培养找抗酸杆菌。对痰液、支气管冲洗液或支气管肺泡灌洗液、尿液、肺结核和肺外结核病变处标本行活组织抗酸杆菌检测是最为直接的证据,标本应送抗酸杆菌涂片、培养以及组织病理检测,但阳性率和培养分离率相对较低,且受标本质量的影响[5]。肾移植受者的结核菌检出率仅为 33.3% 左右。本例患者送检标本中找到抗酸杆菌,最终得以明确诊断。

在肾移植患者的抗结核治疗中,早期诊断和合理使用多种抗结核药物是肾移植患者并发结核感染治疗成败的关键。治疗原则为合理选择抗结核药物,处理好抗结核药物与免疫抑制剂之间的关系。

三 专家点评

结核病常因为症状不典型，造成诊断上的困难。对于肾移植术后感染的患者，我们要充分考虑到结核病的可能性。结核病中以肺结核为多见，但部分患者也存在肺外结核。本例患者以腹部症状起病，早期诊断不明确，出现肺部症状后才明确诊断肺结核。因此，我们在回顾病情时高度怀疑腹部症状跟结核有直接联系，但未找到确切证据。结核病的诊断和治疗面临许多挑战，本病例对移植术后潜在性和活动性结核病的诊疗有着一定意义。

上海长征医院　**王　虑**

点评专家　**马林浩**

参考文献

［1］ 石炳毅，王强，于涛，等. 器官移植术后结核病临床诊疗技术规范（2019 版）[J]. 器官移植，2019，10(4)：359－363.

［2］ 李俊，陈虹，范铁艳，等. 肝肾移植术后结核感染差异性分析[J]. 实用器官移植电子杂志，2018，5(3)：183－186.

［3］ HEYMANN W R. The hydroxychloroquine-interferon gamma release assay question：TB or not TB [J]. J Am Acad Dermatol，2019，80(4)：902－903.

［4］ RAFIEI N，WILLIAMS J，MULLEY WR，et al. Mycobacterium tuberculosis：active disease and latent infection in a renal transplant cohort [J]. Nephrology (Carlton), 2019,24(5):569 - 574.

[5] WU X, CHEN P, WEI W, et al. Diagnostic value of the interferon-γ release assay for tuberculosis infection in patients with Behçet's disease [J]. BMC Infect Dis, 2019,19(1):323.

27

重症肺炎所致的多脏器
功能衰竭成功救治一例

题 记

本文报道一例中年男性,既往有慢性肾功能不全病史。其重症肺炎诊断明确,在转院过程中出现心跳、呼吸骤停,给予心肺复苏。后行体外膜氧合(ECMO)治疗,俯卧位通气治疗,并根据微生物结果调整抗生素方案。患者呼吸情况明显改善,成功撤离 ECMO 以及呼吸机,后续行康复治疗。希望给临床医生以启示。

一 病史摘要

【现病史】

患者男性,45岁,因"咳嗽、胸闷3天加重2天,心肺复苏后6分钟"于2021年1月14日入院。

患者于3天前无明显诱因下出现咳嗽伴胸闷症状,逐渐加重。遂至当地医院就诊,血常规检查示白细胞 $27.8×10^9$/L,C反应蛋白 126.05 mg/L,降钙素原 43.82 ng/mL,肌酐 928 μmol/L,尿素氮 41.1 mmol/L,痰细菌涂片示革兰阳性球菌,胸部CT示双肺炎症,考虑诊断为"重症肺炎、Ⅰ型呼吸衰竭、慢性肾功能不全尿毒症期、2型糖尿病、高血压3级",予以面罩呼吸机辅助通气后效果不佳,遂行气管插管、呼吸机辅助通气联合连续性肾脏替代治疗(CRRT),予美罗培南+替考拉宁+伏立康唑抗感染、化痰、镇静、平喘、营养支持等对症治疗,但患者氧合指数无明显改善,考虑患者肺部感染严重,呼吸机参数较高,经与患者家属商议后为进一步诊治转至我院就诊。转运过程中患者心率、氧饱和度、血压均低。送至我科时呈逸搏心率,氧合指数、血压均测不出,立即给予肾上腺素静脉推注及床旁心肺复苏术,期间血气分析示 pH 值 7.13,二氧化碳分压 54 mmHg,氧分压 39 mmHg,乳酸(Lac)3.4 mmol/L,碳酸氢根(HCO_3^-)18 mmol/L,碱剩余 -10.4 mmol/L,予以碳酸氢钠纠酸、去甲肾上腺素维持血压等治疗。6分钟患者恢复窦性心律,测血压 $186/112$ mmHg,心率 142 次/分,氧饱和度 67%。20分钟后复测生命体征:血压 $112/69$ mmHg,心率 99 次/分,氧饱和度 97%。患者呈昏迷状态,未进饮食,大便失禁。

【既往史】

患者有高血压史 2 年,血压最高达 190/100 mmHg,予硝苯地平控释片 30 mg/d 降压治疗,平素未规律监测血压。有糖尿病史 2 年,平素予二甲双胍＋胰岛素控制血糖,血糖控制不佳。2020 年 12 月 29 日于我院肾内科诊断为"慢性肾衰竭 G5 期",先后行血液透析治疗 2 次;后患者拒绝透析治疗,自行改为口服药物治疗。否认食物及药物过敏史。否认吸烟史,否认饮酒史。

【体格检查】

体温 36℃,脉率 99 次/分,呼吸机辅助通气中,吸氧浓度 100%,呼气末正压通气(PEEP) 10 cmH_2O,血压 112/69 mmHg(去甲肾上腺素维持中)。一般情况差,神志昏迷,被动体位。双侧瞳孔等大、等圆,直径 5 mm,对光反射消失。双肺可闻及湿性啰音。心律齐,病理性杂音未闻及。腹软,无压痛、反跳痛,移动性浊音阴性。四肢肌力及肌张力无法查,双侧腱反射未引出。

【实验室及辅助检查】

血生化:总胆红素 13.8 μmol/L,直接胆红素 5.8 μmol/L,白蛋白 25.6 g/L,谷丙转氨酶 100 U/L,谷草转氨酶 136 U/L,葡萄糖 13.5 mmol/L,尿素氮 42.4 mmol/L,尿酸 499 μmol/L,肌酐 796 μmol/L,肌酸激酶同工酶(CK－MB)21 U/L,淀粉酶活力 101 U/L,钾 4.18 mmol/L,钠 136 mmol/L,氯 97 mmol/L,钙 1.76 mmol/L。

凝血功能:凝血酶原时间 23.6 s,国际标准化比值 2.25,活化部分凝血活酶时间 45.4 s,纤维蛋白原 6.39 g/L,D-二聚体 11.13 μg/ml,纤维蛋白降解产物 32.1 mg/L。

血常规:白细胞 12.5×10^9/L,中性粒细胞占比 0.972,淋巴细胞占比 0.009,血红蛋白 67 g/L,血小板 193×10^9/L,超敏 C 反应蛋白 451.65 mg/L。

心肌损伤标志物:肌钙蛋白 I 0.05 ng/mL,B 型钠尿肽前体 $>$35 000 pg/mL,肌红蛋白 451.0 ng/mL。

乳酸测定:乳酸 4.6 mmol/L。

降钙素原 $>$100.0 ng/mL,真菌 D‐葡聚糖检测 $<$31.25 pg/mL。

病原学检测:血液 mNGS 回报耶氏肺孢子菌;肺泡灌洗液 mNGS 回报不动杆菌属,粪肠球菌。

胸部正位 X 线片(床边):①双肺炎症;②双侧胸腔积液可能。

心脏彩色多普勒＋左心功能测定＋组织多普勒成像 (TDI):①左心房扩大;②室间隔肥厚;③左心室舒张功能减退、收缩功能正常。

胸部 CT 平扫:①双肺多发炎症,建议治疗后复查;②纵隔气肿。

【诊断】

①脓毒症脓毒性休克;②重症肺炎,急性呼吸窘迫综合征 I 型呼吸衰竭;③多器官功能障碍综合征(呼吸、循环、肝脏、肾脏、凝血功能、CNS);④心肺复苏术后;⑤慢性肾衰竭 G5 期;⑥2 型糖尿病;⑦高血压(3 级,很高危);⑧重度贫血;⑨低蛋白血症。

【鉴别诊断】

针对患者肺炎病原体进行鉴别诊断。

1. 细菌性肺炎

细菌性肺炎多见于免疫力正常者;多有高热、咳黄痰或是痰中带血;影像学检查病变多为叶段分布。可行血常规、血气分析、胸片、胸部 CT、细菌培养等检查,以进一步明确诊断。

2. 真菌性肺炎

真菌性肺炎多见于基础体质比较虚弱、免疫力低下,如肿瘤或是长期服用免疫抑制剂的患者;体温多正常或是低热,咳嗽或可带痰,以白黏痰为主,或痰中带有血丝;影像学检查多呈现团片状影。患者既往 4 个月长期卧床,使用抗生素,存在真菌感染危险因素,暂时不可排除,尚需进一步病原学培养的结果。

3. 病毒性肺炎

病毒性肺炎患者临床表现通常较轻,主要表现为发热、寒战、头痛、全身酸痛、疲劳怠倦等全身症状,同时多有咳嗽、咳白色黏痰或略带血丝、咽痛等呼吸道流感症状,部分患者仅表现为肠胃不适;大多病程 1～3 周可自行好转,但可继发细菌性呼吸系统疾病甚至继发多器官功能衰竭。胸部 X 线或 CT 检查示肺部不同程度实变影,可帮助诊断。确诊有赖于病毒分离、血清抗体检测、病毒核酸检测等病原学检测。

【诊治经过】

入院后告病危,行心电监护、呼吸机辅助呼吸。患者在吸纯氧状态下,氧饱和度仍不稳定,床旁 X 线胸片示双肺炎症(图 27 - 1A),考虑为严重的肺衰竭,生命体征难以维持,与家属充分沟通并签署知情同意书后,2021 年 1 月 15 日给予患者持续床旁 ECMO(图 27 - 2A),模式:VV - ECMO,患者血流动力学稳定后行俯卧位通气治疗(见图 27 - 2B),共 5 次;同时结合患者病原学结果予抗感染,方案为头孢哌酮舒巴坦、替考拉宁、卡泊芬净、复方磺胺甲噁唑。同时给予抑酸护胃、雾化排痰、镇静镇痛、保肝、静脉营养、补充白蛋白、维持内环境稳定,输注血浆、红细胞及血小板支持治疗。患者经抗感染、俯卧位通气治疗后,逐渐调低 ECMO 参数,氧合维持稳定,复查胸片(见图 27 - 1B)及血气分析示患者肺组织形态与通气交换功能较前改善,于 2021 年 1 月 26 日成功 ECMO 撤机。ECMO 撤机后患者自主呼吸逐渐恢复,复查影像学示肺部病变较前好转(见图 27 - 1C),机械通气 21 天后成功脱离呼吸机,予高流量氧疗辅助呼吸。因患者后期痰培养为泛耐药肺炎克雷伯菌(＋＋＋＋),仅对替加环素和多黏菌素敏感,故调整抗感染方案为替加环素、多黏菌素、复方磺胺甲噁唑片。

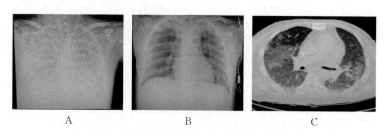

图 27 - 1　患者病程中胸部影像学改变

A. 入院时床旁胸片;B. ECMO 撤机时床旁胸片;C. 呼吸机脱机前胸部 CT。

【临床结局及随访】

患者病情持续好转,生命体征较稳定,转至康复医院继续治疗。

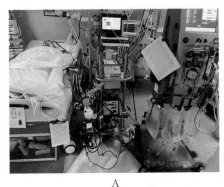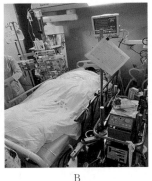

A   B

图 27-2　患者住院期间综合治疗
A. VV-ECMO；B. 俯卧位通气。

二 讨 论

　　耶氏肺孢子菌肺炎（PJP），是由肺孢子菌引起的间质性浆细胞性肺炎，为条件性肺部感染性疾病。PJP 早期报道多发生在艾滋病患者。随着恶性肿瘤、器官移植、免疫抑制及糖皮质激素治疗不断增加，非艾滋病患者感染此病的人数也随之增长[1,2]，现发病人数已超过艾滋病患者。长期住院机械通气治疗的老年患者和用多种广谱抗生素治疗患者也容易患 PJP。研究表明，相对于艾滋病病毒感染合并 PJP 患者，非艾滋病病毒感染的 PJP 患者具有病情更长、病情更重、病死率更高的特点[3-5]。

　　PJP 潜伏期为 4～8 周。艾滋病患者潜伏期较长，平均为 6 周，一些患者甚至可在 1 年后起病。患者临床表现以干咳、白色黏痰、发热为主，其次为呼吸困难。本例患者既往无免疫缺陷，起病急骤,机械通气条件较高,痰涂片为革兰阳性菌,外院抗感染方案覆盖革兰阳性菌、革兰阴性菌和真菌,但氧合指数无明显改善,血 NGS 示耶氏肺孢子菌感染,遂予以卡泊芬净联合复方磺胺甲噁唑抗肺孢子菌,舒普深＋替考拉宁覆盖革兰阳性、革兰阴性菌。有指南提出,对于患有血液系统疾病、实体肿瘤、造血干细胞移植和器官移植的 PJP 患者,以及 CD4$^+$ T 细胞<200×10^6/L 的艾滋病患者建议预防性使用甲氧苄啶-磺胺甲噁唑[6,7]。也有文献建议对患有肾脏疾病和结缔组织疾病等潜在疾病的患者采取预防性措施[8]。

PJP 的诊断多依靠病原学,肺孢子菌不能在培养中繁殖,用细胞化学染色或单克隆抗体免疫荧光染色在显微镜下显示肺标本中的包囊或滋养体形态和/或 DNA 扩增是检测肺孢子菌肺炎的金标准。动脉血气常为低氧血症伴呼吸性碱中毒。本例患者多次行痰培养、肺泡灌洗液培养,均未发现肺孢子菌。后行血 mNGS 检测,明确为耶氏肺孢子菌感染。NGS 在诊断病毒、细菌、真菌和寄生虫感染方面具有一定的优势。常规方法未检测到病原体,行 NGS 检测可进一步提高病原学检出率。同时有文献指出,乳酸脱氢酶(LDH)、血型(BG)和涎液化糖链抗原(KL-6)可作为重要的辅助诊断依据。而早期诊断和治疗有助于提高患者存活率[8]。

PJP 患者首选复方磺胺甲噁唑治疗,对于病情进展迅速尤其是迅速出现呼吸衰竭的重症患者首选复方磺胺甲噁唑联合卡泊芬净治疗。有研究显示,卡泊芬净联合磺胺类药物治疗重症非艾滋病病毒感染的 PJP 患者起效快,且较磺胺类药物单药治疗不良反应明显减少[9]。

患有严重急性呼吸窘迫综合征（ARDS）和难治性低氧血症〔氧合指数（PaO_2/FiO_2）＜80 mmHg〕或严重的高碳酸血症型呼吸衰竭的患者〔pH 值＜7.25，动脉血二氧化碳分压（$PaCO_2$）≥60 mmHg〕，在最佳常规治疗后（包括在没有禁忌证的情况下进行俯卧位试验），应考虑 ECMO。本例患者为严重、急性、可逆性呼吸衰竭，且初始用最佳药物治疗无效，因此具备 VV-ECMO 的适应证。患者来院时呼吸机条件较高，低氧血症难以纠正，床旁胸片检查示双肺弥漫性炎症。经 12 天 VV-ECMO 治疗后，复查胸部 CT 及床旁胸片示双肺渗出较前明显改善，机械通气 21 天后成功脱离呼吸机，予高流量氧疗辅助呼吸。俯卧位推荐作为中重度 ARDS 患者的支持疗法。由于气流分布更均匀和通气/灌注（V/Q）匹配得更好，所以俯卧位通气通常与氧合和呼吸力学的改善有关。这些影响可降低原有肺损伤加重的风险，继而降低病死率。本例患者氧合指数（PaO_2/FiO_2）＜150 mmHg，适用于俯卧位通气治疗，与 VV-ECMO 一起，为患者最后的病情好转起到了关键作用。

三 专家点评

在急重症患者的治疗中，ECMO 和俯卧位通气已经成为有力措施，为濒临死亡的患者赢得生机。在本例患者的救治中，ECMO 和俯卧位通气起到了稳定病情的作用，为我们治疗原发肺部感染提供了时间窗。患者为复杂感染，具体感染类型难以确定，NGS 技术的应用帮助我们快速找到病原体的线索。本例危重感染患者的救治，体现了前沿危重症技术的有效成果，值得同行们借鉴。

上海长征医院　**王　忠**

点评专家　**马林浩**

参考文献

[1] UTSUNOMIYA M, DOBASHI H, ODANI T, et al. Optimal regimens of sulfamethoxazole-trimethoprim for chemoprophylaxis of pneumocystis pneumonia inpatients with systemic rheumatic diseases: results from a non—blinded, randomized controlled trial [J]. Arthritis Res Ther, 2017,19(1):7.

[2] WHITE P L, BACKX M, BARNES R A. Diagnosis and management of pneumocystis jirovecii infection [J]. Expert Rev Anti Infect Ther, 2017,15(5):435 - 447.

[3] 张为,佘丹阳,谢晓玮,等. 二代测序技术在非人类免疫缺陷病毒感染者肺孢子菌肺炎诊断中的应用价值[J]. 中华结核和呼吸杂志,2020, 43(10):844 - 849.

[4] 王文,雷应军,李春年,等. 非人类免疫缺陷病毒感染患者肺孢子菌肺炎的临床研究进展[J]. 医药导报,2020,39(10):1379 - 1383.

[5] BIENVENU A L, TRAORE K, PLEKHANOVA I, et al. Pneumocystis pneumonia suspected cases in 604 non-HIV and HIV patients [J]. Int J Infect Dis, 2016,46:11 - 17.

[6] CDC, IDSO. Guidelines for preventing opportunistic infections among hematopoietic stem cell transplant recipients [J]. Cytotherap, 2001. 3(1):41 - 54.

[7] KAPLAN J E. BENSON C. HOLMES K. et al. Guidelines for prevention and treatment of opportunistic infections in HIV - infected adults and adolescents [J]. MMWR Recomm Rep, 2009. 58(RR -

4):1-207.

［8］陈艳慧，钟桥石，杭亚平，等.耶氏肺孢子菌肺炎临床特点及KL-6诊断价值[J].中国真菌学杂志，2021，16(1):19-23.

［9］ZHANG G，CHEN M，ZHANG S，et al. Efficacy of caspofungin combined with trimethoprim/sulfamethoxazole as first-line therapy to treat non-HIV patients with severe pneumocystis pneumonia［J］. Exp Ther Med，2018，15(2):1594-1601.

28

多发性骨髓瘤合并多重
病原重症肺炎一例

题　记

多发性骨髓瘤（multiple myeloma，MM）是临床常见的血液系统恶性肿瘤，多见于中老年人群，发病率较低，但具有较高的致残率和致死率。化疗是临床治疗多发性骨髓瘤的常用手段，但其产生的不良反应易损伤患者免疫功能，导致机体抵抗力下降，诱发肺部感染，是多发性骨髓瘤患者死亡的重要因素之一。本文报道了一例多发性骨髓瘤患者合并耐甲氧西林金黄色葡萄球菌（MRSA）及肺孢子菌等多重耐药菌感染的救治过程，希望能对免疫缺陷患者合并重症复杂感染的抗感染治疗提供帮助。

一 病史摘要

【现病史】

患者男性,67岁,因"骨痛7天,间断发热6天,呼吸困难2天"入院。

患者7天前凌晨在无明显诱因下出现双下肢及腰部骨痛,送至当地医院血液科住院治疗,完善检查示白细胞降低(1.98×10^9/L),白蛋白降低(31.6 g/L),谷丙转氨酶升高(65 U/L),给予镇痛等治疗(具体不详)。后患者体温升高,最高38.6℃,无咳嗽、咳痰、寒战等症状,给予对症处理后体温恢复正常。2天前患者出现脉氧下降,血压下降(具体数值不详),给予吸氧、心电监护、强心利尿、解痉平喘等处理后症状无明显好转,转至重症监护病房(ICU)予以气管插管呼吸机辅助呼吸,哌拉西林他唑巴坦+左氧氟沙星抗感染,维持血压等处理,床旁胸片示"右下肺感染"。患者家属要求转至我院进一步治疗。我院急诊查血示白细胞5.4×10^9/L,中性粒细胞占比0.934,血红蛋白92 g/L,超敏C反应蛋白66.56 mg/L、D-二聚体2.93 mg/L,白蛋白23.8 g/L,谷丙转氨酶45 U/L,钾3.40 mmol/L,钠136 mmol/L,钙1.57 mmol/L;胸部CT检查示双肺炎症,双侧胸腔积液,双肺下叶部分不张。予比阿培南+莫西沙星+伏立康唑联合抗感染,咪达唑仑镇静,多巴胺维持血压,盐酸氨溴索化痰、补液等治疗,于18时47分转入我院ICU。患者自患病以来精神状态较差,体重无明显变化,鼻饲进食,大、小便正常,睡眠无异常。

【既往史】

患者于 4 年前因腰痛伴双下肢麻木在肿瘤医院行椎体病变处穿刺活检,病理示浆细胞瘤,后行多次化疗,近期于我院行 RCD(利妥昔单抗＋环磷酰胺＋地塞米松)方案化疗 2 次。高血压病史 20 余年,血压最高 170/100 mmHg,自行规律服用硝苯地平片降压,自述血压控制良好,已停药。1 年前在我院行后路胸椎体及附件肿瘤切除内固定术。否认糖尿病史;否认冠心病史;否认食物及药物过敏史。

【体格检查】

体温 36.6℃,脉率 113 次/分,呼吸频率 16 次/分(呼吸机辅助通气中),血压 111/68 mmHg(多巴胺 40 mg/h)。背部可见长约 20 cm 手术瘢痕,腰部可见长约 10 cm 手术瘢痕,浅表淋巴结无肿大。双肺呼吸音清,双肺可闻及散在湿性啰音。心律齐。腹平软,未见肠形及蠕动波,未见腹壁静脉曲张,腹部无压痛及反跳痛。双手及双足轻度水肿。

【辅助检查】

血常规:白细胞 5.4×10^9/L,中性粒细胞占比 0.934,血红蛋白 92 g/L,血小板 128×10^9/L,超敏 C 反应蛋白 66.56 mg/L。

凝血功能:D - 二聚体 2.93 mg/L,纤维蛋白降解产物 8.7 mg/L。

血生化:总蛋白 46.3 g/L,白蛋白 23.8 g/L,白球蛋白比例 1.06,谷草转氨酶 66 U/L,葡萄糖 7.1 mmol/L,尿素氮 8.1 mmol/L,肌酸激酶 48 U/L,淀粉酶活力 164 U/L,钾 3.40 mmol/L,钠 136 mmol/L,钙 1.57 mmol/L。

降钙素原 2.23 ng/mL。

红细胞沉降率 53 mm/h。

流感病毒:甲型、乙型流感病毒抗原阴性。

聚合酶链反应(PCR)系列:人巨细胞病毒(HCMV)- DNA 阳性;杂项检测:抗单纯疱疹病毒(HSV)1 型 IgG 阳性。

鼻拭子普通培养:MRSA。

痰普通培养:鲍曼不动杆菌,氨苄西林/舒巴坦、头孢他啶、头孢吡肟、亚胺培南、庆大霉素、环丙沙星、复方新诺明、阿米卡星(丁胺卡那霉素)、哌拉西林/三唑巴坦、美罗培南:耐药,头孢哌酮/舒巴坦:中介,米诺环素:敏感。

胸部 CT 平扫:①双肺炎症,较前加重;双侧胸腔积液,双肺下叶部分不张,积液较前稍减少。②心脏增大,贫血可能,主动脉及冠状动脉多发钙化灶。③多发骨质改变,可符合多发性骨髓瘤表现;右侧第 9 肋陈旧性骨折,胸椎术后,请结合临床(图 28 - 1A)。

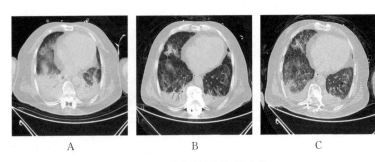

图 28 - 1　患者诊治中肺 CT 变化

A. 入院时;B. 入院后 1 周;C. 出院前 1 周。

【诊断】

①重症肺炎;②感染性休克;③急性呼吸窘迫综合征;

④多器官功能障碍综合征(循环、呼吸);⑤水、电解质、酸碱平衡紊乱(代碱、低钾、低钙);⑥低蛋白血症;⑦多发性骨髓瘤;⑧高血压(3级,很高危);⑨后路胸椎体及附件肿瘤切除内固定术后;⑩后路腰椎肿瘤切除重建内固定术后;⑪腹腔积液;⑫陈旧性肋骨骨折;⑬左肾囊肿;⑭胸腔积液。

【诊治经过】

入院后查胸部 CT 示双肺炎症、双侧胸腔积液伴双下肺不张。给予持续心电监护,行气管切开呼吸机辅助呼吸,氧合指数 165 mmHg,予经验性使用比阿培南(0.3 g,每 12 小时 1 次)＋莫西沙星(0.4 g,每日 1 次)＋伏立康唑(0.2 g,每 12 小时 1 次)抗感染,同时给予镇静、维持血压、化痰等支持治疗。查病毒 PCR 示 HCMV - DNA 阳性,鼻拭子结果回报 MRSA,痰标本 NGS 示金黄色葡萄球菌、耶氏肺孢子菌;抗感染治疗方案调整为复方磺胺甲噁唑片(0.96 g,每 6 小时 1 次)＋莫西沙星(0.4 g,每日 1 次)＋阿昔洛韦(0.25 g,每 8 小时 1 次)＋卡泊芬净(50 mg,每日 1 次)＋替考拉宁(0.4 g,每日 1 次)。方案应用 1 周后,患者未再发热,复查降钙素原 0.45 ng/mL,较前好转。复查胸部 CT(见图 28 - 1B)示双肺炎症及胸腔积液较前改善。继续予复方磺胺甲噁唑(0.96 g,每 6 小时 1 次)＋阿昔洛韦(0.25 g,每 8 小时 1 次)＋卡泊芬净(50 mg,每日 1 次)＋替考拉宁(0.4 g,每日 1 次)治疗。2 周后患者再次出现发热,最高体温 38℃,查血常规示白细胞 10.9×10^9/L,中性粒细胞占比 0.865,超敏 C 反应蛋白 114.56 mg/L,降钙素原 1.44 ng/ml。行纤维支气管镜检查,刷检物培养示多重耐药鲍曼不动杆菌。调整抗感染方案为:头孢他啶阿维巴坦钠(2.5 g,每 8 小时 1 次)＋替加

环素(100 mg,每 12 小时 1 次)。再次复查胸部 CT(见图 28 -
1C)示肺部炎症较前进展,痰培养及 mNGS 示多重耐药鲍曼不
动杆菌。调整抗感染方案为头孢哌酮舒巴坦钠(3 g,每 8 小时 1
次)+替加环素(100 mg,每 12 小时 1 次)+伏立康唑片(0.2
g,每 12 小时 1 次)。后患者症状好转,逐步降低呼吸机参数
并尝试脱机;脱机后予高流量、高浓度吸氧(氧浓度 60%,氧流
量 60 L/min)。病程中同时予镇静,维持酸碱及电解质平衡,
抗凝,加强营养,补充白蛋白及氨基酸,提高免疫等支持治疗。
患者病情稳定,出院后至当地医院进一步后续治疗。

讨 论

免疫妥协宿主(immunocompromised host, ICH)是指对机
体免疫防御系统处于异常状态的人群,包括感染者、接受化疗的
恶性血液疾病或实体器官肿瘤患者、获得性免疫缺陷综合征移
植受者和接受糖皮质激素或其他免疫抑制药物治疗的自身免疫
性疾病患者等。多发性骨髓瘤是临床常见的血液系统恶性肿
瘤,经产生非特异性免疫性蛋白影响机体内正常浆细胞代谢,破
坏骨质,诱发骨髓衰竭,多见于中老年人群,发病率较低,但具有
较高的致残率与致死率。多发性骨髓瘤患者体内过量分泌恶性
浆细胞的异常免疫球蛋白,后者直接侵犯机体组织器官,抑制骨
髓正常造血功能,诱发贫血、骨痛、高钙血症、感染等症状,加上
中老年人群机体免疫力、抵抗力逐渐下降,肺部感染风险较大。
而化疗是临床治疗多发性骨髓瘤的常用手段,但其产生的不良
反应易损伤患者免疫功能,造成机体抵抗力下降,诱发感染,是

导致多发性骨髓瘤患者死亡的重要因素之一。

对血液肿瘤和实体肿瘤化疗患者的研究表明，化疗后医院内感染肺炎的发病率明显高于其他疾病或其他因素继发肺炎的发病率，病死率较高。多发性骨髓瘤患者机体内分泌功能紊乱，代谢障碍，而机体微环境有助于病原菌产生多重耐药性，导致患者呼吸系统遭到破坏，加重肺部感染情况。多发性骨髓瘤伴肺部感染(multiple myeloma with pulmonary infection，MMPI)多起病急骤，以全身中毒症状为主，伴有咳嗽、发热、肺部啰音等症状，具有病情复杂化、治疗难度大、病死率高等特点[1,2]。MMPI 中，革兰阴性菌主要为肺炎克雷伯菌、铜绿假单胞菌、鲍曼不动杆菌；革兰阳性菌主要为金黄色葡萄球菌、表皮葡萄球菌；真菌以白色假丝酵母菌为常见。药敏结果显示，肺炎克雷伯菌对头孢噻肟、左氧氟沙星耐药性较高；铜绿假单胞菌对阿莫西林、头孢噻肟、左氧氟沙星耐药性较高，对美罗培南耐药性最低；金黄色葡萄球菌对青霉素、氨苄西林、左氧氟沙星耐药性较高，对万古霉素耐药性最低；鲍曼不动杆菌对头孢噻肟、头孢他啶、美罗培南耐药性较高[3,4]。

本例患者发生肺部感染后，痰培养标本检测先后示金黄色葡萄球菌以及多重耐药鲍曼不动杆菌。多重耐药菌对患者呼吸系统造成进一步破坏，加重患者感染程度。目前泛耐药不动杆菌日益增多，并对临床常用的抗菌药物几乎均耐药，极大地增加了治疗难度。因此，临床在使用抗菌药物治疗前，应采集 MMPI 患者病原学标本实施药敏试验，根据药敏结果合理使用抗菌药物，避免经验性使用抗菌药物引起耐药，确保患者用药的有效性和安全性，促进临床抗菌药物的合理使用。

耶氏肺孢子菌（PJ）是一种机会感染性病原体，可引起致命性肺孢子菌肺炎（PJP）。PJP 在人类免疫缺陷病毒（HIV）感染患者中较为常见。随着肿瘤放化疗技术、器官移植技术的发展及糖皮质激素的广泛应用，免疫抑制患者呈累加趋势，导致非HIV 感染的免疫抑制患者发生 PJP 的风险显著增加。非 HIV 感染免疫抑制患者 PJP 发病急，病情重，病死率较高[5]。及时诊断和启动 PJP 特异性治疗是降低病死率的关键。但 PJP 的早期病原学诊断困难，PJP 的传统病原学诊断方法通过采集患者的呼吸道标本（痰液、肺泡灌洗液），染色后在显微镜下发现耶氏肺孢子菌的包囊或滋养体为确诊依据，这种诊断技术受到染色方法、标本采集、病原载量等多种因素影响，其准确性、检出率低。

mNGS 技术已被广泛用于多种感染性疾病的研究，在血液、脑脊液及呼吸道标本中均表现出良好的诊断性能。有研究发现，mNGS 在外周血中检出耶氏肺孢子菌序列，结合患者的临床表现和影像学特征，可以确诊 PJP。通过 mNGS 方法检测PJP 患者外周血中的病原序列，用于 PJP 的诊断具有较高的敏感度和特异度，送检样本后 72 小时内即可得出检验结果，不仅具有无创、简便、快速的优点，而且避免了耶氏肺孢子菌在呼吸道定植的干扰，相对于肺泡灌洗、肺组织活检等有创检查方法极具优势[6]。本例患者普通痰和肺泡灌洗液标本中并未发现耶氏肺孢子菌，但在随后送检的痰 mNGS 检测中回报为耶氏肺孢子菌。我们根据此检测结果进行了针对耶氏肺孢子菌的规范治疗，取得良好效果。

因此，mNGS 作为新兴的病原学基因检测诊断技术，具有检测速度快、准确率高、成本低及覆盖面广等特点,较 PJP 的其他病原学诊断方法更具优势。对免疫抑制合并肺部感染患者的诊断有重要的指导意义,对于感染性疾病的早期诊断、控制疾病传播、治疗及预后评估具有一定的优势,有利于患者恢复。

通过对此病例诊治经过的梳理,给临床诊治工作提供了一些启发:对于免疫缺陷合并重症复杂感染的患者,在给予经验性抗感染治疗的同时,应尽快完善包括 mNGS 等病原学检查,并根据药敏结果合理选用抗菌药物针对性治疗。

三 专 家 点 评

本例患者有免疫缺陷疾病病史,此类患者一旦发生感染易进展为重症。免疫缺陷患者肺炎起病急,进展快,病情凶险,病死率高。感染病原体多,可有病毒、细菌、真菌、非典型病原体,临床表现可不典型。本患者在整个病程中,微生物学标本先后提示金黄色葡萄球菌、多重耐药鲍曼不动杆菌以及耶氏肺孢子菌感染,病情复杂,治疗过程一波三折,为我们今后临床工作提供了有益借鉴。

上海长征医院　**王　虑**

点评专家　**马林浩**

参考文献

[1] 陈文婷,姚红霞,吴巨峰,等. 多发性骨髓瘤患者化疗后感染的研究[J]. 中华医院感染学杂志,2014,24(23):5849-5850,5896.

［2］郭慧玲,吴涛,薛锋,等.多发性骨髓瘤化疗并发大叶性肺炎一例并文献复习[J].中华临床医师杂志(电子版),2019,13(08):636－638.

［3］肖京琳.多发性骨髓瘤肺部感染患者痰标本的细菌培养及药敏试验结果对抗菌药物合理使用的影响[J].抗感染药学,2020,17(4):535－539.

［4］张雅浩.多发性骨髓瘤患者合并肺部感染的病原菌分布及其对抗菌药物的耐药性分析[J].抗感染药学,2020,17(7):984－986.

［5］黄絮,翁利,易丽,等.非 HIV 免疫抑制患者肺孢子菌肺炎合并急性呼吸衰竭的临床特征[J].中华医学杂志,2016,96(38):3057－3061.

［6］段智梅,谢菲.非 HIV 感染的免疫功能低下患者急性重型耶氏肺孢子菌肺炎研究进展[J].中国急救复苏与灾害医学杂志,2021,16(6):704－709.

29

美丽的代价：整形手术后的
脓毒性休克

题　记

　　近年来,随着各类整形机构开展整形手术的不断普及,出现了各类并发症。本文报道一例青年女性,整形术后出现脓毒症、血流感染,病情迅速进展至脓毒性休克、多脏器功能不全,给予抗感染治疗、脏器功能支持后病情稳定;明确诊断为脂肪栓塞综合征,多次行臀部以及四肢末端清创手术,术后恢复良好出院。希望给整形医生以启发。

一 病 史 摘 要

【现病史】

患者女性，23 岁，因"脂肪填充术后出血伴高热 1 天"于 2020 年 10 月 8 日入院。

患者于 1 天前于某医疗美容门诊部在可唤醒麻醉下行"双下肢抽脂＋胸部、面部、臀部脂肪填充术"，术前外院完善胸部 CT 及血检验未见明显异常结果。术后 17 小时患者突发寒战，心率加快，血压降低（具体数值不详），双下肢纱布渗血严重，立即由救护车送至我院急诊，期间患者神志清楚。我院急诊预检生命体征：体温 39.7℃，心率 135 次/分，血压 83/39 mmHg，指末血氧饱和度 99％。急诊查血示血红蛋白 49 g/L，血小板 49×10^9/L，凝血酶原时间 34.2 s，国际标准化比值 3.38，活化部分凝血活酶时间 131.6 s，凝血酶时间 52.2 s，D-二聚体 70.40 μg/mL，纤维蛋白原测不出，纤维蛋白降解产物 123.2 mg/L。急诊予伤口加压包扎、输血支持治疗，止血、抗感染、升压、补液对症治疗，为进一步诊治转至我科。

【既往史】

患者平素体健，否认高血压病史，否认糖尿病史，否认冠心病史，否认药物过敏史。

【个人史】

吸烟史 4 年，间断吸烟；4 年来间断饮酒。

【体格检查】

体温 40.1℃，脉率 155 次/分，血压 101/50 mmHg（去甲肾

上腺素 1.6 mg/h＋间羟胺 6 mg/h),鼻导管吸氧(3 L/min)。畏寒、寒战,意识清晰。双侧瞳孔等大、等圆,直径约 3 mm,对光反射灵敏。心率 155 次/分,各瓣膜区未闻及病理性杂音。双肺呼吸音粗,未闻及干、湿性啰音。腹软,无压痛、反跳痛。四肢运动稍受限,双上肢肌力 4 级,双下肢肌力 1 级。双侧手指第一、二指节,双侧足趾全趾节,以及足背前端见紫色瘀斑,皮温低。双侧下颌处、双侧乳房下缘、双侧臀部可见手术穿刺点,少许渗出。双侧腹股沟处手术部位渗出淡红色液体,右侧缝线断裂,后背部、腰骶部、臀部、双侧大腿背部见大面积青紫色瘀斑(图 29-1)。

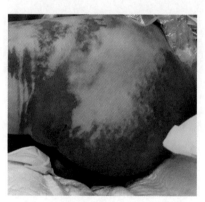

图 29-1 腰骶部、臀部、双侧大腿背部大面积青紫色瘀斑

【实验室及辅助检查】

血气分析:pH 值 7.41,二氧化碳分压 25 mmHg,氧分压 102 mmHg,钾 4.2 mmol/L,碳酸氢根 15.8 mmol/L,乳酸 4.6 mmol/L,碱剩余－7.8 mmol/L,血氧饱和度 98%。

血常规：白细胞 $10.9 \times 10^9/L$，中性粒细胞占比 0.953，血红蛋白 87 g/L，血小板 $43 \times 10^9/L$。

凝血功能：凝血酶原时间 26.1 s，活化部分凝血活酶时间 87 s，纤维蛋白原 1.79 g/L，D-二聚体 53.78 μg/mL，纤维蛋白降解产物 90.9 mg/L，降钙素原＞100 ng/mL。

心电图：窦性心动过速，ST 段压低。

胸部 CT：双肺炎症伴双侧胸腔积液（图 29-2）。

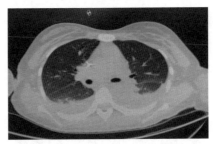

图 29-2　双肺炎症伴双侧胸腔积液

腹部 CT：腹腔积液、盆腔积液。

心脏彩色多普勒＋左心功能测定＋组织多普勒成像（TDI）：①二尖瓣轻度反流（瞬时反流量约 3 mL）；②左心室收缩功能正常。

髋关节 MRI 平扫：①大腿周围皮下广泛水肿；②盆腔积液。

【诊断】

①脓毒性休克；②DIC；③多器官功能障碍综合征（循环系统、凝血功能、肝脏、肾脏）；④重度贫血；⑤低蛋白血症；⑥双下肢抽脂＋胸部、面部、臀部脂肪填充术后。

【诊治经过】

患者病情危重,入院后予间羟胺＋去甲肾上腺素升压,以及输血、补液扩容、抗炎、纠正 DIC、保肝、纠正贫血、升血小板、营养支持等对症处理,予亚胺培南西司他丁钠联合万古霉素抗感染治疗。10 月 10 日患者出现意识模糊,血气分析示二型呼吸衰竭,立即行气管插管、呼吸机辅助通气;患者肾功能持续恶化,于 10 月 14 日行床旁血液透析治疗后,肾功能逐渐好转。外送血 mNGS 示克雷伯菌,痰 mNGS 示热带念珠菌。臀部创面分泌物病原学培养示鲍曼不动杆菌、肺炎克雷伯菌、奇异变形杆菌,先后予卡泊芬净、替加环素、头孢哌酮钠舒巴坦钠、多黏菌素、利奈唑胺、磷霉素等抗感染治疗,患者肺部感染较前控制。10 月 18 日拔除气管插管,继续抗感染治疗。

治疗中患者双手及双足末端指/趾节逐渐出现坏死、发黑(图 29 - 3),臀部皮肤大片坏死瘀斑,请整形外科、麻醉科、血管外科多学科会诊,建议优先处理臀部坏死感染区域,予改善末梢循环治疗,择期行四肢坏死指节截除术。排除手术禁忌证,11 月 3 日在全身麻醉下行"臀部清创＋负压封闭引流(VSD)＋双手手指末节清创＋人工真皮覆盖术"。11 月 10 日在全身麻醉下行"臀部清创＋VSD＋双脚足趾末节清创＋人工真皮覆盖术"。11 月 17 日在全身麻醉下行"双手手指游离植皮术＋臀部清创游离植皮术",11 月 26 日在全身麻醉下行"双侧足趾清创＋双侧足趾末端游离植皮术",术后予输血、补液、止血、镇痛、营养支持等治疗。病理切片检查示:①双手 5 指符合脂肪栓塞坏死后病理改变(图 29 - 4)。②右足 5 趾均见血栓栓塞及脂肪组织坏死。后患者双手及双脚残端植皮处生长良好,腰部供皮区及臀部植皮区生长良好。于 2020 年 12 月 7 日出院转至康复医院进行后续治疗。

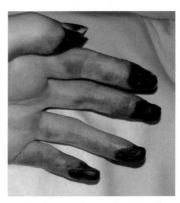

图 29‑3 患者左手外观

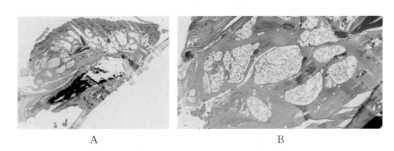

A   B

图 29‑4 患者手指末节清创术后病理切片

示脂肪栓塞坏死改变。A. 左拇指末端；B. 左中指末端。

【临床结局及随访】

患者出院 3 个月后至我院整形外科门诊复查，四肢坏死指节残端愈合情况可,腰部供皮区及臀部植皮区愈合良好(图 29‑5),生活质量未受较大影响。

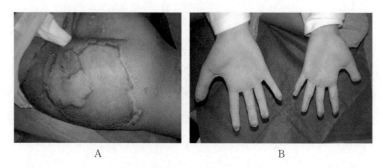

图 29-5　患者出院 3 个月后随访,臀部植皮区及四肢坏死指节残端愈合情况
A. 臀部植皮处;B. 双手指节残端。

■ 讨　论

　　肺炎克雷伯(KP)菌是一种常见的条件致病菌,既可引起呼吸道感染及尿路感染,也可引起医院获得性血流感染。而随着产超广谱 β-内酰胺酶(ESBL)和耐碳青霉烯类肺炎克雷伯菌(CRKP)分离株的增多,给临床治疗医院获得性肺炎克雷伯菌血流感染(nosocomial Klebsiella pneumonia bloodstream infection,nKP BSI)带来挑战。nKP 血流感染多发生于有基础疾病且多合并其他部位感染的患者,死亡病例进展迅猛,临床应尽早抽血进行病原学诊断。Pitt 菌血症评分、白细胞数、降钙素原为 nKP 血流感染死亡的独立危险因素,临床在诊断血流感染后应持续性对这些指标进行监测,如增高提示预后不良。本例患者在整形术后出现皮肤软组织感染、血流感染,后行NGS 检测示肺炎克雷伯菌。经验性给予替加环素、多黏菌素、利奈唑胺联合抗感染治疗,治疗效果良好,为继续手术治疗奠定

了基础。

随着整形美容手术的普及，近年来医源性脂肪栓塞报道逐渐增多。与传统脂肪栓塞相比，医源性脂肪栓塞具有以下临床特点：①发病原因与本地区审美偏好有关。拉美地区多继发于自体脂肪移植隆臀术后[1]、欧美地区多继发于自体脂肪移植隆胸术后[2]、亚洲地区多继发于面部轮廓整形术后。②病死率高，致残率高。这是一类危及受术者生命或重要器官功能的严重并发症。③发病机制多样。医源性脂肪栓塞有多重致病机制，可通过注射部位直接进入血管内；也可由于注射区域压力增加，促使破裂脂肪颗粒进入外周血管；此外，脂肪栓子还可通过继发凝血功能障碍、酸中毒等造成损伤，晚期可发生血管钙化[3]。④临床表现不同。传统脂肪栓塞可出现低氧血症、意识障碍和瘀斑等全身损伤，严重者还可伴发弥散性凝血功能障碍。医源性脂肪栓塞则多出现与损伤病灶直接相关的局灶症状，从脂滴释出的游离脂肪酸会损伤血管内皮细胞，使血管通透性增强，出现特征性的皮下出血，形成局部皮肤瘀点、瘀斑[4]。脂滴进入脑血管时可迅速造成意识障碍[5]。⑤影像学表现不同。肺脂肪栓塞24～48小时内可在 CT 上出现散在或大片非感染性浸润灶，呈广泛性、弥漫性分布，严重者呈暴风雪样改变并有右心充血征象。MRI 的 T_2WI 对于脑脂肪栓塞的早期诊断和严重程度评估最为敏感，在患者出现中枢神经症状 4 小时时，T_2WI 可显示信号异常，弥散加权成像（DWI）可呈明显高信号影，呈细小点状和小片状，并对称分布[6]。

本例患者为年轻女性，既往无自身免疫相关疾病，在治疗过程中出现背、腰、骶尾部皮肤大面积瘀斑，手指、足趾末端进展性发黑坏死,符合脂肪栓塞综合征临床表现。病程中,患者出现呼吸困难,多次心脏彩超检查示肺动脉压正常,排除肺动脉栓塞,但患者四肢末梢坏死未改善。为避免后期继发创面感染,遂行四肢末端指/趾节清创术,后期四肢末端及臀部创面愈合良好,术后病理学检查符合脂肪栓塞后病理改变,示末梢脂肪栓塞。由于缺少对脂肪栓塞病因的有效治疗方法,我们制订相应治疗血栓栓塞的方案,同时给予高流量吸氧、抗生素、连续性肾脏替代治疗等,最终患者成功出院。

脂肪栓塞综合征发病率低、病死率高,且临床症状多样,对此类患者,早期识别是必要的。末梢脂肪栓塞罕有报道,且针对脂肪栓塞暂无有效治疗方法,多为经验性应用抗凝治疗以及其他支持治疗等,尚缺乏抗凝治疗对于脂肪栓塞综合征较确切的疗效证据[7],这是今后需进一步研究的方向。在末梢脂肪栓塞发生后,患者肢体远端末梢组织出现不可逆损伤,故尽早对坏死部位行手术治疗,可提高患者生存率。

三 专 家 点 评

最近几年我科收治了数例美容整形术后出现出血、栓塞、感染的患者,本例患者是其中比较典型且危重的病例。患者由于抽脂后再注射导致严重的血流感染,出现凝血功能、呼吸系统、循环系统、肾脏多脏器功能障碍综合征。血流感染经 mNGS 明确有克雷伯菌,经过针对性抗感染治疗后患者度过危险期。同时,患者存在因脂肪栓塞所导致的末端肢体坏死,后续也做了坏死病灶的清创。本例患者病情起病急,进展快,病情危重,其救治过程可为同行提供借鉴。

上海长征医院　王　虑

点评专家　马林浩

参考文献

[1] NIKOLIC S, ZIVKOVIC V, BABIC D, et al. Systemic fat embolism and the patent foramen ovale—a prospective autopsy study [J]. Injury, 2012, 43(5):608 – 612.

[2] DE LIMA E SOUZA R, APGAUA B T, MILHOMENS J D, et al. Severe fat embolism in perioperative abdominal liposuction and fat grafting [J]. Braz J Anesthesiol, 2016, 66(3):324 – 328.

[3] WANG D W, YIN Y M, YAO Y M. Internal and external carotid artery embolism following facial injection of autologous fat [J]. Aesthet Surg J, 2014, 34(8): NP83 – NP87.

[4] ROSIQUE R G, ROSIQUE M J F. Deaths caused by gluteal lipoinjection: what are we doing wrong? [J]. Plast Reconstr Surg, 2016, 137(3):e641 – e642.

[5] MIJALSKI C, LOVETT A, MAHAJAN R, et al. Cerebral fat embolism: a case of rapid-onset coma [J]. Stroke, 2015, 46(12): e251 – e253.

[6] FARRANT J M, O'CONNOR P J, GRAINGER A J. Advanced imaging in rheumatoid arthritis. Part 1: synovitis [J]. Skeletal Radiol, 2007, 36(4):269 – 279.

[7] SINGH J, INATY H M, UKHOPADHYAY S, et al. Chronic pulmonary silicone embolism from breast augmentation is not a common finding in explanted lungs [J]. Pulm Med, 2018, 2018:2987072.

30

青年女性重症肺炎支原体肺炎

题 记

　　肺炎支原体是社区获得性肺炎（CAP）的重要病原体之一。近年来，随着对大环内酯类药物耐药率的升高，重症和难治性肺炎支原体肺炎（mycoplasma pneumoniae pneumonia，MPP）在CAP中的比例，特别是在儿童、青少年中的比例越来越高。重症病例可分泌毒素进入循环引起肺外系统直接和免疫损伤，严重时可导致多器官功能衰竭。本文报道一例重症肺炎支原体肺炎合并急性呼吸窘迫综合征（ARDS）的患者，与大家讨论有关肺炎支原体肺炎诊断、抗生素选择以及激素使用的问题。

一 病 史 摘 要

【现病史】

患者女性,16岁,因"发热伴咳嗽、咳痰9天,加重伴气急2天"入院。

入院9天前,患者在剧烈运动及淋雨后发热、寒战,体温最高达40℃,伴咳嗽、咳痰,痰黄,量不多,无胸闷、气促,无心悸、胸痛,无腹痛、腹泻等不适。外院初诊查血C反应蛋白<8 mg/L,白细胞 $6.34×10^9$/L,中性粒细胞占比0.695。胸部CT示左下肺炎。予头孢美唑、阿奇霉素等抗感染治疗。患者仍反复高热,体温38~40℃,并于2天前出现呼吸急促,复查胸部CT病情进展明显,遂转诊我院。来院即入抢救室,当时血氧饱和度85%,以无创呼吸机辅助通气,并拟"重症肺炎"收治入EICU。患者自患病以来,精神状态稍差,饮食正常,大、小便正常,体重无明显下降。

【既往史】

患者平素体健,否认肝炎、结核、伤寒等传染病史,否认疫区、疫水接触史,否认活禽接触史,否认手术史,否认输血史。过敏体质,对花粉等过敏;在外院使用阿奇霉素时出现皮肤皮疹,外院考虑"阿奇霉素过敏"。月经初潮年龄15岁,3~5天/28~30天,目前处于月经期,经量正常,无血块、无痛经、无白带异常。

【体格检查】

体温39.4℃,脉率112次/分,呼吸38次/分,血压98/65 mmHg,血氧饱和度83%。神志清,颈软,呼吸急促,无创呼吸机辅助通气中。全身皮肤、黏膜无黄染、出血点,颈部和前胸部皮肤可见红色皮疹,压之褪色。颈软,气管居中,颈静脉无怒张。两肺呼吸音粗,两肺可闻及干性啰音。心前区无异常隆起,心率110次/分,律齐,心音可,未闻及额外心音,各瓣膜区未闻及病理性杂音,未闻及心包摩擦音。腹平软,无压痛、反跳痛及肌卫,肝、脾肋下未闻及,移动性浊音(一),肠鸣音正常。双下肢无水肿。四肢肌力、肌张力未见异常,生理反射正常,病理征未引出。

【辅助检查】

血常规:白细胞 3.50×10^9/L,中性粒细胞占比 0.94,血红蛋白 123 g/L,血小板 150×10^9/L。

降钙素原 1.37 ng/mL,C 反应蛋白>160 mg/L。

血气分析:pH 值 7.43,氧分压 7.14 kPa,二氧化碳分压 4.01 kPa。

肝肾功能:尿素氮 2.9 mmol/L,肌酐 43.4 μmol/L,谷丙转氨酶 177.0 U/L,谷草转氨酶 370.0 U/L,总蛋白 51 g/L,白蛋白 24.3 g/L。

凝血功能:凝血酶原时间 11.40 s,国际标准化比值 1.05,活化部分凝血活酶时间 27.0 s,纤维蛋白原 4.56 g/L,D-二聚体 10.12 mg/L。

心肌损伤标志物:肌红蛋白 63.90 ng/mL,肌酸激酶同工酶 1.2 ng/mL,肌钙蛋白 0.027 ng/mL,B 型利钠肽(BNP)123.70 pg/mL。

甲型流感病毒初筛试验:阴性。

心电图:窦性心动过速。

胸部 CT(发病第 1 天):左下肺炎(图 30-1)。

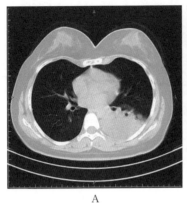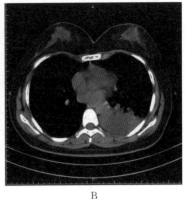

图 30-1 患者发病当日外院胸部 CT
示左下肺炎。A. 肺窗;B. 纵隔窗。

【初步诊断】

①CAP(重症);②Ⅰ型呼吸衰竭;③肝功能不全。

【诊治经过】

患者入院后继续使用无创呼吸机辅助通气发现氧合改善不佳,完善床旁胸片检查(图 30-2A),示两肺渗出,左肺明显。遂即予口插管、呼吸机辅助通气,模式为容量控制同步间隙指令通气(V-SIMV),潮气量(VT)400 ml,吸入氧浓度(FiO_2)75%,呼气末正压通气(PEEP)12 cmH$_2$O,血氧饱和度维持在 90%~93%。

考虑患者重症肺炎,不除外军团菌、支原体/衣原体等不典型病原体感染。院外使用阿奇霉素效果不佳且怀疑过敏,而我院无多西环素等药物,故考虑联用喹诺酮类药物,但患者不足18周岁,向家属充分告知并签字同意后,给予美罗培南+奥司他韦+莫西沙星方案抗感染,以及其他对症支持治疗,同时予完

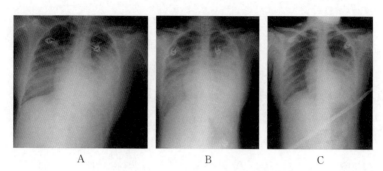

图 30 - 2 患者治疗过程中床旁胸片改变
A. 入 EICU 当天(发病第 9 天);B. 入 EICU 第 3 天;C. 入 EICU 第 8 天。

善病原学检查。

入院治疗 2 天患者病情好转,体温有下降趋势,波动于
37.5~38℃,呼吸困难缓解,心率维持在 25~30 次/分,呼吸机
条件下调至 FiO_2 60%、PEEP 6 cmH_2O,氧饱和度(SO_2)维持
在 90%~95%。

【病情演变】

入院第 3 天,患者病情出现恶化,再次出现高热,体温
39℃,气促明显,心率 40 次/分,两肺可闻及较多湿性啰音,心率
126 次/分,血压 120/70 mmHg,血氧饱和度(SpO_2)85%,呼吸
机条件上调至 FiO_2 90%、PEEP 15 cmH_2O, SpO_2 维持在
85%~90%;气道里可吸出大量黄色稀水样痰液。

针对患者病情恶化的情况,讨论后考虑为以下几种原因:
①原有病情加重,合并 ARDS? ②合并心肌损伤、急性左心
衰? ③院内继发感染,呼吸机相关肺炎(ventilation associated
pneumonia, VAP)? ④出现肺部并发症,肺脓肿、气胸、肺不
张? ⑤其他原因。

为明确病因,复查床旁胸片示两肺大片渗出影,以左侧为重(见图 30 - 2B)。并行股动脉置管、脉搏指示连续心输出量(PICCO)监测、床旁超声、血流动力学监测。PICCO 指数:每次心脏搏动的心输出量指数(PCCI)3.94 L/(min·m²),全心舒张末期容积指数(GEDI)542 mL/min,系统血管阻力指数(SVRI)1445,血管外肺水肿指数(ELWI)20 mL/kg,肺血管通透性指数(PVPI)5.3,床旁超声心动图检查示左心收缩功能正常;胸部超声检查示两肺弥漫性 B 线,两肺少量胸腔积液,左下肺大片实变,未见气胸。从血流动力学监测提供的参数来看,患者肺水肿指数明显升高,但心功能正常,所以肺水肿更符合 ARDS 的表现。同时病原学回报肺炎支原体 IgM 抗体阳性(1∶160);巨细胞病毒 IgM 28.10 U/mL,巨细胞病毒 IgG 90.90 U/mL;EBV - CA - IgM 160.00 U/mL,EBV - CA - IgG 244.00 U/mL;痰培养:泛耐药鲍曼不动杆菌,脑膜脓毒性伊丽莎白菌;其余结核分枝杆菌、真菌、衣原体等检查(-)。炎症指标:IL - 2 1838.0 U/mL,IL - 6 22.10 pg/mL,IL - 8 69.70 pg/mL,IL - 10 34.70 pg/mL,肿瘤坏死因子- α(TNF - α)15.30 pg/mL。自身免疫抗体(-)。结合上述检查,首先考虑支原体感染引起的重症肺炎合并 ARDS、合并病毒感染。给予调整机械通气参数(高 PEEP)、利尿、限制液体减轻肺水肿、改善氧合,并加用肾上腺皮质激素(甲泼尼龙 40 mg,每 8 小时 1 次,静脉滴注)抑制炎症反应,床旁连续性肾脏替代治疗(CRRT)清除炎症介质和减轻肺水肿,加用抗病毒药物(更昔洛韦),以及纤维支气管镜灌洗＋痰液引流＋细菌培养等治疗。

【病情转归】

患者经上述治疗后,氧合逐渐改善,呼吸频率减慢,体温下降,呼吸机参数逐渐下调,复查胸片(见图 30 - 2C)及胸部 CT(图 30 - 3A)示两肺渗出较前吸收,相关炎症指标好转(图 30 - 4),于第 9 天脱机拔管,改为无创呼吸机过渡。第 23 天出院,复查 CT 示双肺渗出明显吸收(见图 30 - 3B)。出院后 1 个月随访 CT 检查显示渗出吸收基本干净(见图 30 - 3C)。

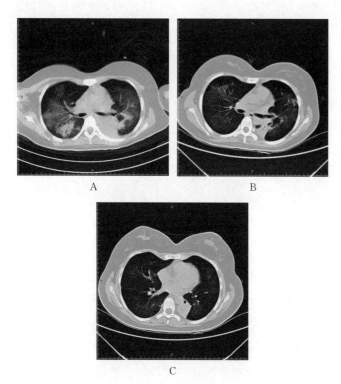

图 30 - 3　患者治疗过程中胸部 CT 改变

A. 入 EICU 当天(发病第 9 天);B. 入 EICU 第 23 天;C. 出院后 1 个月。

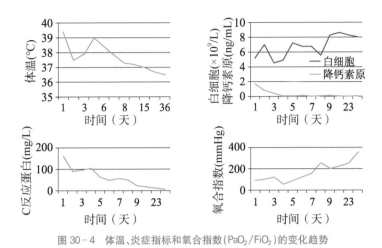

图 30 - 4　体温、炎症指标和氧合指数（PaO₂/FiO₂）的变化趋势

【最终诊断】

CAP（肺炎支原体）。

二　讨　论

　　肺炎支原体肺炎在我国 CAP 中占有很高的比例，在成人 CAP 中占 10％～30％，儿童 CAP 中占 15％～40％[1,2]。近年来，随着我国肺炎支原体对大环内酯类药物耐药率的逐渐升高，重症肺炎支原体肺炎（severe mycoplasma pneumoniae pneumonia，SMPP）和难治性肺炎支原体肺炎（refractory mycoplasma pneumoniae pneumonia，RMPP）在患者中，特别是在儿童中的比例越来越高。SMPP 是指病情严重、临床指标符合重症 CAP 诊断标准的肺炎支原体肺炎，RMPP 指肺炎支原体肺炎患儿使用大环内酯类抗菌药物正规治疗 7 天及以上，

临床征象加重,仍持续发热,肺部影像学所见加重,出现肺外并发症者[3]。

肺炎支原体肺炎临床表现以发热、咳嗽为主,稽留中高热多见。早期肺部体征不明显,胸部影像学可见结节/斑片影、磨玻璃影、树芽征、实变/支气管充气征以及胸腔积液等表现;重症患者可合并胸腔积液和肺不张,也可发生纵隔积气和气胸、坏死性肺炎等;少数患者病情进展迅速,出现呼吸窘迫综合征,甚至需要呼吸支持或体外膜氧合(ECMO)支持。大约25%患者合并其他系统表现,包括皮肤与黏膜、心血管系统、神经系统、消化系统、血液系统。其中,皮肤、黏膜最为常见,以斑丘疹多见,重者表现为史一约综合征(Stevens-Johnson syndrome)。心血管系统受累亦较常见,多为心肌损害,也可引起心内膜炎、心包炎等。本例患者在发病早期头颈部和前胸皮肤也出现一过性红色斑疹,易被误诊为药物过敏,要注意鉴别。

肺炎支原体(MP)感染的确诊依赖于病原学检测,因肺炎支原体培养条件苛刻、生长缓慢,故血清学检测是我国目前临床诊断肺炎支原体感染的主要方法。单次血清 MP - IgM 抗体滴度≥1∶160 可以作为肺炎支原体近期感染或急性感染参考标准,恢复期和急性期血清 MP - IgG 抗体滴度呈 4 倍及以上增高或减低时,可确诊肺炎支原体感染。血清学检查结果受病程的影响,MP - IgM 在感染 1 周左右才能被检测到。肺炎支原体核酸(DNA 或 RNA)检测具有高灵敏度和特异性的特点,适用于肺炎支原体感染的快速诊断,但要与肺炎支原体感染后的携带状态相鉴别。本例患者单次血清 MP - IgM 抗体阳性(1∶160),1周后复查抗体滴度下降,结合患者的临床特征,还是符合肺炎支原体肺炎的临床诊断,如果有条件行 DNA 或肺泡灌洗液 NGS 检测则可以获取更确切的证据支持。

大环内酯类抗生素、氟喹诺酮类药物、多西环素及米诺环素等四环素类抗生素是治疗肺炎支原体感染的常用药物,抗感染治疗的疗程通常需要 10~14 天。目前大环内酯类抗菌药物仍为治疗儿童肺炎支原体肺炎的首选药物,但近年来肺炎支原体对大环内酯类耐药的问题越来越严峻。体内外研究显示,四环素类、氟喹诺酮类仍然保持着对肺炎支原体的强大抑菌活性和与临床疗效[4]。所以对这些大环内酯类耐药或初始治疗效果不佳的患者可选用四环素类或喹诺酮类药物,但要注意相关的适应证和不良反应。

有些患者免疫相关的炎症反应剧烈,合并 ARDS 或累及中枢、心肌等系统,引发心肌炎、脑膜炎、吉兰-巴雷综合征等并发症,故对发展迅速且病情严重的 SMPP,或者 RMPP 可考虑使用全身糖皮质激素,可使用甲泼尼龙 1~2 mg/(kg · d),疗程 3~5 天;对于急危重症或常规剂量激素治疗无效的患者,可考虑使用冲击治疗,甲泼尼龙 20~30 mg/kg 静脉滴注(最大不超过 1 g/d)[5]。对存在全身糖皮质激素应用禁忌或对其治疗无反应者,可考虑使用丙种球蛋白,推荐剂量为每次 1 g/kg,用 1~3 次以抑制机体超强的免疫炎症反应。本例患者在出现高热和 ARDS 表现后给予激素治疗,临床症状很快改善,取得很好效果。

此外,对这类重症患者的容量管理也非常重要,最好结合床旁有创血流动力学监测(PICCO、FloTrack 或肺动脉漂浮导管)、床旁超声(肺内 B 线、心室腔大小/左心功能、下腔静脉变异度等)或其他技术[如超声心输出量监测(ultrasound cardiac output monitoring,USCOM)]来评估患者的容量状态以及是否存在导致低氧血症的非肺源性因素,并根据患者容量反应性,适时采取补液、应用血管活性药或者限制液体、利尿、CRRT 等治疗,以减轻肺水肿,改善低氧血症。

三 背景知识简介

1. 床旁连续性肾脏替代治疗

CRRT 是指所有连续 24 小时及 24 小时以上、缓慢清除水分和溶质的血液净化治疗技术的总称,包括连续性静脉-静脉血液滤过(continuous veno-venous hemofiltration,CVVH)、连续静脉-静脉血液透析(continuous veno-venous hemodialysis,CVVHD)、连续静脉-静脉血液透析滤过(continuous veno-venous hemodiafiltration,CVVHDF)、缓慢连续超滤(slow continuous ultrafiltration,SCUF)、高容量血液滤过(high volume hemofiltration,HVHF)等,适用于不同的疾病或不同状态。CRRT 适应证:①急性肾损伤(acute kidney injury,AKI)伴或不伴有其他脏器损伤。如 AKI 伴血流动力学不稳定,AKI 伴严重水、电解质和酸碱平衡紊乱,AKI 合并肺水肿,AKI 合并颅内高压或脑水肿,AKI 伴心功能不全,AKI 合并高分解代谢。②非肾疾病或非肾损伤的急危重症。如急性中毒、热射病、脓毒症、重症急性胰腺炎、严重创伤、急性电解质紊乱以及急性肝衰竭等疾病。行 CRRT 前要根据患者的疾病诊断、严重程度和出凝血风险选择合适的治疗模式、抗凝方案和治疗剂量,治疗过程中要加强监测,包括患者的生命体征、管路压力、液体平衡、出凝血情况以及报警处理等[6]。

2. 急性呼吸窘迫综合征的呼吸机支持治疗

对于 ARDS 这类严重低氧性呼吸衰竭的患者,推荐使用以下治疗方式。

(1) 肺保护性通气策略:控制通气模式,小潮气量,VT4～8 mL/kg(理想体重,PBW),低平台压(Pplat)≤30 cmH$_2$O。

(2) 建议采用高呼气末正压(PEEP)策略,参照 PEEP - FiO$_2$ 表设置最佳 PEEP,初始值一般设定为 10～12 cmH$_2$O,在保持平台压≤30 cmH$_2$O、呼吸驱动压(ΔP)不增加及无低血压的前提下,每次增加 2～3 cmH$_2$O 的 PEEP,使血氧饱和度达88%～95%,动脉血氧分压(PaO$_2$)达到 55～80 mmHg。

(3) 对于持续低氧血症、病程早期(机械通气时间<48 小时)、肺部病变呈弥漫性改变的患者,可采取 PEEP 递增法、持续性肺膨胀等方法进行肺复张(recruitment maneuvers,RM),并重新滴定 PEEP。

(4) 对于氧合指数(PaO$_2$/FiO$_2$)持续<100 mmHg 的患者,应考虑早期(机械通气 48 小时内)给予神经肌肉阻滞药物,但应用时间不宜超过 48 小时。

(5) 对于初始治疗无反应,仍存在持续严重低氧血症患者,应早期应用俯卧位通气(prone position ventilation,PPV)治疗,每天持续时间至少 12 小时。

(6) 对于顽固性低氧血症(PaO$_2$/FiO$_2$<80 mmHg 大于 6 小时或<50 mmHg 大于 3 小时或 pH 值<7.15 的高碳酸血症)患者,应考虑进行 ECMO 治疗[7]。

四 专 家 点 评

　　尽管大部分肺炎支原体感染以轻症为主,具有自限性,但随着诊断技术的发展及对大环内酯药物耐药性的升高,重症和难治性肺炎支原体肺炎在儿童青少年的比例也逐年增多。血清学诊断有滞后性,NGS 等新技术有助于早期诊断和治疗。临床医生要注意肺炎支原体易合并其他细菌或病毒感染,1/4 的病例会发生肺外器官的损伤,暴发性重症感染患者建议早期使用激素抑制过度的免疫反应,有利于改善临床症状和预后。

上海交通大学医学院附属新华医院　俞 芸

点评专家 于 洋

参考文献

[1] 中华医学会呼吸病学分会. 中国成人社区获得性肺炎诊断和治疗指南(2016 年版)[J]. 中华结核和呼吸杂志,2016,39(4):253 - 279.

[2] 中华医学会儿科学分会呼吸学组,《中华实用儿科临床杂志》编辑委员会. 儿童肺炎支原体肺炎诊治专家共识(2015 年版)[J]. 中华实用儿科临床杂志,2015,30(17):1304 - 1308.

[3] 中华医学会儿科学分会呼吸学组,《中华儿科杂志》编辑委员会. 儿童社区获得性肺炎管理指南(2013 修订)(上)[J]. 中华儿科杂志,2013,51(10):745 - 752.

[4] CAO B, QU J X, YIN Y D, et al. Overview of antimicrobial options for Mycoplasma pneumoniae pneumonia: focus on macrolide resistance [J]. Clin Respir J, 2017,11(4):419 - 429.

［5］IZUMIKAWA K，IZUMIKAWA K，TAKAZONO T，et al. Clinical features，risk factors and treatment of fulminant Mycoplasma pneumoniae pneumonia：a review of the Japanese literature［J］. J Infect Chemother，2014,20(3):181 - 185.

［6］血液净化急诊临床应用专家共识组. 血液净化急诊临床应用专家共识［J］.中华急诊医学杂志,2017,26(1):24 - 36.

［7］严重急性低氧性呼吸衰竭急诊治疗专家共识组.严重急性低氧性呼吸衰竭急诊治疗专家共识［J］.中华急诊医学杂志,2018,27(8):844 - 849.

31
鹦鹉热衣原体重症肺炎救治一例

题 记

社区获得性重症肺炎是最常见的呼吸系统急危重症,病情进展快,诊治挑战大。鹦鹉热,又被戏称为"鸟病",国内不多见。非典型病原体重症肺炎曾经给无数临床医生带来了惨痛经验。随着医学的进步,成功救治的案例不断增多,这座高山已经不再不可逾越。本文报道一例鹦鹉热衣原体重症肺炎救治经过,希望给临床医生有所启发。

一 病 史 摘 要

【现病史】

患者男性，73 岁，因"胸闷 4 天，加重伴发热、气急 2 天"来诊。

患者于 2021 年 6 月 1 日无明显诱因下出现胸闷、心悸，无咳嗽、流涕、发热、肌痛等症状，就诊于社区医院，予"稳心颗粒"治疗，症状无明显好转。6 月 2 日出现腹泻，为水样稀便，无腹痛。6 月 3 日出现发热，体温最高达 39.1℃，胸闷加重伴气急，无明显咳嗽、咳痰。6 月 4 日胸闷、气急症状进一步加重，遂急诊来我院。患者呼吸频促(30 次/分)，入抢救室，给予头孢呋辛＋阿奇霉素静脉抗感染治疗；血气分析示Ⅰ型呼吸衰竭，胸部 CT 检查示右上肺大片炎症渗出(图 31-1)。病程中患者呼吸急促，血氧饱和度 90%，予无创呼吸机辅助通气治疗。为进一步治疗，6 月 5 日转入 EICU。

【既往史】

肥厚型心肌病病史 30 年、高血压病史 3 年。余无特殊。

【体格检查】

身高 168 cm，体重 60 kg，体温 36.6℃，脉率 110 次/分，呼吸频率 28 次/分，血压 160/90 mmHg，血氧饱和度 92%(无创呼吸机辅助通气，6 L/min)。神志清，呼吸急促。右上肺可闻及管状呼吸音，左肺呼吸音粗，未闻及胸膜摩擦音。余查体未见明显异常。CURB-65 评分 3 分；肺炎严重指数(PSI)评分Ⅳ级。

【辅助检查】

血气分析:pH 值 7.38,氧分压 62 mmHg,二氧化碳分压 38 mmHg,乳酸 4.8 mmol/L。

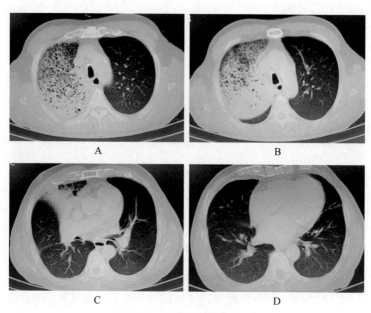

图 31 - 1　胸部 CT(2021 - 6 - 4)

示右上肺浸润影及实变。

血常规:白细胞 16.51×10^9/L,中性粒细胞占比 0.942,血红蛋白 134 g/L,血小板 78×10^9/L。

降钙素原 3.2 ng/mL;C 反应蛋白 250.27 mg/L。

肝功能、肾功能、凝血功能、心肌酶、尿便常规等指标均未见异常。

呼吸道"八联"、血培养、甲型流感病毒、乙型流感病毒、G^+ 实验检测均阴性。

肝、胆、胰、脾及四肢血管超声未见异常。

超声心动图检查示心肌肥厚,射血分数正常;心电图检查未见异常。

【初步诊断】

①CAP;②肥厚型心肌病。

【诊治经过】

入院后予无创呼吸机辅助通气,哌拉西林他唑巴坦钠(3.75 g,每8小时1次,静脉滴注)联用阿奇霉素(0.5 g,每日1次,静脉滴注)抗感染,并予以化痰、平喘、保肝、护胃等对症支持处理。

6月6日上午患者出现呼吸困难,呼吸频率>30次/分,血压下降趋势,血氧饱和度维持在88%～90%,CURB-65评分>3分;PSI评分Ⅴ级;予床旁经口气管插管、有创呼吸机辅助通气[模式压力控制同步间歇指令通气(P-SIMV),吸入氧浓度(FiO$_2$)60%,呼气末正压通气(PEEP)10 cmH$_2$O,压力14 cmH$_2$O,SpO$_2$ 95%],留置脉搏指示连续心输出量(PICCO)血流动力学监测(表31-1)。患者从入院至6月7日,体温不退,最高达38.6℃,白细胞进行性升高,需机械通气维持氧合,病情进展较快。当日行纤维支气管镜检查(图31-2),示黏膜无明显充血、红肿,各支气管腔通畅,右中叶可见少量黄色黏性痰液。送肺泡灌洗液行NGS检查,次日下午回报鹦鹉热衣原体(图31-3)。

患者NGS示鹦鹉热衣原体,追问患者家属病史:患者5月17日外省旅游,曾于野外林间游玩,可闻及鸟鸣声。结合患者病史、症状、体征及NGS结果,诊断为鹦鹉热衣原体重症肺炎,调整抗感染方案为多西环素(100 mg,每12小时1次口服)联用

表 31 - 1　PICCO 血流动力学监测

PICCO		日　期				
		6 - 7	6 - 8	6 - 9	6 - 10	6 - 11
心输出量(CO)	心指数(CI)〔L/(min·m²)〕	2.43	2.41	2.59	2.81	3.07
频率(F)	心率(HR)(/min)	70	64	83	72	75
每搏输出量(SV)	每搏输出指数(SVI)(mL/m²)	35	37	31	38	44
	前负荷(回心血量)　舒张末期容积指数(GEDI)(mL/m²)	859	807	840	810	863
	后负荷(血管阻力)　平均动脉压(MAP)(mmHg)	100	92	78	95	99
	系统血管阻力(SVRI)(dyn·s·cm⁻⁵·m²)	2 986	2 746	1 950	2 437	2 286
肺(L)	血管外肺水指数(ELWI)(mL/kg)	11	10	11	9	8
	肺血管通透指数(PVPI)	1.7	1.6	1.7	1.6	1.5

注:示循环稳定,心功能稍差,无明显肺水肿。

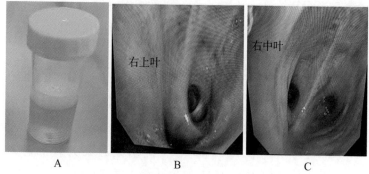

图 31 - 2　纤维支气管镜检查(2021 - 6 - 7)

A. 肺泡灌洗液;B、C. 镜下黏膜未见明显红肿,右中叶可见淡黄色稀薄痰液。

类型	属名	相对丰度	序列数	种名	鉴定置信度	序列数
G⁻	衣原体属 Chlamydia	96.9%	1,386	鹦鹉热衣原体 Chlamydia psittaci	99%	1,002

图 31-3 肺泡灌洗液 NGS 结果

示衣原体属及鹦鹉热衣原体，序列数较高。

莫西沙星（0.4g，每日 1 次，静脉滴注），更换抗生素后第 2 天患者体温降至正常，白细胞及降钙素原下降（图 31-4），呼吸机支持条件下降，血氧饱和度好转。6 月 10 日呼吸机参数为：模式 PC-SIMV，FiO_2 45%，PEEP 8 cmH_2O，PC 14 cmH_2O，SpO_2 99%。治疗过程中患者呼吸机支持条件逐渐下降（表 31-2）。

调整抗感染方案治疗后 9 天，患者感染指标持续下降，白细胞、C 反应蛋白、降钙素原均明显下降（图 31-4），接近正常范围，呼吸机支持条件继续下降，血氧饱和度及氧合指数明显改善。复查胸部 CT，患者肺部炎症较前无明显吸收（图 31-5A），考虑患者耐管较差。经详细评估，患者神志清楚，通过自主呼吸试验，予 6 月 16 日拔除气管插管，续贯无创呼吸机辅助通气（见表 31-2）。

6 月 19 日复查胸部 CT，肺部炎症较前进展（见图 31-5B）。6 月 20 日患者痰液 NGS 回报耐甲氧西林金黄色葡萄球菌（MRSA）、鲍曼不动杆菌感染；痰培养示热带念珠菌。同日患者出现胸闷、呼吸急促等症状，更换抗感染方案为替加环素（50mg，每 12 小时 1 次，静脉滴注）＋米卡芬净（100mg，每日 1 次，静脉滴注）＋利奈唑胺（600mg，每 12 小时 1 次，静脉滴注）。

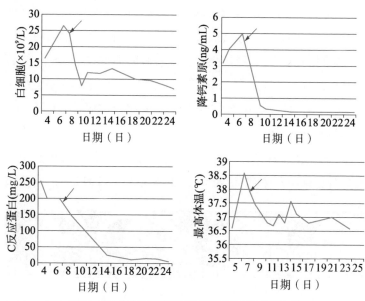

图 31-4　6月8日调整抗生素后患者感染指标变化

表 31-2　患者插管后至拔管前呼吸机参数变化

呼吸机参数	日　　期					
	6-6	6-8	6-10	6-12	6-14	6-16
模式	PC-SIMV	PC-SIMV	PC-SIMV	PC-SIMV	PC-SIMV	PSV-CPAP
FiO_2(%)	60	50	45	45	40	35
PEEP(cmH_2O)	10	10	8	8	6	6
PC(mmHg)	14	14	14	14	14	14(Ps)
F(/min)	16	16	16	14	12	—
SpO_2(%)	95	98	99	99	99	99
PaO_2/FiO_2	142	220	267	286	312	302

注:1 cmH_2O=0.735 mmHg。

6月23日痰培养示多重耐药鲍曼不动杆菌(CRAB)、替加环素药敏(MIC/KB-2),继续该方案抗感染治疗,患者症状明显改善,感染指标持续下降,无创呼吸机辅助通气支持,SO₂维持98%~99%。

6月25日复查胸部CT示肺部炎症较前吸收(见图31-5C),遂撤出监护室转入普通病房进一步治疗。6月25日患者症状、体征、感染指标好转,停用利奈唑胺。6月29日抗感染方案降阶为米诺环素(100 mg,每12小时1次口服)+奈诺沙星

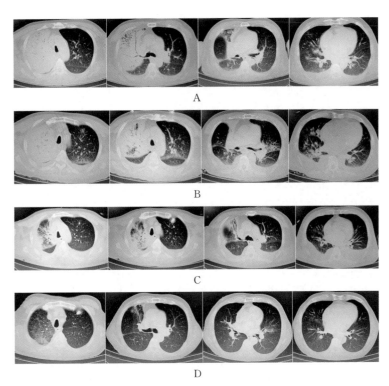

A

B

C

D

图31-5 患者各时期胸部CT
A. 6月11日;B. 6月19日;C. 6月25日;D. 7月6日。

(0.5 g,每日 1 次口服)(表 31 - 3)。转入普通病房后鼻导管吸氧,氧流量 2 L/min,血氧饱和度 99%;继续抗感染对症支持治疗,加强呼吸功能康复训练。7 月 7 日复查胸部 CT 示肺部炎症吸收(见图 31 - 5D),步行出院。

表 31 - 3　患者治疗周期内抗生素方案

抗感染方案	日　　期				
	6 - 4~ 6 - 7	6 - 8~ 6 - 19	6 - 20~ 6 - 25	6 - 25~ 6 - 29	6 - 30~ 7 - 7
哌拉西林他唑巴坦(3.75 g,ivgtt,q8 h)	√				
阿奇霉素(0.5 g,ivgtt,qd)	√				
多西环素(100 mg,po,q12 h)		√			
莫西沙星(0.4 g,ivgtt,q12 h)		√			
替加环素(50 mg,ivgtt,q12 h)			√	√	
米卡芬净(100 mg,ivgtt,qd)			√	√	
利奈唑胺(600 mg,ivgtt,q12 h)			√		
米诺环素(100 mg,po,q12 h)					√
耐诺沙星(0.5 g,po,qd)					√

注:√表示使用中。

【最终诊断】

①CAP(鹦鹉热衣原体);②肥厚型心肌病。

■ 讨　论

1. 诊断经验

社区获得性肺炎(CAP)是常见呼吸道疾病之一,重症患者表现为以呼吸衰竭为主的多器官功能障碍,病死率较高。对于重症感染患者,及时明确病原体种类,进行目标抗感染治疗是成功救治重症 CAP 的关键。CAP 常见致病病原体包括革兰阴性菌、革兰阳性菌、非典型病原体、军团菌、病毒等。本例患者入院后针对 CAP 常见菌 β-内酰胺类抗生素联合大环内脂类抗生素进行抗感染治疗,效果不佳,病情进展迅速,经过及时 NGS 检测明确诊断,针对用药,患者病情好转。

一项荟萃分析,CAP 中鹦鹉热衣原体肺炎约占 1%[1]。由于鹦鹉热衣原体缺乏特异的检测手段,其真实发病率难以确定。鹦鹉热衣原体是一种革兰阴性专性胞内寄生菌,可引起禽类呼吸道及消化道疾病的病原体,并引起人类及各种动物感染,最早从鹦鹉体内分离。人直接接触感染鸟类的粪便或者间接吸入粪便气溶胶、羽毛灰尘或呼吸道分泌物而引起感染。鹦鹉热衣原体肺炎临床表现多样,典型表现为高热、头痛、肌痛、咳嗽和肺部浸润,包括肺外表现如腹泻、心内膜炎及神经系统症状等[2,3]。少数患者进展为重症肺炎,危及生命。实验室检查方面,报道称大多数鹦鹉热衣原体感染患者白细胞数正常[4];有研究表明,鹦鹉热衣原体感染患者可能出现肝酶异常、低钠血症和血尿素氮、肌酐升高[3]。鹦鹉热衣原体肺炎影像学常表现为肺部渗出、实变,常累及单侧肺叶;病情进展可累及双侧,同时伴有胸腔积液[3]。

接触家禽或鸟类是鹦鹉热衣原体肺炎的高危因素,尽管有报道称 27% 患者没有接触家禽或鸟类[5]。鹦鹉热衣原体肺炎的临床诊断主要包括非典型病原体肺炎症状及禽鸟类接触史,其潜伏期通常为 5～21 天[5]。鹦鹉热衣原体肺炎常常出现肺外表现,需与军团菌肺炎相鉴别。实验室诊断需要从呼吸道分泌物中分离鹦鹉衣原体;采集双倍血清样本,通过微量免疫荧光 (MIF)检测抗体滴度大于 4 倍及以上或者 IgM 抗体滴度 1∶16 或更高。聚合酶链反应(PCR)是一种新型检测鹦鹉热衣原体的 方法[6],可以快速、特异地鉴定病原体,并进行基因分型,缺点是 其灵敏度较低、开展度较低,仅在特定实验室展开。近年来对于 重症肺炎患者,许多研究将 NGS 技术用于诊断肺部不典型病原 体感染[7]。现在暂无鹦鹉热衣原体在呼吸道定值的报道,NGS 检测出鹦鹉热衣原体序列可诊断为鹦鹉热衣原体肺炎。对于有 鸟类及禽类暴露史,肺炎进展快速,特别是进展至重症 CAP 者, 建议有条件者尽早行 NGS 检测,从而尽早精准抗感染治疗。

2. 诊疗分析

该患者因 CAP 入院,予 β-内酰胺类抗生素联合大环内脂 类抗生素进行抗感染治疗,但治疗效果不佳,病情进展迅速,发 展为重症 CAP。结合患者病史,患者伴有肺外临床症状,合并 有低钠血症(血钠 129 mmol/L),考虑非典型病原体感染,给予 经验性治疗。其治疗转折点在 6 月 8 日,当日肺泡灌洗液 NGS 示鹦鹉热衣原体,再追问患者家属,患者有野外山林旅游史、禽 鸟接触史。结合病史、临床症状、NGS 结果确诊为鹦鹉热衣原 体肺炎。对于不明原因的肺部感染,经验性抗感染治疗时常优 先考虑常见病和多发病,而对这种少见的病原体感染常不在优 先考虑范围内,因此对于部分特殊病原学感染患者,基因检测对 于快速确诊感染病原体具有重要的意义。

回顾患者治疗过程,尽管报道表明大部分鹦鹉热衣原体感 染者白细胞数不升,但该患者入院时白细胞>$15×10^9$/L,病程 进展过程中白细胞最高>$25×10^9$/L。患者入院胸部 CT 检查见单侧肺叶渗出、实变,在治疗过程中患者肺部体征、血氧饱和度、氧合指数、感染指标、呼吸支持条件持续改善,但患者影像学表现较临床存在滞后,治疗过程中甚至出现一过性加重,出现双肺炎症合并胸腔积液。有研究报道鹦鹉热衣原体肺炎有此类影像学表现特征[8]。由于鹦鹉热衣原体为胞内寄生菌,无细胞壁,使用作用于细胞壁的β-内酰胺类抗菌药物无效,抗菌药物可选择干扰 DNA 和蛋白质合成的四环素类、大环内酯类和喹诺酮类药物[9]。有指南推荐鹦鹉热衣原体感染的治疗首选多西环素或米诺环素,次选药物为大环内酯类药物[9]。多西环素胞内浓度高,治疗鹦鹉热衣原体肺炎效果好,为一线用药,为避免复发,治疗疗程最少 3 周;若存在四环素类药物过敏,可选择大环内酯类药物。常规情况下,对于轻症患者单一使用四环素类、大环内酯类、喹诺酮类药物即可,不主张联合用药。但此例为鹦鹉热衣原体感染的重症肺炎患者,病情进展迅速,联合用药可发挥不同类别抗生素的协同作用。①多西环素抗菌机制为抑制肽链的延长、抑制蛋白质的合成;莫西沙星的作用机制为干扰拓扑异构酶,从而干扰 DNA 的复制和转录,两者从不同机制达到协同的抗菌效果。②莫西沙星和多西环素在预防耐药上有协同作用,可关闭细菌突变选择窗,延缓耐药的发生。综合考虑,此例患者早期给予多西环素联合莫西沙星治疗。

通过对此病例诊疗经过的梳理,给临床诊疗工作提供了一些启发:对于 CAP 入院患者,有禽类鸟类接触史、β-内酰胺类抗生素治疗无效、肺部感染快速进展或者有肺外表现的应警惕不典型病原体(如鹦鹉热衣原体)感染。

三 专家点评

通过该病例，较完整地展示了鹦鹉热衣原体所致重症CAP、呼吸衰竭的起病、发展、救治和康复过程；同时，也提出了该类肺炎在流行病学调查、病原学诊断、临床表现中的特殊性。

本例患者以胸闷、心悸起病，随后迅速进展为呼吸衰竭，最初予 β-内酰胺类抗生素联合大环内脂类抗生素治疗效果不佳，结合该患者野外鸟禽类接触史，在血液 NGS 的佐证下，明确诊断为鹦鹉热衣原体感染。最终，在及时给予特效抗生素干预和器官功能保护支持治疗下，获得了良好疗效。

鹦鹉热衣原体肺炎的临床表现多样、病原学检测困难，临床甄别有一定难度；当进展为重症 CAP 后病死率较高。因此，在本例患者中，及时果断地给予呼吸支持、详细的流行病学调查、NGS 新型病原检测技术的应用以及合适抗生素选择是该患者救治成功的关键。同时需注意，影像学表现常常滞后，实际临床工作中对于疗效和疗程的评估需个体化施行，方能使患者最终获益。

上海市第十人民医院　王桂顼　蒋辉华

点评专家　彭　沪

参考文献

[1] HOGERWERF L, GIER B D, VAN DER HOEK W. et al. Chlamydia psittaci（psittacosis）as a cause of community-acquired

pneumonia：a systematic review and meta-analysis［J］. Epidemiol Infect，2017,145(15):3096－3105.

［2］汪洋,鲁厚清,邵仁德,等.鹦鹉热衣原体感染肺炎患者的临床特征分析［J］.中华危重病急救医学,2020,32(11):1388－1390.

［3］KONG C Y, ZHU J, LU J J, et al. Clinical characteristics of Chlamydia psittaci pneumonia［J］. Chin Med J(Engl). 2021,134(3):353－355.

［4］FISCHER N ROHDE H, INDENBIRKEN D, et al. Rapid metagenomic diagnostics for suspected outbreak of severe pneumonia［J］. Emerg Infec Dis, 2014. 20(6):1072－1075.

［5］WOLFF B J, MORRISON S S, WINCHELL J M. Development of a multiplex TaqMan real-time PCR assay for the detection of Chlamydia psittaci and Chlamydia pneumoniae in human clinical specimens［J］. Diagn Microbiol Infec Dis, 2018,90(3):167－170.

［6］贺晓艳,谭钰珍,刘革新,等.通过 mNGS 诊断鹦鹉热衣原体肺炎6例救治体会［J］.临床急诊杂志,2021,22(5):352－355.

［7］GU L, LIU W, RU M, et al. The application of metagenomic next-generation sequencing in diagnosing Chlamydia psittaci pneumonia：a report of five cases［J］. BMC Pulm Med, 2020,20(1):65.

［8］QUINN T C, GAYDOS C A. Treatment for Chlamydia Infection—Doxycycline versus Azithromycin［J］. N Engl J Med，2015,373(26):2573－2575.

［9］施毅.中国成人医院获得性肺炎与呼吸机相关性肺炎诊断和治疗指南(2018年版)［J］.中华结核和呼吸杂志,2018,41(04):255－280.

图书在版编目（CIP）数据

急诊科精彩案例解析. 感染篇/陈明泉,施东伟主编. —上海：复旦大学出版社,2022.7
ISBN 978-7-309-16262-2

Ⅰ. ①急… Ⅱ. ①陈…②施… Ⅲ. ①急诊-病案-分析②感染-疾病-病案-分析
Ⅳ. ①R459.7

中国版本图书馆 CIP 数据核字(2022)第 108987 号

急诊科精彩案例解析（感染篇）
陈明泉　施东伟　主编
责任编辑/贺　琦

复旦大学出版社有限公司出版发行
上海市国权路 579 号　邮编：200433
网址：fupnet@fudanpress.com　http://www.fudanpress.com
门市零售：86-21-65102580　　团体订购：86-21-65104505
出版部电话：86-21-65642845
上海丽佳制版印刷有限公司

开本 850×1168　1/32　印张 12.875　字数 278 千
2022 年 7 月第 1 版第 1 次印刷

ISBN 978-7-309-16262-2/R·1956
定价：120.00 元